新知
文库

104

XINZHI

First Bite:
How We Learn to Eat

Copyright © 2015 by Bee Wilson

第一口

饮食习惯的真相

［英］比·威尔逊 著　唐海娇 译

生活·讀書·新知 三联书店

Simplified Chinese Copyright © 2019 by SDX Joint Publishing Company.
All Rights Reserved.
本作品中文简体版权由生活·读书·新知三联书店所有。
未经许可，不得翻印。

图书在版编目（CIP）数据

第一口：饮食习惯的真相／（英）比·威尔逊著；唐海娇译 . —北京：生活·读书·新知三联书店，2019.7
（新知文库）
ISBN 978 – 7 – 108 – 06489 – 9

Ⅰ.①第⋯　Ⅱ.①比⋯ ②唐⋯　Ⅲ.①饮食－卫生习惯　Ⅳ.① R155.1

中国版本图书馆 CIP 数据核字（2019）第 032879 号

责任编辑	李　佳　肖洁茹	
装帧设计	陆智昌　康　健	
责任校对	龚黔兰	
责任印制	徐　方	
出版发行	生活·讀書·新知 三联书店	
	（北京市东城区美术馆东街 22 号　100010）	
网　　址	www.sdxjpc.com	
图　　字	01-2018-7380	
经　　销	新华书店	
印　　刷	三河市天润建兴印务有限公司	
版　　次	2019 年 7 月北京第 1 版	
	2019 年 7 月北京第 1 次印刷	
开　　本	635 毫米 × 965 毫米　1/16　印张 22.5	
字　　数	270 千字	
印　　数	00,001－10,000 册	
定　　价	49.00 元	

（印装查询：01064002715；邮购查询：01084010542）

新知文库

出版说明

在今天三联书店的前身——生活书店、读书出版社和新知书店的出版史上，介绍新知识和新观念的图书曾占有很大比重。熟悉三联的读者也都会记得，20世纪80年代后期，我们曾以"新知文库"的名义，出版过一批译介西方现代人文社会科学知识的图书。今年是生活·读书·新知三联书店恢复独立建制20周年，我们再次推出"新知文库"，正是为了接续这一传统。

近半个世纪以来，无论在自然科学方面，还是在人文社会科学方面，知识都在以前所未有的速度更新。涉及自然环境、社会文化等领域的新发现、新探索和新成果层出不穷，并以同样前所未有的深度和广度影响人类的社会和生活。了解这种知识成果的内容，思考其与我们生活的关系，固然是明了社会变迁趋势的必需，但更为重要的，乃是通过知识演进的背景和过程，领悟和体会隐藏其中的理性精神和科学规律。

"新知文库"拟选编一些介绍人文社会科学和自然科学新知识及其如何被发现和传播的图书，陆续出版。希望读者能在愉悦的阅读中获取新知，开阔视野，启迪思维，激发好奇心和想象力。

生活·讀書·新知三联书店
2006年3月

致埃米莉

目 录

前言	1
导言	4
第一章　食物好恶	24
第二章　记忆	62
第三章　儿童食物	92
第四章　喂养	125
第五章　兄弟姐妹	156
第六章　饥饿	186
第七章　饮食失调	217
第八章　改变	251
结语　这不是建议	288
补充读物	293
参考书目	295
注释	331
致谢	344

前　言

有些人认为，所有关于吃的事都很简单，但有些人却觉得很难。过去我也一直错误地认为：吃，很简单。但后来我不知不觉地发现，吃，其实并不是件简单的事。这一转变让我既惊讶万分又深感宽慰。这本书就是要尝试探究这种转变是如何实现的。

你在身边就能看到各种各样存在饮食问题的人，其中高矮胖瘦的都有。他们的饮食问题表现为贪食、厌食、偏食等很多种形式。有些人在吃东西上有洁癖，不能和朋友一起吃饭。要控制饮食是一件很孤独的事，因为现实生活中到处都是吃的，有看得见摸得着的，也有人们想象出来的。收银台旁边的零食考验着我们的定力，巨幅广告牌、报纸、电视烹饪节目上的梦幻盛宴挑逗着我们的食欲。

虽然我从没患过严重的饮食失调症，但我的状态曾经很危险。在青少年时期，我有近十年时间都被饮食问题困扰折磨着。我那时候可能看起来还好，除了有点儿超重，没什么别的问题。但在那段时期，食物是我主要的相处对象。它有时候能带给我一种恋爱般的刺激感，当我在厨房吃一大块奶油面包的时候，这种感觉尤其强烈，但我对食物的喜爱并不是持续稳定的。我们认为吃东西"上瘾"是一种病,但当你控制不住想吃它们的时候,也就意识不到这是在放纵自己了。我曾经有段时间放纵自己吃那些会让人产生负罪感的美食,后来有段时间又不让自己吃,结果情况更糟,不让自己吃那些食物让我感觉备受煎熬。

幸好那段日子已经远去了,吃得健康对我来说已经不再是那么复杂的事了。我说的"吃得健康"并不是提倡"清洁饮食"或纯果蔬汁式节食,而是有规律地吃些真正美味的饭菜。我在认识到吃不是件简单的事之后,花了几个月甚至几年的时间掌握了一系列原以为不可能学会的技能,包括:如果饿了就饱餐一顿;如果饱了就不再吃了;油酥点心对我的吸引力减弱了;我更爱吃蔬菜了。虽然我仍然担心很多东西会让我上瘾,但请相信我,吃这件事已经不会了。晚餐就只是晚餐:不是什么一天之中的高潮。

我们家跟很多其他家庭一样,饮食问题的战场已经转移到了孩子们身上。作为一个努力想让三个孩子吃得健康有节制的妈妈,我有时候感觉很迷茫,就像曾经面对自己的饮食问题时那种感觉一样。喂奶这个阶段已经够难了。孩子断奶后,所有的饮食技能都需要学习。你需要想出让叛逆少年吃蔬菜又不会起反作用的办法。当你女儿回家跟你说,她的朋友现在不吃午饭了,你该怎么办?怎么才能忍住不吃那到处都是的过度加工食品,如何控制摄入的食物脂肪和糖分含量?

在孩子们放学后到睡觉前这段忙碌的时间里,我会做点快手饭菜,希望他们都能喜欢。但实际情况是,我会听到一个孩子抱怨烤茄子难吃,另一个说这是最好吃的东西,还有一个坐在那儿默默流眼泪。因为他本来是爱吃烤茄子的,但上面放了一块鸡肉就不能吃了。我就说晚餐是一天中的高潮吧,但相对来说,我的孩子们其实还算不上是饮食失调的人。

所有的父母可能都有过这样的想法：教孩子进行健康饮食简直是不可能的事，起码对自己的孩子来说不可能。很多成年人觉得改变自己的饮食习惯更难。但写这本书让我明白了，对于改善饮食习惯我们有巨大的潜能。学习更健康的饮食跟节食减肥不同，虽然有些人可能要比其他人花更长的时间去学习，但终究是每个人都能学会的。让人学习新饮食方式的最有力理由是，它能让人从中得到快乐。"吃"应该成为我们每天快乐的源泉，而不是斗争对象。转变观念，进行健康饮食是非常有益的事。希望你们也能树立起这种观念。

导　言

> 弗朗西丝说："我喜欢吃面包抹果酱的原因是它不会可笑得从勺子上滑下去。"
>
> ——《弗朗西丝和面包抹果酱》（*Bread and Jam for Frances*），罗素·霍本（Russell Hoban）著

人们对饮食的诸多焦虑表现为要寻找一种能治愈所有疾病的完美食物。所以我们总强调，要吃这个！不能吃那个！我们纠结于蛋白质、深海鱼油、维生素等各种成分的特性。但考虑这些其实还为时尚早。我们必须先选择含有这些成分的食物，其中的营养才有价值。吃的"方式"和怎么获得食物才是我们真正该关心的问题。要改变饮食习惯，我们首先要重新学习吃的艺术。这既是营养学的问题，也是心理学的问题。我们要找一种方法，让自己想吃那些对身体有益的食物。

口味与我们如影随形，似乎已成为个人特征。这可能也就是我们认为一个人对饮食的根本态度无法改变的原因。我们经常三心二意地试着去改变吃什么，但几乎从没试过改变我们对食物的感受。

我们应对饥饿感时表现如何；我们有多爱吃甜食；如果有一份食物，我们只能吃一小部分，我们会有怎样的情绪。我们试着去吃更多的蔬菜，却没试过让自己更喜欢蔬菜的味道。这可能都是因为我们觉得新口味是无法培养的，旧口味是无法改变的。但事实并非如此。

你常吃的所有食物都是经过学习后才去吃的。人的一生都是从喝奶开始的。断奶后，是选择决定了饮食习惯。

在坦桑尼亚的一些狩猎部落中，人们认为野生猎物的骨髓是宝宝第一份辅食的最佳选择。[1]但如果你出生在远东的老挝，这种辅食可能就变成了妈妈咀嚼后，再嘴对嘴地喂给你吃的糯米。这种喂食方式也被称作"接吻式喂食"。[2]西方婴儿的第一口辅食可能是小袋装的粉状麦片或是罐装的果泥、菜泥，可能是用防敏勺子喂食的蒸煮有机南瓜，也可能是孩子从家长盘子里随便抓起的食物。除了牛奶，几乎没什么食物是适合所有人的。就连牛奶也不适合所有孩子吃。*

人类一岁以后，口味上就开始出现惊人的多样性。作为杂食性动物，我们并不是生来就知道哪些食物是好的、安全的。每个人都需要从能吃到的东西中，凭感觉找出自己能吃什么。从很多方面而言，这是个让人感到愉快的机会。这也就是世界上之所以会有这么多烹饪方式的原因。

---

* 甚至连牛奶也是复杂的。提倡者们经常会提醒我们说，配方奶粉永远都不会和母乳一模一样。其实母乳也不是单一的物质。研究发现，母乳喂养的瑞典婴儿和西班牙婴儿肠道内的菌群是不同的。母乳的成分和口味也会因为妈妈饮食的差异而不同。法国妈妈的奶水喝起来可能是大蒜味的，而中国妈妈的奶水可能是茴香味的。令人惊讶的是，并不是所有人都觉得母乳是新生儿的最佳食物。这么说来，我说人的一生是从喝奶开始的，这不一定是对的。在一些偏远的农业国家中，人们认为初乳（孕妇产后几天分泌的营养丰富的黄色乳汁）对婴儿是有害的。婴儿出生后的前三天，父母会选用蜂蜜和甜杏仁油代替初乳，因为他们误以为初乳太"硬"了，小婴儿难以消化。

但我们对身为杂食性动物的另一个特性的重视程度远远不够。吃跟呼吸不一样。它不是我们生来就会的,而是要通过后天学习获得的。家长喂养孩子就是要训练孩子了解食物的味道。我们最基本的是要分清什么是食物,什么是毒药。我们要学会如何充饥,也要学会什么时候不再进食。人类跟只吃小白蚁的食蚁兽不同,我们没多少能依赖的天性。作为杂食性动物,我们在面临选择时必须能辨别出自己喜欢吃什么,爱吃什么,以及讨厌吃什么。在这些饮食偏好的基础上,我们就形成了像签名一样个性化的饮食方式。

以前的情况确实是这样的。但在当下的饮食文化中,很多人的口味变得出奇地一致。这种口味趋同比以前明显多了。研究消费者行为的两名科学家在 2010 年提出,儿时的口味偏好为寻找肥胖症病因提供了新思路。他们发现了一种"自我促进机制":食品公司生产高糖、高脂肪和高盐的食物,孩子们于是就学习喜欢这种食物,反过来食品公司又会因此发明更多这类"会导致不良饮食习惯"的食物。[3] 对孩子的口味造成主要影响的可能已经不再是他们的父母了,而是那些食品制造商。他们制造出给人无限多种选择的错觉,但实际上却在兜售单一的口味,不像传统美食那样具有多样的风味。

最近我跟孩子一起去看电影。我们走进一家冰淇淋店时,我发现这里除了香草味冰淇淋,几乎所有其他的冰淇淋都含巧克力。我们选薄荷巧克力冰淇淋,还是樱桃巧克力冰淇淋呢,选布朗尼巧克力冰淇淋,还是焦糖巧克力冰淇淋呢?成长的过程中一直被这些甜的、咸的工业混合物包围,其危险不在于我们天生无法抵制它们的诱惑,而是我们吃得越频繁(特别是在童年时),它们就越有机会训练我们对这种食物味道的期待。

如果认识到饮食偏好是后天习得的,我们就会觉得现在的很多饮食方式都有点奇怪。举个小例子，有的家长会费尽心思地把蔬菜藏进孩子的饭菜里。西兰花真的有那么恐怖，绝对不能让这些纯真的孩子们看到吗？所有烹饪食谱都致力于这种神秘的追求。这是因为人们认为孩子天生就不爱吃蔬菜，只有把蔬菜和进意大利面酱里，或是放进甜食里一起烘焙，让孩子们完全察觉不到，才能让他们吃蔬菜，而孩子是永远都不会为了健康去吃西葫芦的。家长们为此苦恼难眠，他们发现这样骗孩子吃蔬菜不是长久之计。我们以为把甜菜根偷偷藏进蛋糕里的做法很聪明。哈！骗你吃了根茎类蔬菜。但孩子们并不知道自己是在吃甜菜根，结果就是他们更爱吃蛋糕了。更聪明的做法是帮孩子们学会长大，让他们主动有意识地去吃蔬菜。

无法认识到饮食习惯是后天习得的这一点，导致我们误解了当前饮食困境的本质。我们常听到有人悲观地说，近几十年，大家的饮食习惯集体向着不好的方向发展。截至2010年，饮食不良和缺乏身体锻炼导致的疾病和死亡人数占到全球疾病死亡总人数的10%，高于吸烟导致的6.3%和室内空气污染导致的4.3%。[4] 全球富裕国家中，有大概2/3的人超重或肥胖。其他国家也在迅速赶上这些国家的步伐。我们通常能从这些数据中吸取到的教训是，我们无力抗拒食品公司推出的高糖、高盐和高脂食物。所有食物加上培根一起吃，味道都会变得更好。记者迈克尔·莫斯（Michael Moss）在2013年披露说，大型食品公司设计制造食品时会用化学式计算食物的"极乐点"，以便让我们吃着上瘾。[5] 报纸上有时候会给我们描绘这样一个未来：社会肥胖程度持续无限加剧，最后几乎所有人都成了胖子。

但有一点常常被我们忽略：并不是所有人都那么容易被不正常食品供应影响。一些人吃高糖、高盐、高脂食物时能做到适可而止。

一些人发现，他们并不觉得这些所谓的诱人食物有多好吃。如果说有 2/3 的人口是超重或肥胖的，那就是还有 1/3 的人是正常的。有这么多吃甜甜圈的机会，他们还能保持体重正常，这很让人惊讶。面对相同食物的狂轰滥炸，这 1/3 的幸运儿已经学会了不同的饮食方式。弄清楚他们是怎么做到这一点的，对我们所有人都有好处。

很多活动家会说，方法是烹饪。只要能教孩子们烹饪和种植蔬菜，他们自然而然就能吃得更健康了。这个观点听上去挺有说服力的，学校菜园是个不错的想法。但仅靠这些还不足以让孩子培养起健康的饮食习惯。我们的问题不只是还没学会烹饪或种植食物，重要的是我们还没学会用益于健康又能得到快乐的方式去"吃"。各国传统美食都非常强调均衡感，对于哪些食物搭配在一起吃，每天不同时段该吃多少，都有规范。但现在的很多烹饪手段都已经不注意这些了。根据我做美食记者的经验来看，厨师和美食作家可能比其他人更容易出现暴饮暴食和其他饮食失调问题。想让烹饪成为解决饮食危机的出路，我们首先得学习如何调整饮食习惯。如果你爱吃的是炸鸡、那不勒斯朗姆酒糕，还有大量奶酪和土豆搅拌做成的法式奶酪土豆泥，那么烹饪技术就无法保证你吃得健康。

很多人觉得健康饮食很难，那是因为我们从没学过怎么能避免不健康的饮食。我们大多数人都像孩子一样，会去吃自己爱吃的食物，而且只愿意吃自己认识的食物。当今社会，高热量的食物空前的多，但监督食物分量和进餐时间的规范却非常少。过去没有人像现代人一样在这样的社会里学习（或错误地学习）饮食。现代富裕文明中，贪不是唯一的祸害。有数据显示，年轻女性中，有大概 0.3% 的人患有厌食症，1% 的人患有贪食症。男性患者的人数也在增加。[6] 这些数据并不能非常有效地告诉我们，还有多少超重的人或体重过轻的人在因为吃什么的问题上长期处于一种焦虑的状态，他们害怕摄入碳水化合物或脂肪，不能直接从饭菜中得到快乐。2003年，针对2200名美国大学生进行的一项调查研究表明，他们普遍对体重问题感到担忧。接受调查的人中，43%（男生女生都有）表示，他们常常担心自己的体重，29%的女生认为自己"过度关注"体重。[7]我们常常会用一种宿命论的语气讨论饮食问题，就好像爱吃汉堡就是被判了无期徒刑一样。我们会说节食没用，吃糖让人上瘾这样的话。但我们忘了，作为杂食性动物，我们是非常善于改变饮食方式、适应不同环境的。我们确实从未碰到过今天这样的饮食环境，这里到处都是装在欺骗性包装中的廉价卡路里。要在这样的环境下生存下去，我们需要的技能与旧石器时代狩猎采集者所需要的决然不同。但我们应该相信，如果给自己一点机会，我们就有能力获得这些技能。

如果饮食习惯是通过学习培养起来的，那么这些习惯就可以重新培养。想象一下，如果你一出生就被遥远国度里一个偏远山村的一对夫妇收养，你的口味一定会跟现在的大不相同。我们天生都爱吃甜食，对苦的食物心存疑虑。但从生理上来讲，我们长大后不一定就害怕吃蔬菜，喜欢吃软糖。问题是我们往往不这么看问题。

《第一口：饮食习惯的真相》这本书的前提是，对很多人而言，怎么学习饮食（无论是个人学习，还是集体学习）是他们饮食出现问题的关键。当代最大的公共健康问题是如何说服人们做出更好的食物选择。但我们在寻找解决问题的方法时一直都没找对地方。

我们讨论饮食通常是以更好的信息为框架的。大量的文章和书籍表明，肥胖危机产生的原因在于我们接收到的建议是错误的。专家建议我们不要摄入脂肪，但真正的罪魁祸首其实是糖。[8]在过去几十年，被标榜为健康的低脂食品都满含着精制碳水化合物。因此，这样的低脂食品比那些脂肪更容易导致我们发胖。[9]有一段时间，饮食学家们劝我们不要摄入黄油、奶酪和肉类食物中那种饱和脂肪。但在那段时间里，肥胖率非但没下降，反倒还在持续上升。我们越来越清楚地认识到，摄入脂肪本身并不会导致肥胖或引发心脏病。

在声讨吃低脂食品这个建议导致我们身体状况不好之前，我们有必要先看看这些反脂肪建议被采纳的程度。绝大多数人听过"食品警察"关于脂肪的建议，但并没有采纳。1998年低脂论最受推崇之际，一些顶尖的营养学家合著了一篇文章，在文中悲叹民众没有遵从他们的指导。这些科学家们失望地发现，虽然20多年前就提醒过大家要减少脂肪摄入量，但现在人们的脂肪摄入量"几乎没有变化"。1976年到1991年，美国人从脂肪中摄入热量的百分比略有下降，从1976年的36%下降到1991年的34%，但这仅仅是因为人们摄入的总热量增加了。从绝对值来看，人均脂肪摄入量并没有变化。[10]

耶鲁大学预防研究中心的戴维·L.卡茨（David L. Katz）在营养学界众人皆醉的时候，发出了难得的理智声音。他反对人们普遍认同的观点：我们无法进行更健康的饮食是因为还没弄清楚真正的"最佳饮食"是什么。他指出，健康生活的重要原则已经确立几十年了，那就是要吃适量的、丰富多样的、真正的全天然食品，外加定期锻炼。医学研究表明，只要遵从这一原则，我们无论是采用低脂饮食法，还是低碳水化合物饮食法，无论是素食，还是古式饮食，又或者是通过吃传统的家常菜都能实现健康生活。[11]卡茨指出，大量"证据"表明，所有饮食方式中最健康的是吃最少的加工食品，以植物性食品为主。他指出，"我们的问题"不是缺少现代智人的基本护理和喂养知识。我们的问题在于对这些知识存在一种惊人的、可悲的、代价高昂的文化抗拒。[12]

要保持身体健康就要多吃蔬菜,这个建议已经说得再清楚不过了。我们已经很多次以很多种形式听过这个建议。与对待脂肪和糖分的态度不同,主流营养学认为"要多吃蔬菜"的态度从没变过,也从没因此产生过任何争议。但自20世纪70年代以来,美国人从蔬菜中摄入的热量占总热量的比例却下降了3%。这一数字看起来不大,但实际的下降程度却很严重。因为与其他食物相比,蔬菜中含有的热量很少。[13]这一百分比下降的时候,我们其实是有深橘色南瓜、浅绿色西兰花等空前多样的诱人蔬菜可选的。然而,很多人从童年起就认识到吃蔬菜永远都不会让人感到快乐。更广泛地说,是健康的食物都不会使人快乐。当米歇尔·奥巴马等公众人物倡议我们多吃蔬菜时,我们亲眼看到大家表现出强烈的反感情绪。消费者行为学家发现,新产品如果被贴上"新"的标签,比说它是"健康的"更受欢迎。[14]

关于饮食习惯问题,我们的思想和行动严重不统一,知识和行为非常不一致。著名美食作家迈克尔·波伦(Michael Pollan)建议大家"要吃东西;不要吃太多;要以植物类食品为主"。[15]这一充满智慧又通俗易懂的箴言被重复了无数次,但对很多人来说,要在日常生活中做到这几点却很难。奉行这一箴言你需要"喜欢真正的食物;不享受肚子太饱的感觉;还要爱吃蔬菜"。这些技能很多人都还没掌握,无论他们多聪明,或是多大年纪了都于事无补。还有一种复杂的情况:那就是考虑到有些人是吃得"太少",或者说至少他们摄入的必要食物不足,波伦所说的"不要吃太多"这一点应当稍作修改。我说的可不只是那些体重过轻的人。现在"营养不良"的人中,有饥饿的人,也有肥胖的人。有数据表明,全球范围内肥胖人群的体内都严重缺乏微量营养元素,特别是维生素A和维生素D,以及锌和铁。[16]学习健康饮食不是要搞一刀切,减少所有食物的摄入量。我们确实要少吃很多食物，比如我们马上会想到的糖类。但我们还要增加另外一些食物的摄入量。我们不仅丢掉了很多饮食技能，比如，不"纵容你的食欲"，不"狼吞虎咽地吃饭"，我们好像也抛弃了通过饮食"滋养"自己的旧观念。

我们常常会不自觉地用一种评头论足的不耐烦语气讨论肥胖问题。在报纸的留言板块中，我们经常能看到从来都没有为改变饮食习惯挣扎过的幸运儿说："这又不是什么艰深的学问，对吧？"这句后面还会加上一句名言：要减肥只要"少吃多动"就行了。它的言外之意就是，那些"不"少吃、不多运动的人要么是缺乏道德意志，要么就是没脑子。但我们想想看，美国消防员显然是机智又勇敢的，但他们中有70%的人体重超标或患有肥胖症。[17]饮食方式不是价值的问题，它是我们用一生时间培养起来的习惯和偏好。哲学家卡斯帕·黑尔说过："培养或放弃偏好都不是随心所欲、轻而易举的事。"[18]

一旦认同饮食行为是后天学习获得的，我们就会发现，要进行健康饮食的挑战不在于掌握信息，而在于学习新的习惯。政府一直在尝试通过善意的建议来解决肥胖危机。但只凭建议（比如说，我强烈建议你把圆白菜吃完，再喝一杯牛奶）是永远都无法教会孩子进行健康饮食的，所以政府认为这种建议会对成年人有效也是很奇怪的事。教孩子学习健康饮食时，你会亲自示范，用热情和耐心让孩子们接触优质的食物。当这些方法不奏效的时候，你会对他们撒谎。在匈牙利，大人们为了让孩子爱吃胡萝卜，会跟他们说胡萝卜能赋予他们吹口哨的能力。我要说的重点是，你得先想吃胡萝卜，才可能会去吃它。

我的写作思路开始成形时，本来要讨论儿童食物。但渐渐地我发现，儿童在饮食上遇到的很多快乐与诱惑到我们成年后依然存在。作为成年人，我们还是会用美食来奖励自己，就像小时候父母奖励我们那样。虽然现在父母不在旁边监督了，但我们还是会实行"光盘行动"。我们依然不吃自己讨厌的食物，但现在我们不会再笨到趁没人注意把它扔到桌子底下了。一个点上蜡烛的蛋糕能让所有人再变回孩子。

我想探究的一个问题是孩子固有的饮食偏好能达到怎样的程度。在图书馆大量查阅学术论文时，我猜想当代营养学家们一定就这个问题进行过激烈的讨论。一些人会认为，我们的食物好恶是天生的，而另一些人会认为食物好恶是通过学习获得的。我以为会有天性论对习性论的争辩。但让人惊讶的是，情况并非如此。大家在这一点上不仅没有争论，生理学家、神经学家、人类学家和生物学家反而还达成了几乎一致的观点，他们都认为我们的食物好恶是后天习得的。[19] 你可能已经想到了，在这种广泛共识之下还是会有很多学术争论，比如，关于对芽甘蓝等苦味蔬菜的好恶是否受遗传因素影响的问题。关于特殊基因、激素和神经递质对我们的饮食学习有多大影响也存在相互对立的理论。但人类饮食习惯是一种习得行为这一基本观点并不是具有争议的科学问题。

这一科学共识意义重大，因为它跟我们平常讨论饮食习惯时的观点正好相反。奇怪的是，那些努力想进行健康饮食的人竟然和想让他们进行健康饮食的营养学家们想的一样，都认为生理条件决定了我们注定会对垃圾食品上瘾。他们大致的说法是这样的：为了在野外生存，我们需要一种方法将有益健康的甜味果实与对身体有害的苦味毒素区分开，我们的大脑进化了几千年才具备了辨别甜味的能力。在当今这个甜食丰富的社会中，持有这种逻辑的人会认为，生理决定了我们"无力抗拒"这些食物的诱惑。吃甜食能够激活大脑中的快感系统，甚至可以像药物或酒精一样发挥止痛剂的作用。

旧石器时代的大脑＋现代食物＝灾难。

这个说法忽略了一点。虽然人类天生喜欢甜味，而且各种文化中的人普遍都是这样的，但我们对具体甜食以及其他不健康加工食品的反应却不尽相同。2012年开展的一项关于饮食偏好的调查显示，我们对甜味的态度表现为"认识、喜欢、想要和摄入"等不同程度。[20] 不同的人喜欢的甜味形式也不同。甜味可以是盛夏里的一整根玉米，也可以是一盘乳白色的新鲜芝士，还可以是小火慢炖出来的褐色茴香。我们对甜味的喜爱可能是共同的，但摄入甜味的方式却是不同的。换句话说，不是所有人都喜欢果脆圈的甜味。

营养学家们用"美味可口"这个短语来形容高糖、高盐和高脂的食物，这就好像在说，如果让我们在一盘加芝麻酱的爽脆绿色蔬菜和家庭装巧克力棒之间做选择，我们一定会选后者。无论我们的大脑是不是旧石器时代的，在现代食品世界里，全球还是有约1/3的人找到了正确的方法，在现有的食物中选出了均衡的饮食。

我不是说瘦就一定是健康的。有些不超重的人也可能是贪食症患者或厌食症患者。还有些人是在用吸烟、吃药或疯狂锻炼等方式燃烧垃圾食物。当我们说"肥胖症流行"时我们忽略了一点：现实情况并不是瘦＝健康，胖＝不健康这么简单，而且这么说会让那些想减肥的人更加痛苦。研究糖对身体影响的著名专家罗伯特·勒斯蒂格（Robert Lustig）教授指出，在体重正常的人群中，有将近40%的人患有与肥胖相关的代谢紊乱症，比如糖尿病、高血压、血脂问题、心血管疾病……癌症和老年痴呆症等。在胖人中，却有大概20%的人没患过这些疾病，而且寿命正常。[21]

所以我们不能认定所有"体重正常"的人都有健康的饮食习惯。（顺便提一下，既然这些人是少数，是不是就别再叫他们"正常的人"了，改叫他们"特殊的人"怎么样？）这些数字远远不能说明实际情况有多复杂。但我还是大胆猜想，这 1/3 特殊人群的存在揭示了很重要的信息，那就是在当下饮食供应失常的情况下，仍然有亿万人不随大流，成功地让自己吃得很健康。他们在热天会吃一支蛋卷冰淇淋，而且不会因为这样"任性"而惩罚自己；他们不到午餐时间自然不想吃三明治；他们通常是饿了才吃东西，饱了就不再吃了；他们会觉得晚餐如果不吃蔬菜就算不上一顿真正的饭。这些人已经掌握了能在这个富足的环境中保护自己的饮食技能。

从行为心理学的角度来看，进食是习得性行为的一种经典模式。先是有一个刺激物，比如一个表面刷了杏酱的苹果馅饼。之后会有一种反应，就是你对它的食欲。最后是一种强化，也就是吃苹果馅饼给你带来的感官愉悦和饱腹感。这种强化会促使你一有机会就还想吃更多的苹果馅饼，这要取决于吃苹果馅饼给你带来的感觉有多美好。此外，比起其他食物，你以后会更爱吃苹果馅饼。在实验室条件下，老鼠经过培训后会喜欢不那么甜的饮食。但前提是，这种食物要富含更多的能量，让老鼠吃起来更满足：这被称作是吸收后状态。[22] 很多类似的觅食学习都是靠多巴胺这种与动机相关的大脑神经递质驱动的。[23] 多巴胺是我们在进行吃东西、接吻或喝白兰地这类有益行为的时候，大脑受到刺激所分泌出的一种激素。多巴胺是一种在神经元之间传递信息的化学信号，它让大脑知道你很开心。多巴胺的释放是一种机制，它会在我们的口味偏好上"打上印记"，并将其转变为习惯。一旦动物们被训练喜欢上某种食物，它们只要一看到这种食物，大脑就会分泌大量的多巴胺。比如，猴子看到黄色的香蕉就会产生多巴胺反应，因为它们预测到会得到奖励。[24] 促进多巴胺分泌能刺激实验室的老鼠们为了再获得一顿美食奖励去努力压动杠杆。

当然，人类不是实验室里的老鼠*。在实际生活中，关于食物的刺激—反应行为和我们在其中学习饮食的社会世界一样复杂。据计算，如果每天吃5顿饭或零食，我们到18岁时就已进行了33000次进食。[25] 人类行为并不是有前因必有后果这么明确的事，因为人类不是被动的客体，而是具有很强社会性的生物。我们常常会出现间接性条件反射和替代性条件反射，不仅会通过自己吃的东西来学习饮食，还会借鉴我们在家里、在学校中或在电视上看到别人吃的东西。

通过观察和学习，孩子们不仅了解了食物的味道，还学会了很多其他与食物相关的东西。老鼠为了获得甜食奖励去压动杠杆，而人类这种心理奇怪扭曲的动物却会因为吃而产生负罪感和羞愧感这类情绪。第一次吃某种食物之前，我们可能已经在脑海里预演过很多次了。我们在决定什么时候吃、吃什么、吃多少时，不仅会受到饥饿感和激素的驱动，还会受到习惯（比如早餐吃鸡蛋）、文化（比如棒球比赛时吃热狗）以及宗教（比如圣诞节吃火鸡，开斋节吃羊肉）的影响。

很快我就明白了一点：想要了解我们是如何学习饮食的，就必须探究一下我们所处的更广阔的食品环境，这是一个涉及用餐时间和烹饪、育儿和性别，以及神经学的问题。

我们的现代饮食环境充满了各种矛盾关系。宗教负罪感的压力已经在我们的个人生活中逐渐被解除了，但这种压力却在饮食上表现得更强了。我们就像虚伪地宣扬自我克制的传教士，把很多最爱吃的东西妖魔化，徒留自己与食欲抗争。肉和甜品等很多以前只

---

* 奇怪的是，人类与老鼠不同，肥胖往往伴随着的是多巴胺分泌减少，而非增多。这再次说明了人类愉快反应的复杂性。

有在逢年过节时才能吃到的食物现在都变成了日常食品。这就意味着，我们不仅会过量地摄入这些食物，而且再也无法感受到以前它们带来的那种过节的快乐了。[26] 如今，正餐之间不要吃东西这种观念就像认为出门必须戴帽子一样过时了。

过去50年，虽然我们食物供应的营养构成变化巨大，但饮食其他方面的变化却没跟上现代生活的节奏。父母们仍在沿用一系列为应对频发饥荒而制定的传统喂养方式。比如，鼓励孩子把盘子里的食物吃光。我们会看到，这种喂养方式直接导致中国、科威特等不同文化背景下的各国儿童出现肥胖问题。

我重复谈到比较多的一个主题是家庭。我们对食物的大部分了解都是儿时坐在厨房饭桌旁（如果你家够幸运有一张饭桌的话）获得的。每一口都是一份记忆，最深刻的记忆都是最初的那些。我们在这张饭桌前被给予食物和爱。所以在之后的生活中，我们难以区分爱和食物也是情有可原的。正是在这张饭桌旁，我们培养起了食物好恶，也体会到两种方式——在盘子里剩下食物和不饿的时候吃光东西，哪种更加浪费。

父母也像政府一样，希望我们能通过他们告诉我们的东西来了解食物，但其实我们亲眼看见的和自己吃到的东西比听到的东西更重要。从很多方面来说，孩子们在饭桌上是没有权力的。他们不能控制自己面前放的是什么，无法决定自己坐在哪里，也不能左右他们吃东西时父母是用亲切的方式跟他们说话，还是用严厉的方式。他们的一个巨大权力是能够选择拒绝食物或接受食物。很多孩子在餐桌上学到的一个重要经验是，我们选择吃或不吃会触发身旁大人的深层情感。我们发现，不吃甜品就能让我们的父母高兴或导致他们发怒。之后大人们还会抱怨说，"我们"在吃饭时很难搞定！

我们到了一定年纪就能自己吃饭了，不再需要父母用勺子喂我们。我们发现，在经济条件允许的情况下，我们可以想吃什么就吃什么，真的是一种愉快的解放。但我们的口味和食物选择还是儿时形成的那些。令人惊讶的是，根据我们两岁时的饮食习惯（比如是不是会玩食物、挑食程度、吃水果的量等），就能准确地预测出我们二十岁时的饮食方式。[27]

饮食习惯的养成远远要比童年时学习系鞋带、数数或骑自行车等其他技能神秘得多。我们的饮食学习大部分是在不知不觉中进行的。同样地，我们也在毫无察觉的情况下学了很多不正常的饮食方式，因为它们已经成了我们熟悉的一部分。拥有特别的口味是我们证明自己跟别人不一样的方式，所以我们成了家里那个爱吃苦柠檬的人，或是那个吃苹果不吐籽的人。

你可能会说，讨厌吃一些食物没什么大不了的，因为那是你自己的事。如果你不介意我看到半生不熟的黏糊糊蛋白会想吐，我也不会因为你讨厌桃子的绒毛就为难你。但这样的风险是，如果你长大后不爱吃某一类食物，就很难通过饮食获得所需的营养。治疗儿童肥胖症的一线医生说，在过去几十年里，很多婴幼儿完全不吃水果和蔬菜已经成了普遍的现象。这也是便秘成为西方国家一个大问题的原因，不过很少有人提到这一点。在美国，每年有250万人因为便秘就医。[28]

有些人认为，孩子的口味不健康不是什么大问题，因为等他们长大了，随着他们的声音变得更低沉，政见变得更成熟，自然而然就会喜欢上吃沙拉。有时候的确如此。爱和旅行都是能促使人改变的强大动力。20世纪70年代，不再吃儿时那些稀薄乏味的食物，开始吃绿豆和香料成了一种普遍的成人礼。很多口味偏好是成年以后培养起来的，比如对绿茶或伏特加的喜爱。当我们学会喜欢这些味道苦却能令人快乐的东西时，我们也就完成了心理学家所说的从痛苦到快乐的"享乐转变"。[29]当你发现喝苦味的浓咖啡会带来美好效果时，你就不会再那么幼稚地讨厌它的苦味了。它能唤醒你的整个身体，为你注入工作的动力。最重要的问题是，我们要怎么做才能实现类似的"享乐转变"，享受健康适度的饮食。

每个人实现这种享乐转变的过程是不同的，因为我们所有人都有自己独特的饮食方式。但无论你从哪里开始，进行更健康饮食的第一步都是要认识到，我们的口味和习惯不是固定的，而是可以改变的。

也许我把改变饮食方式，进行更健康饮食的过程说得太容易了。这可不是件容易的事，对那些经济拮据的人来说就更难了。很多人发现，在发达国家中，低收入群体的肥胖症患者比例会比较高。贫穷在很多方面会导致人们更难进行健康饮食。这不仅是因为新鲜蔬菜比深加工的碳水化合物贵很多，也可能是因为你生活在一个"食品沙漠"中，很难获得营养食物，还有可能是你家里没有合适的厨房。在贫穷中长大的孩子可能一生都无法摆脱不良的饮食习惯。即便是长大后，你的收入增加了，童年时有限的食物选择也会缩小你选择食物的范围。如果白面包和加工肉的味道会让你想起父母的温暖和权威，还有手足之间的感情，你会觉得不再吃这些食物是对他们的背叛。

但我们惊讶地发现，一些低收入家庭的孩子比其他孩子饮食更健康，甚至比一些富裕家庭的孩子吃得还健康。看来我们的饮食方式问题是不受阶级和收入限制的。即使我们没什么钱，也能吃豆子炖牛肉和意大利面这种体面又健康的饭菜。但也有的人虽然有钱买鸡油菌菇和大菱鲆鱼，却不愿意这样做。几位食疗专家告诉我，有些成功商人如果吃不到自己喜欢的垃圾食品，宁可饿死在办公桌旁，也不愿意吃不熟悉的饭菜。如果不在饥荒时期，那么能决定你的饮食健康程度的最重要因素就是你所习得的饮食行为。

这种饮食行为往往是非常复杂的。我们长大后不仅会有一阶偏好,还会有二阶偏好。一阶偏好是基础的,比如你爱吃抹上黄油并撒了盐的酥脆烤土豆。二阶偏好更加复杂,比如你"想要喜欢"吃胡萝卜而不是土豆,因为你觉得胡萝卜脂肪含量更少,所以更健康。你确实可以要求自己吃蔬菜,不吃充满碳水化合物的土豆,至少偶尔这样是能够做到的。但真正的问题是接下来会发生的事。1998年,因研究自暴自弃行为而闻名的社会心理学家罗伊·鲍迈斯特(Roy Ballmeister)做了一项非常著名的实验。他要求一组实验对象吃"健康的"食物,比如萝卜,不让他们吃自己想吃的食物,比如巧克力和饼干。实验发现,这些人的意志力斗争会削弱回报。[30] 他们为了完成这个困难的任务已经精疲力竭了,当再碰到一个困难时,比如解一个字谜,他们就会更容易放弃。克制自己不吃饼干的情感付出产生了"心理成本"。

对所有人来说,改变饮食习惯都是最困难的事情之一,因为影响我们饮食偏好形成的因素往往连我们自己都不知道。不过调整饮食还是完全能实现的,而我们也确实一直在调整。如若不然,食品公司每年推出新产品就都是在浪费钱。柏林墙倒塌后,东德和西德的家庭主妇们几十年来第一次吃到对方的食物。东德的主妇没过多久就发现,她们喜欢西德的乳酪。[31] 而西德的主妇发现,她们喜欢东德的蜂蜜香草味威化饼干。柏林墙两边的德国主妇们都在饮食偏好上有了明显的变化。

我们在饮食模式上还像个孩子,这既让人感到担心,又使人充满希望。我们像孩子一样挑食,爱吃垃圾食品。但我们也像孩子一样具备学习新技巧的能力,我们很少为这一点夸奖自己。虽然我们大多数人的口味在小时候就已经定下来了,但它们仍然可以被改变。

我十几岁时能一次吃掉一整盒冰淇淋,吃所有东西都不只吃一份。我到哪儿都感觉食物在冲我尖叫。这可能是因为我和患厌食症的姐姐一起生活,从来都没人提过厌食症这件事,因为在我们家不会谈这种事。也可能是因为在我家不允许进行情感性谈话。我14岁时,父母分居,我的问题变得更严重了。暴饮暴食的人常常会说,他们是在吞咽自己的情感。

我到20岁左右时,情况有了好转。我恋爱了,生活得更开心了,饮食也更规律了。我没进行特别节食,就从大号身材瘦成了中号身材。我吃了很多蔬菜,不是出于被迫的,而是因为觉得它们很可口,能让我感觉很好。现在,我有了孩子之后,烤一整个巧克力蛋糕,我能做到只吃一小块。最近,我开始练瑜伽了。青春期的我一定非常讨厌现在的我。

但奇怪的是,我都没特别注意到自己的饮食行为在发生变化。在青春期,我强迫自己有意识地调整饮食习惯,而现在,这种更健康的饮食习惯是在我毫无察觉的情况下就悄然出现了。这并不是说,我现在吃饱很久之后也不会去吃薯片了,特别是在喝酒的时候,总还是想吃点薯片。我现在也许能抵制住巧克力蛋糕的诱惑,但如果厨房里放着一块瓦什寒奶酪,我不知道自己还能不能克制住。不过,现在我的二阶食物喜好(我试图喜欢吃蔬菜)已经和一阶食物喜好(我确实喜欢吃蔬菜)统一了。食物不再冲我尖叫,而是会对我说话。近些年来,不断增强的健康饮食观念对促进人们摄入鸡肉、鹰嘴豆汤、荞麦煎饼、牛油果面包、香草奶油炒蛋等这些营养饭菜还是有所助益的。我现在是午餐吃得更少了,晚餐吃得更多了。但无论是吃得少了还是吃得多了,我都感觉是快乐的,而不是焦虑的。这种感觉很不错。我一定是在哪里重新学习了喂养自己的方法,能用对待孩子的那种关切来对待自己。

行为心理学家 E. P. 科斯特（E. P. Köster）花了几十年的时间研究我们做出食物选择的原因。他说，饮食习惯"几乎只能通过在亲身经历中重新学习来实现改变"。[32] 也就是说，如果我们想重新学习饮食方式，就需要重新做一次孩子。要改变不良的饮食习惯，必须把"健康食物"做成能给人带来快乐的食物。如果我们都是被迫的，要靠意志力才能吃健康的食物，那么永远都无法觉得这些食物是美味的。

改变习惯很难，改变那些与家庭和童年回忆相关的习惯就更难了。但对于任何年龄的人来说，健康饮食都是一项可以学习的技能。这并不是要把所有人的口味都培养成一样的。如果相较于克莱门小柑橘，所有人都更喜欢吃萨摩蜜橘，那生活将变得多么无趣。但我们可以学习饮食的一些主要方面的内容，让它适合自己的饮食偏好和需求。有三件重要的事是我们所有人学了都能受益的：一是遵循规律的饮食时间；二是回应体内的饥饿信号和饱腹信号，而不依赖食物分量这种外部信号；三是乐于尝试各种食物。既然这三件事连孩子都能学会，那就说明大人也能学会。

要改变饮食，学习营养知识和烹饪，我们需要重新学习那些一开始塑造我们饮食习惯的饮食经验。通过理性辩论是无法实现这种改变的。改变饮食是一种重建，需要一顿饭接着一顿饭地进行，最终让不饿就不吃东西成为一种本能的习惯，不这么做就会感觉奇怪。政府还能做更多的事帮我们改善饮食习惯。它们要做的不是提建议，而是想办法重塑一种能让我们自愿学习更健康饮食习惯的食品环境。现在，超市里有 80% 的食物都含糖。几十年后，我们时代对糖的这种放任态度可能会被看成是像开车不系安全带，或在飞机上抽烟那样鲁莽又奇怪的行为。[33] 既然我们选择什么食物主要取决于什么容易获得，那么，限制不健康食品的销售自然能让很多人改变饮食习惯。禁止在医院和学校周边经营快餐店会是个良好开端。一项研究表明，如果学校食堂要求学生买主菜和买巧克力时分开排队，他们几乎可以不吃巧克力。[34]

但对我们个人而言，等待一个巧克力稀缺的世界出现是没什么用的。问题在于，我们怎么才能像那些 1/3 特殊的人一样，在当下这个充满甜味和咸味诱惑的世界里，不因此焦虑，也不受之诱惑。建立与食物的良性关系就像穿上一件救生衣，能保护你免受当下这个致胖世界中严重过剩所造成的伤害。当你看到油腻的肉丸三明治时，不再会觉得它跟你有什么关系。这与保持苗条无关。这是要达到一种状态：让食物成为滋养我们，让我们开心的东西，而不是让我们觉得恶心，折磨我们的东西。这就要求我们能像称职的父母一样喂养自己：用爱和多样的食物，但也要有节制。

改变饮食方式远没那么容易。但关键的是，这是可以实现的。毕竟我们作为杂食性动物，并不是天生就知道该吃什么的。我们所有人都必须去学习，像孩子那样满含期待地坐着，等着被喂食。

第一章
食物好恶

> 每个人心中都有一个世界。这个世界是由他所见所爱的事物构成的。我们常常会回到心中的那个世界,即便是在旅途中,看似生活在不同世界里的时候,也还是会回到那里。
>
> ——弗朗索瓦 - 勒内·德·夏多布里昂(François-René de Chateaubriand)《意大利之旅》(*Travels in Italy*),1828 年

我曾经认识一个男孩的妈妈,她抱怨说:"他什么都不吃,只吃玉米片。"早餐、午餐和晚餐永远都只吃一碗玉米片加牛奶,即使是到别人家做客,他也还是这样。对他妈妈来说,他这种极端的饮食让她感到焦虑和愤怒。对我们其他人来说,他是个有趣的案例。我暗地里其实有点崇拜他,因为我和姐姐从来都不敢像他这么挑食。你看不出这个男孩跟其他孩子有什么不同,他有着杂乱的金发、灿烂的笑容,不太瘦也不太胖。他不孤僻,在其他方面也没什么障碍。那么,他这种只吃玉米片的奇怪饮食习惯是怎么形成的呢?这种习惯好像已经成了他个性的一部分,成了一种没人能改变的东西。

无论你是孩子还是家长，食物好恶问题都是最难解的谜团之一。人类的口味多得惊人，而且都非常难改，就连同一家人的食物喜好也不尽相同：有的人吃饭时喜欢每样食物单独吃，不跟其他食物混在一起，而有的人必须把所有的味道混在一起才能充分享受它们。没有哪一种食物能让所有人都满意。我最大的孩子是个标新立异的人，他不爱吃巧克力，而我最小的孩子是个循规蹈矩的人，很爱吃巧克力。我们无法判定这种好恶与他们吃出的巧克力味道不同有多大关系，也很难说这跟他们爱不爱吃巧克力所能得到的社会回报有多大关系。爱吃巧克力的孩子能享受几乎所有人都觉得是美食的东西，而且会受到很多款待。不爱吃巧克力的孩子得到的糖果比较少，但他会因为别人惊讶于他古怪的口味而感到兴奋。他用吃甘草糖填补了不吃巧克力的空白。

但如果我把巧克力夹在曲奇饼干里，或是融化到一杯热巧克力中，我那个不爱吃巧克力的儿子也会开心得吃上几块。食物好恶的一个谜团是，人们究竟是怎么根据具体情况来改变好恶的。心理学家保罗·罗津（Paul Rozin）说："一个人爱吃龙虾，并不意味着他喜欢早上吃龙虾，也不意味着他喜欢吃奶油龙虾。"[1] 不同的饭菜，不同的时间和不同的地点，我们对同一种食物或饮品的好恶也会不同。我们把这称作蕾契娜效应（Retsina effect）：下雨天回家喝几口希腊的蕾契娜白葡萄酒，会觉得它的松树脂味很清爽。我们还要记住一点，当我们说喜欢这个或喜欢那个的时候，虽然用的是同一个词，但说的常常不是同一种东西。你可能觉得自己不爱吃"芒果"，因为你只吃过那种纤维很多、味道很酸的黄色芒果。当我说我爱吃芒果时，我指的是那种果汁充沛、味道芳香的印度阿方索芒果，它香得都能被装进瓶子里当香水用了。

我们吃得最多的食物不一定是最爱吃的。1996 年，心理学家肯特·贝里奇（Kent Berridge）提出，"想要"（吃东西的动机）和"喜欢"（吃东西真正能给人的快乐）是不同的。[2] 这个观点改变了很多神经学家对饮食的看法。贝里奇发现，从神经学和心理学上来讲，"想要"或欲望与"喜欢"是不同的。控制我们吃东西动机的大脑区域延伸到了整个"伏隔核"。伏隔核是大脑的快感中心，我们吃东西时会刺激"享乐热点"中的伏隔核，从而产生快感。贝里奇认为，这一发现为解决一些长期困扰人们的"饮食失调问题"提供了有效的思考方法。比如，暴饮暴食可能与其他成瘾行为一样，是"与'喜欢'不相称的过度需求"。[3] 即使吃的时候得到的快乐并没有想象中那么多，你可能还是想买一份超大包装的墨西哥奶酪玉米片。暴饮暴食的人常常说，他们想吃的食物实际上并不好吃。由此可见，这种吃的欲望要比享受美食的欲望更强烈。

但也有几位神经学家针对贝里奇这一观点指出，喜欢和想要的关系是"纠缠不清的"。[4] 贝里奇自己也承认，有力证据表明，如果减少摄入喜欢的食物，就能降低想吃它的欲望。[5] 虽然我们想吃的食物没能给我们带来想象中那么强的快感，但我们一开始想吃也是因为以前爱吃它们。[6] 我们就像瘾君子一样，追求的是一种记忆中的快感。因此，"喜欢"一直以来都是决定我们怎么吃和吃什么的重要因素。对于所有想要改善自己或家人饮食的人来说，搞明白我们为什么喜欢一些食物仍然是个关键的问题。如果有人问你口味是从哪儿来的，我猜大部分人会说，口味是由个性决定的，换句话说就是由"遗传基因"决定的。爱不爱吃巧克力已经成了我们自我形象的一部分，以至于我们很难想象，如果这个习惯改变了，自己会变成什么样。我们吃最辣的辣椒来证明自己有冒险精神；我们跟主人说自己"什么都吃"，以表明自己是个随和的人；我们吃大块的牛羊肉，来证明自己天性保守。口味就是身份。我女儿8岁时画过一幅自画像，画像的最上面写着"虾—豌豆—蘑菇"，她的自画像周围全是她最爱的口味。

口味是我们密不可分的一部分，因此我们很容易认为口味很大程度上是由遗传基因决定的，是一种像命运那样必须得接受的东西。父母常跟孩子说，他们爱吃这种或那种食物是随父亲或随母亲，就好像饮食方式生来注定就是这样似的。比如他们会说，你挑食是随你爷爷。有时候很难解释不敢吃芹菜或爱吃黑莓这种习惯是怎么从父母那儿复制到孩子身上的。当我们看到这些家族性的饮食方式时，就更会确信饮食偏好是遗传的。

当我跟别人说起这本书中的观点时，有时会让他们有点儿生气。他们会说："我不认同饮食需要学习这个观点。""你永远都无法让我喜欢葡萄干／鱿鱼／意大利香肠（请对号入座）。"他们会说："那基因的影响呢？"

你不爱吃葡萄干对我来说无所谓，而且我不否认饮食习惯与遗传有关。我们生来并不是一块白板。由于遗传的原因，有的人会对一些味道更敏感，特别是苦味，而有的人却感觉不出这些味道。[7] 食欲、进食速度以及享受食物的程度都是可遗传的变异，[8] 我们咀嚼、吞咽和消化的方式也各不相同。有的人天生就存在一些问题，导致他们比别人吃东西更困难，比如口部运动系统功能延迟。我原来一直不明白，把盘子里的食物放进嘴里这么简单的事对有些人来说怎么就那么难，直到我第三个孩子出生后（患有腭裂），我才明白了其中缘由。我和他在吃饭的时候都很挣扎。他现在5岁了，让他吃新菜有时候还会是催泪弹，大多数情况下哭的是他。我们的饮食习惯和体重也会受表观遗传影响：胎儿时期的经历。生化学家C. 尼古拉斯·黑尔斯（C. Nicholas Hales）和流行病学家戴维·巴克（David Baker）提出的"节俭表型"假说表明，胎儿时期宫内营养不良会导致孩子终身面临肥胖危机。这些孩子不得不从很小就开始面对不公平的命运。[9]

我们还无法确定人类有多大能力摆脱基因遗传和表观遗传的影响，培养新的口味。这个谜题看上去根本无法解开，因为孩子们并不是在实验室条件下学习饮食的。从我们吃第一口食物开始，父母不光赋予了我们天性，也就是给了我们遗传基因；同时他们也在培养我们的习性，从广义上来说，就是为我们提供了饮食环境，包括烹饪、家庭动力关系、宗教、餐具、餐桌礼仪、吃肉的伦理，甚至还有对食物掉地上五秒钟还能不能吃的看法。天性和习性的关系如此错综复杂，我们很难界定它们的影响范围。

在一项著名的实验中，有一群孩子确实是在实验室条件下学习饮食的。20世纪20年代到30年代，芝加哥儿科医生克拉拉·戴维斯博士（Dr. Clara Davis）花了6年时间研究，假如孩子没有任何先入为主的观念，在完全自由的环境中长大，会培养出怎样的食欲。[10]戴维斯的实验结果常被人拿来证明食物好恶主要是天生的。但我们发现，戴维斯自己得出的实验结论却截然不同。

1926年，克拉拉·玛丽·戴维斯医生在美国克利夫兰西奈山医院（Mt. Sinai Hospital）开始了一项关于人类食物好恶的最具影响力的实验。作为一名医生，戴维斯见过许多存在饮食问题的孩子。他们大多厌食，食欲不振，无法摄入身体所需的足够营养。她很想知道，如果没有家长和医生不顾孩子们喜不喜欢，就强迫他们吃热麦片和牛奶这些营养食物，孩子们会有怎样的食欲。当时的传统医学观点认为，放纵孩子对食物的特殊喜好会导致他们"偏食"。戴维斯博士对此表示怀疑，难道吃自己喜欢的食物就一定是坏事吗？

她找来很多婴儿进行实验。这些婴儿有的是收容所的孤儿，有的是未成年母亲或寡妇的孩子。在她的医疗护理下，婴儿们进行了特殊的"自选饮食"。这些6个月到11个月大的孩子从没吃过辅食。戴维斯为他们准备了一系列天然健康的食物，他们每天都可以自由选择，只吃自己想吃的食物。完整的食物清单如下：

1. 水
2. 甜牛奶
3. 酸牛奶
4. 海盐
5. 苹果
6. 香蕉
7. 橙汁
8. 新鲜菠萝
9. 桃子
10. 西红柿
11. 甜菜根
12. 胡萝卜
13. 豌豆
14. 大头菜
15. 菜花
16. 圆白菜
17. 菠菜
18. 土豆
19. 生菜
20. 燕麦片
21. 小麦
22. 玉米面
23. 大麦
24. 全麦薄脆饼
25. 牛肉
26. 羊肉
27. 骨髓
28. 骨肉冻
29. 鸡肉
30. 杂碎
31. 脑
32. 肝脏
33. 肾脏
34. 鱼（鳕鱼）[11]

每顿饭都会从这个列表中选出大概10种食物给婴儿们吃。所有食物都是经过捣碎、碾碎或剁碎处理的。骨髓、牛肉、豌豆和胡萝卜等一些食物有熟的，也有生的。这些食物被摆放到碗里，护士们坐在旁边看孩子们会怎么选。戴维斯曾这样描述这个过程：

> 护士的任务是安静地坐在孩子旁边，手里拿着勺子不动。只有当婴儿伸手去拿或是去指某种食物时，护士才能盛上一勺。如果婴儿张开嘴，护士才能把它放进他们的嘴里。护士不能对婴儿吃什么或不吃什么发表意见，不能通过指向某种食物或以任何方式吸引婴儿注意，也不能拒绝给婴儿喂食他伸手要拿的食物。婴儿可以用手或其他任何方式吃东西，护士不应该对婴儿的饮食行为发表意见或予以纠正。[12]

戴维斯这项实验进行了 6 年，实验对象从一开始的 3 名婴儿增加到后来的 15 名。实验结果引发了医生们前所未有的热烈讨论。婴儿们没有关于哪些食物适合自己这种先入为主的观念，对骨髓、大头菜等所有食物都很有食欲。他们不会觉得自己不应该喜欢吃甜菜根或内脏。除了 2 名婴儿没吃生菜，1 名婴儿没吃菠菜，其他的婴儿都吃过所有的 34 种食物。

戴维斯发现，仅仅几天后，"他们就开始主动想拿一些食物吃，而无视另一些。明确的口味就这样在我们的眼皮底下出现了"。[13] 她很快就清楚地看到，15 个孩子有着 "15 种不同的口味模式"。戴维斯说，孩子们做出了一些非常奇怪的选择，这些选择看起来像是"营养学家的噩梦"。他们出现了奇特的"偏食"情况，可能一天都在狼吞虎咽地吃肝脏，也可能一顿饭只吃香蕉、鸡蛋和牛奶。一个名叫唐纳德的男孩爱吃橘子的程度非常罕见，他一天能吃掉将近 1 公斤的橘子。[14] 在为了找出美食而进行反复尝试的过程中，有的孩子"希望满满地咀嚼着"盘子里和勺子里的食物，有的孩子会抓起大把的盐放进嘴里。戴维斯发现，在尝试吃新食物时，孩子们的表情先是惊讶，之后会是冷漠、高兴或厌恶。

虽然我们觉得这些孩子的食物好恶看来很奇怪，也很不均衡，但他们却都吃得很健康。戴维斯博士在1928年写的一篇关于实验发现的文章中附上了一个名叫亚伯拉罕的孩子的"前""后"对照。亚伯拉罕刚被送到她的实验室时是8个月大，当时他看起来脸色有点惨白。经过一年的自主选择饮食，也就是到他20个月大的时候，他已经变成了一个白胖可爱的孩子。

这些婴儿刚被带到医院时身体普遍都不怎么好。其中4名婴儿体重严重不足，5名患有佝偻病。但经过几个月后，所有孩子的脸蛋都变得粉嘟嘟的，并且还获得了最好的营养。除了其中1个佝偻病患儿有时会吃几口鱼肝油，其他4个佝偻病患儿都仅凭饮食中摄入的足够维生素D和钙就实现了自我治愈。他们感冒时，只要吃大量的胡萝卜、甜菜和生牛肉好像就能好起来。虽然没人告诉过这些婴儿该吃什么，但他们从食物中平均摄入的能量比为：蛋白质17%，脂肪35%，碳水化合物48%。这个比例非常符合现代营养科学对健康饮食的要求。

戴维斯博士收集了大量前所未有的关于儿童食欲的资料，但没有人对这些资料做过全面的分析。在她1959年去世后，所有装有原始数据的箱子都被扔掉了。戴维斯后来换了新工作，将原来在克利夫兰的实验搬到了芝加哥。她建立的实验室相当于"一个饮食实验孤儿院"。她总共记录了大概36000顿饭菜，还有身高、体重、血液、尿液、排便和骨密度的变化。[15] 现在没有任何一位科学家能再获得这么详细的数据了，因为长期把孩子封闭在这样的育儿实验室里会遭受道德质疑。参与戴维斯饮食实验的孩子中，最短的在医院里待了六个月，最长的在医院里待了四年半。他们这段时间一直都待在医院里。

这期间没有朋友来看他们。那些不是孤儿的孩子跟父母也几乎没有联系。在医院的育儿室中，他们的生活要服从于实验的需要。

虽然戴维斯给了这些孩子很多照顾，但现在这种实验是绝对不会被允许的。作为单身妈妈，戴维斯收养了其中两个孩子：白白胖胖的亚伯拉罕和喜欢吃橘子的唐纳德。很多年后，唐纳德的妻子在他死后回忆说，给他和亚伯拉罕"做饭很容易"，因为他们"乐于尝试各种食物"。他们一直都是什么都吃。[16]

戴维斯进行的是一项多么特别、多么大胆又近乎疯狂的实验。她想了解孩子的食物喜好究竟是从哪里来的。令人遗憾的是，她的实验结果很容易被人误读。戴维斯的孤儿院一直被用来证明食欲主要是由遗传基因决定的。因此，孩子喜欢或厌恶的食物是身体需求的可靠指征。[17]戴维斯的饮食孤儿院被人用来证明，孩子的食物好恶是天生的，而且像指纹一样存在巨大的个体差异：我们的口味是一种天性，而不是后天习性。这种解读忽略掉了一点，戴维斯博士的实验中，最重要的事是从根本上重建了孩子们的食品环境。

克拉拉·戴维斯第一个指出了这个实验设置上有个"小把戏"。真正的秘诀在于她选的 34 种食物都是天然健康食品。有了提前为孩子们选出的这些食物，他们每天怎么挑都没问题。即使他们每顿只吃几个碗里的食物，也能吃一顿非常有营养的饭菜。戴维斯说，她在选择食物时模拟了"原始人"的饮食条件，不过这一堆碗里装的食物肯定要比狩猎采集时期更充足。这个实验表明，如果可选的食物都是健康的，饮食偏好也就没那么重要了。由于实验设置的原因，"15 种不同的口味模式"最后都是全面健康的饮食方式。没有孩子是什么都吃的，他们的食物好恶也不算是问题，这和普通家庭生活中的情形不一样。在这里，不存在喜欢不健康的食物，或者讨厌健康的食物。

戴维斯自己总结说，她的实验表明，为幼儿选择食物的权力应该"交给他们的长辈，所有人也一直都这么认为"。戴维斯没有说

"身体的智慧",而是说,"食欲显然是不可靠的"。她认为,我们显然不具备能区分食物"健康"或"不健康"的"本能"。在她的实验研究中,最受欢迎的两种食物也是最甜的,即牛奶和水果。如果她让孩子们自主选择"糖和白面"等20世纪30年代的那些主食,孩子们不可能吃得这么健康。她认为,自主选择如果是让孩子们从"劣质食品"中进行挑选,也就基本上没什么意义了。

戴维斯意识到,真正的试验应该是让刚断奶的婴儿在天然食品和加工食品这两者之间做选择。这本来是她计划进行的下一项实验,但却因经济大萧条而被搁置了,在这个关键时刻,戴维斯的研究经费用完了。她最终也没能测试自主选择会如何影响孩子们对"点心、蜜饯、肉汁、白面包、糖和罐头食品"等当时热门食品的食欲。戴维斯的实验给我们留下了重要的遗产,但我们都忽略了实验中那个重要的把戏。医生们(特别是美国医生们)认为,戴维斯的实验表明,孩子的食欲是天生的、健康的,但却没有发现她改变这些婴儿的食品环境时所采取的方式。她的实验被用来证明食欲是身体特定需求的表现。如果我们体内缺蛋白质,就会想吃鸡肉。如果我们有佝偻病,生病时自然会想吃大量的维生素D。要进行健康饮食,我们只要听从内心的欲望就行了。天性知道什么是最好的。戴维斯本人也认同这个观点。她说,孩子们能在30多种必需的营养物质中成功地进行"选择和平衡",这表明"某些本能的自动调节机制是存在的……食欲就是这种机制的一部分"。[18]

在戴维斯的影响下,儿科医生们的主流观点变成了食欲是"身体的智慧",同时流行的另一个观点是要进行"以孩子为中心"的学习。儿科医生、医学博士本杰明·沙因德林(Benjamin Scheindlin)在2005年指出,戴维斯的实验在20世纪30年代之后引起了儿科医学观点的广泛变化。[19]上一代人往往会悲叹孩子多变的口味是挑剔，但现在的医生们倒很乐意看到这种孩子般多变的食欲。1946 年首版的畅销书《婴幼儿护理》(Bayby and Child Care)中，作者斯波克博士（Dr. Spork）用 10 页内容介绍了戴维斯的实验。斯波克认为，妈妈们"如果给孩子提供合理多样的均衡饮食，那么食欲正常的孩子就能选择健康的饮食"。[20] 如果孩子暂时不爱吃蔬菜也不要紧，因为食欲能让他们本能地去获取身体需要的所有营养。

现在很多育儿专家仍然认为，孩子生来就会想要摄入身体最需要的营养。只要能让他们自主选择自己爱吃的东西，他们就能实现膳食均衡。曾在 20 世纪 80 年代到 90 年代多次再版的一本儿童饮食问题图书指出，戴维斯的实验表明，我们该让孩子完全自主地选择自己的食物：让他们去吃玉米片吧！[21] 2007 年，关于宝宝喂养的一家热门网站中讨论到戴维斯，并总结说，"有力的生物学依据表明……孩子可以本能地选择营养均衡的饮食"。[22]

"身体的智慧"跟母性本能和其他生物学奇谈一样，也是一种很有吸引力的观点。如果我们体内有很多个小记事本，能告诉我们什么时候该吃什么东西那该多好，比如它能提醒我们，你的维生素 C 含量在下降，快吃个猕猴桃吧。如果我们爱吃的刚好是健康食物，不爱吃的恰好是多余的或不健康的食物，那么吃将变成一件多么简单的事啊。我们确实能够学习更好地解读身体释放的食物需求信号，但这需要岁月的磨砺，需要不断观察生活中的小事来积累经验，比如，中午吃面食会使人犯困，一把坚果和一杯希腊酸奶比白面包配果酱带来的饱腹时间更长，等等。孩子们在吃奶期间确实能够自我调节饮食，但在断奶后，他们杂食性动物的身体就没那么聪明了。

很多孩子习惯性想吃的东西刚好都是那些最不适合他们吃的食

物。他们想吃糖，不想吃蔬菜；他们喝水喝得不够；不爱吃营养的饭菜，却爱吃垃圾食品。所以，我们真的可以把孩子想吃在电视上看到的含糖儿童早餐麦片看作是他们回应身体需要，补充某种维生素或碳水化合物的表现吗？

科学依据表明，不管对于人类还是老鼠，"身体的智慧"都顶多算得上是一个不完美的理论。如果这个理论是对的，杂食性动物就应该任何时候都想吃那些身体需要的营养成分。但这是不可能的事，因为根据我们生活的不同环境，杂食性动物所需的营养成分也会呈现出各种形式。如果你天生爱吃黑加仑中的维C，但却生活在一个不长黑加仑的地方，那这种食欲就没什么用了。在实验室条件下，同样是杂食性动物的老鼠在选择最有营养的食物方面表现得非常不稳定。一项研究给一组老鼠提供了两份食物，一份是蛋白质丰富但很难吃的食物，另一份是蛋白质含量不高却很美味的食物。结果一周后，18只老鼠中有14只没能喜欢上那些对他们最有益的食物，体重下降了很多。[23] 还有些实验想弄清楚老鼠是不是能"自主选择"食物来补充体内缺乏的维生素。实验结果表明，大部分老鼠都做不到这一点。体内缺乏维生素B的老鼠需要一周甚至是更长时间才能喜欢上富含维生素B的食物。那些没能快速做出调整，喜欢上这种有益食物的老鼠们都死了。[24] 饮食领域的一位专家指出，没有数据表明人类实验对象会天生想吃某些食物，但人类确实能通过一段时间培养起某些食欲，从而改变某种营养失衡的状况。特别是在体内缺少钠元素时，人类能培养起对盐的食欲。但这并不能表明"身体的智慧"。[25]

戴维斯的实验过去90年了，认为食物喜好主要是天生的，也就是基因决定的这种观点似乎没那么站得住脚了。为了弄清楚口味到底是怎么来的，科学家们经常会用双胞胎做实验。如果同卵双胞胎比异卵双胞胎喜欢的相同食物多，那就说明口味有可能是由基因决定的。双胞胎实验证明，饮食的很多方面确实存在那么点遗传性。体重（用体重指数来衡量）在男孩和女孩身上都表现出高度遗传性。[26]"节制"饮食这种想要阻止自己吃喜欢食物的神秘意愿也存在遗传性。[27]但食物好恶是否会遗传还没有定论。几项双胞胎实验研究表明，同卵双胞胎比异卵双胞胎喜欢相同蛋白质食物的可能性更大，但同卵双胞胎在零食、奶制品和淀粉类食物的喜好相似度上只比异卵双胞胎稍微高一点。[28]总体来说，口味具有遗传性的证据非常有限，我们最多只有大概20%的饮食偏好是遗传的。[29]

遗传基因只是我们进行饮食选择的部分原因。一位治疗肥胖儿童的资深医生告诉我说，一个人可能不幸地遗传了易患心脏病和肥胖症的基因，但通过培养均衡的饮食习惯，他还是能够健康成长的。他说："这一切都是可以改变的。"父母和孩子在食物喜好上的相似度并没有夫妻之间的强。这说明，你和谁一起吃饭形成的习性要比天性对饮食习惯的影响更大。[30]我们后天积累的饮食经验能够克服天性。也许你像父母一样不爱吃芹菜是因为你吃饭时看到他们不愿意吃芹菜。[31]研究人员发现，如果让三组幼儿吃三种不同的豆腐：一组是普通豆腐，另一组是加糖的豆腐，还有一组是加盐的豆腐。不论遗传基因是怎样的，他们都会很快喜欢上自己吃的那种豆腐。[32]实验表明，我们的口味非但不是由先天基因决定的，反倒非常容易受到影响，而且终生都非常易受影响。

如果你想了解一个人爱吃什么，不爱吃什么，你可以问一个简单但关键的问题，那就是："你从哪里来？"，而不是"你有什么样的基因？"[33]。如果生活的地方很难吃到玉米片，那个爱吃玉米片的男孩恐怕也只能想别的办法来激怒他的父母了。从很大程度上来说，孩子们会是有什么就吃什么，进而喜欢上吃的这些食物，在食物短缺的时候更是如此。曾在经济大萧条时期经历过苦日子的一位朋友建议:"如果你想让自己的孩子不那么挑食,我建议让他们体会下食物匮乏的感觉。"

遗传基因确实对我们有影响,它会影响我们爱吃什么、吃的方式,甚至爱吃的程度,但基因远没有学习饮食的环境对我们的影响大。我们和孩子们的食物好恶跟我们所笃信的情况不同,它更多是由习性决定的,而不是本性,起码像吃的蔬菜够不够、饮食丰富程度以及饮食均衡程度等重要的食物好恶是这样的。戴维斯的实验除了改变了婴儿的饮食环境,还有个更大的把戏,但她没提过这一点,可能是因为这实在是太显而易见的事了,那就是她彻底改变了婴儿们吃东西时的社交体验,排除了一切外界干扰。婴儿们不是坐在家里嘈杂的饭桌旁吃饭,身边只有面无表情的、对他们的食物选择"不能进行评价"的护士。一想到实验中这种安静而冷漠的喂养方式就让人觉得有点毛骨悚然。想到那些最大的孩子们离开孤儿院时已经 5 岁了,这种毛骨悚然的感觉就更强烈了。试想一下,他们吃东西时,没人关心他们吃的是什么,也没有兄弟姐妹会跟他们抢着吃最后一块菠萝,周围也没有人会评论饭菜的味道。

如果戴维斯以为用这种方式能发现孩子们食欲的本质,那她就错了。虽然实验结果是孩子们都获得了非常好的营养,但人类的饮食方式其实并不是这样的,而且在现实生活中,没有孩子会采用这种饮食方式。如果不考虑所有社交影响,我们是无法彻底了解食欲的。食欲是一种社交冲动。从很大程度上来说,我们的食物好恶是对饮食环境的回应。我们从还没长牙,吃第一口食物开始就已经在寻找线索,确定哪些食物是自己想要的,哪些是自己讨厌的。可悲的是,我们讨厌的食物往往是大人们最想让我们吃的那些。

大家在讨论饮食习惯时，着重讨论的是食物的诱惑，还有忍住想吃某些食物的念头。但如果从孩子的视角来看饮食，我们就会发现，厌恶比欲望对口味培养的影响力更大。不吃自己感觉恶心的食物往往是饮食失调问题的根源，因为我们会认为这一类的食物都会让自己反胃，自然也就不会吃它们了。研究厌恶情绪的世界著名专家、心理学家保罗·罗津指出，厌恶情绪的一个重要特征是"传播扩散"。如果有一种让人讨厌的食物与其他能吃的食物一起出现，就会导致这些能吃的食物也变得不能吃了。[34] 但我们发现，自己讨厌的大多数食物刚好都不是有毒的东西，而是芽甘蓝这种完全可食用的全天然食品。

如果说在盎格鲁-撒克逊人的世界里，有一种食物是令人讨厌的，那一定是芽甘蓝。很多人认为自己对这种厌恶感无能为力，就是无法忍受芽甘蓝的味道。他们的想法对吗？大厨尤塔姆·奥托伦吉（Yotam Ottolenghi）在一篇赞颂芽甘蓝的文章中指出，"人们爱不爱吃"这些小个的甘蓝类蔬菜"是有遗传原因的"。奥托伦吉认为，不爱吃芽甘蓝的人可能是因为体内有一种叫 TAS2R38 的基因。这种基因可以制造出一种蛋白质，与一种叫苯硫脲（PTC）的化学物质发生反应，产生苦的感觉。[35] 这是真的吗？我们讨厌或喜欢吃蔬菜，真的有分子依据吗？[36]

有的人确实比其他人对一些味道的敏感程度更高。举个例子来说，多达 30% 的人生理上无法感知到雄烯酮（androstenone）这种让松露成为奢侈美味的关键香味。如果给这些人吃一盘撒上松露末的宽面，他们就无法理解为什么它能给人带来快感。有一些人对香菜的味道非常敏感。他们并不觉得香菜有清新的草本味道，而是觉得它吃起来有股恶心的肥皂味。正如奥托伦吉说的，我们对苦味的反应差异性很大。所有婴儿都会有点害怕苦味，这可能是一种生存机制，因为在野外的环境下，有毒的东西往往是苦的。新生儿吃到苦味时，会噘嘴、吐舌头、露出愤怒的表情或把食物吐出来。所有这些非常形象的信号都表明，婴儿们觉得苦的东西不好吃。但经过一段时间，我们能学习爱上苦味的东西。世界上最受欢迎的两种饮料是咖啡和啤酒，这就是个很好的例子。

有的人学着喜欢苦的味道；有的人愿意忍受苦的味道，因为他们很享受印度淡啤酒或浓咖啡带来的刺激感；而有的人却完全接受不了苦的味道。20世纪90年代中期，耶鲁大学的琳达·巴尔托舒克（Linda Bartoshuk）第一次用"超级品尝者"这个词来指代对某种味道（主要是苦的味道）特别敏感的人。这种现象是在20世纪30年代时被人发现的。巴尔托舒克和同事们发现，我们对苦味的感知方式存在显著的遗传差异。对于6-N-丙硫氧嘧啶（PROP）和苯硫脲（PTC）这两种化学物质，有人觉得非常苦，有人觉得有点苦，还有人觉得一点也不苦，这取决于你是不是有苦味基因。[37]在所有人中，大概有1/2的人属于中等品尝者，1/4属于迟钝品尝者，另外1/4属于超级品尝者。女性比男性更容易成为超级品尝者。巴尔托舒克已经证实了，6—N—丙硫氧嘧啶的超级品尝者比迟钝品尝者舌头上的味蕾多。我们可以用一个非常简单的方法检测自己是不是超级品尝者：用棉签在舌头上涂一点蓝色的食品色素，并在舌头上放一个纸环放大器，数数里面多少个粉色的肉疙瘩。这些肉疙瘩是菌状乳头，每个菌状乳头中有3—5个味蕾。如果菌状乳头数量不到15个，你就是迟钝品尝者；如果在15—35个，你就是中等品尝者；如果超过15个，你就是超级品尝者。

PROP品尝的概念让心理学家们很兴奋，因为这似乎揭开了食物好恶遗传性的谜题。那么，苦味敏感度是否能解释为什么一些人会有不健康的饮食方式，很少吃蔬菜或者根本不吃蔬菜呢？这是因为他们缺少能接受芽甘蓝的基因吗？PROP 超级品尝者和迟钝品尝者的味道世界应该跟我们的很不一样，而且这显然影响到他们饮食习惯的形成。实验要求 71 名女性和 39 名男性吃芦笋、绿叶甘蓝和芽甘蓝，结果，PROP 超级品尝者确实会觉得这些蔬菜苦味更浓，甜味更弱。[38]

但令人惊讶的是，大量 PROP 品尝实验几乎都没证明孩子或大人的食物选择是由遗传基因决定的，[39] 对 PROP 的敏感度并不能成为预测食物好恶的有力依据。如果能以此为依据的话，吃不出芽甘蓝苦味的迟钝品尝者就应该比超级品尝者面临的不健康饮食风险和体重风险都稍高一些。

有证据表明，PROP 超级品尝者确实对有些味道更敏感。辣椒的灼热、肉桂的甘辛、咖啡的苦涩、酒精的辛辣、甜味剂和西柚的后味在他们吃起来的确会更强烈，也更让人不快。但我们还不太能预测这会对食物喜好产生怎样的影响。既然超级品尝者觉得酒精类饮品喝起来更苦，你会猜他们应该会喝得少一些。有些研究表明，属于迟钝品尝者确实是易酗酒的风险因素之一。想想看，如果威士忌喝起来像水一样，那该多容易喝下去啊。不过还有一项针对青壮年的研究发现，超级品尝者的身份也不是一个能预估可以喝多少啤酒的指标。著名葡萄酒作家简西斯·罗宾逊（Jancis Robinson）在过去几十年到过世界上所有葡萄酒原产地，在品尝过无数杯美酒之后，竟发现自己是个超级品尝者。理论上来讲，她应该会觉得葡萄酒有讨厌的辛辣味，但事实并不是这样的。正像她自己说的："如果有谁能比我更享受葡萄酒的味道，那真是非常幸运啊。"[40]

那么，童年时身为超级品尝者，会不会导致你一生都不爱吃蔬菜呢？这是个非常关键的问题。所有的营养学家都希望我们能多吃些蔬菜，但蔬菜中富含苦味的硫配糖体化合物（glucosinolate），十字花科的蔬菜中这种苦味化合物的含量更高。一项研究表明，属于超级品尝者的孩子可能更容易不爱吃生的西兰花，但煮熟的就没关系了。另一项研究发现，如果让孩子吃黑橄榄、黄瓜和生西兰花，属于迟钝品尝者的孩子会比属于超级品尝者的孩子吃得更多。[41] 但如果看看孩子们真实的饮食偏好，而不是他们在面对研究人员的时候会选什么吃，我们就会发现种种迹象表明，属于超级品尝者绝对不会导致你一定讨厌吃苦味的蔬菜。一项研究要求 525 名 7 岁到 13 岁的爱尔兰儿童，记录他们三天中对卷心菜、菜花、芽甘蓝和西兰花的摄入量，并记录他们对这些食物的喜爱程度。研究并没有发现超级品尝者和迟钝品尝者有什么显著的差别。[42] 超级品尝者爱吃芽甘蓝的程度确实要比迟钝品尝者的稍弱一些，而且迟钝品尝者最爱吃的就是西兰花。但如果把他们摄入的所有苦味蔬菜加起来之后再求平均值，我们会发现超级品尝者和迟钝品尝者摄入的蔬菜量并没什么差别。在这项研究中，这些爱尔兰孩子的性别反倒比他们是不是超级品尝者的影响更大。研究发现，女孩比较喜欢吃苦味的蔬菜，或者至少她们会出于礼貌，假装自己更爱吃蔬菜。

2003 年一项针对大学生的研究也得出了类似的结论。超级品尝者和迟钝品尝者对于芽甘蓝、西兰花、卷心菜、菠菜、红辣椒、墨西哥胡椒、红酒、啤酒、沙拉酱、蛋黄酱等食物的好恶并没有什么显著差别。[43] 超级品尝者特别不爱吃的只有黑巧克力、咖啡和辣椒，也就是苦味系列中颜色深、味道又强烈的食物。研究团队总结说，环境比遗传基因对人们食物好恶的影响更大。他们注意到，很多美国人"一口都还没吃，就确定自己不爱吃菠菜、豆腐、肝脏或'健康食品'，就觉得快餐汉堡、苏打汽水和甜味早餐麦片好吃"。[44]

针对 PROP 超级品尝者开展的一些最有说服力的研究探索了遗传基因与孩子成长的食品环境之间的相互作用，并且证实了家庭收入和获得健康食物的机会对口味形成的影响要比是不是超级品尝者的影响更大。2005年至2010年这五年间，研究人员针对120名4岁到6岁的纽约市儿童开展了研究，测试了他们对PROP的敏感性。他们用805米内的不健康食品销售商数量除以健康食品销售商数量来确定这些儿童是生活在"健康的食品环境"中，还是生活在"不健康的食品环境"中。⁴⁵生活在健康食品环境中的孩子，食物好恶符合奥托伦吉提出的模式，也符合常识。但与上面提到的爱尔兰孩子的实验不同，在这个实验中，如果食品环境同为健康，迟钝品尝者确实要比超级品尝者更容易接受蔬菜，不爱吃的蔬菜种类会比较少。实验中一个有趣但又让人烦恼的问题是那些生活在不健康食品环境中的孩子的遭遇。在不健康的食品环境中，超级品尝者和迟钝品尝者的食物好恶并没什么不同。最大的差别在于孩子的体重指数。在不健康的食品环境中，属于迟钝品尝者的孩子体重指数要高于其他实验组，他们的平均体重指数大于1.6，已经可以被认定为肥胖。

决定是否能拥有健康口味的最重要因素不是你有没有讨厌吃芽甘蓝的基因，而是你的遗传基因倾向与周围食品环境相互作用的方式。在我们现在这种食物充足，到处都是垃圾食品的环境中，迟钝品尝者要比超级品尝者面临的健康风险更大。一些研究发现，属于迟钝品尝者的成人和孩子，体重指数通常会比较高。从理论上来讲，迟钝品尝者感知一些味道的程度比较低，更容易受到周围环境的影响，包括好的影响，也包括坏的，所以他们比超级品尝者培养起食物喜好更容易。在健康的食品环境中，他们更容易形成健康的口味。如果让他们吃蔬菜，他们不太会像超级品尝者因为蔬菜味道太苦而不吃它们。但如果他们喜欢上错的食物，迟钝品尝者也可能像纽约的那些孩子一样，6岁就患上肥胖症。

所以，我们并不能简单地把不爱吃芽甘蓝归咎于不完美的基因。如果所有人第一口吃的芽甘蓝都是奥托伦吉吃到的那种加了焦糖大蒜和柠檬皮，在热锅中烧焦至边缘变黑的芽甘蓝，也许芽甘蓝会成为最受欢迎的蔬菜。你不爱吃芽甘蓝可能是你父母不爱吃芽甘蓝，无意间影响到你也不爱吃这种蔬菜了，也可能是因为他们逼你吃芽甘蓝逼得太紧了。我认识一个人，她刚好是个超级品尝者。她说，虽然她吃西兰花，但有一次圣诞节的记忆导致她永远都不会爱吃芽甘蓝了。当时，她的父母强迫她把讨厌的芽甘蓝切成4瓣，然后像吃苦药片一样直接吞下去。你可能从来都没吃过芽甘蓝，因为你"知道"自己不会喜欢它，因为在我们国家，人们认为爱吃芽甘蓝的小孩有点不正常。美食作家米歇尔·休姆斯（Michele Humes）刚从中国香港到美国时，花了很长时间才理解为什么大家会觉得"孩子一定不爱吃蔬菜"。[46]

对食物的好恶不能归因于分子和基因。这对于追求轰动效应的健康刊物来说真是个坏消息，因为它们常常要靠"解密肥胖基因"这样的标题来博人眼球。对我们其他人来说，这可能是个非常好的消息。这意味着我们的饮食习惯并不是形成之后就无法改变了，只要我们给自己一点机会，饮食习惯就是可以调整改变的。我们并不是天生就不爱吃苦味的蔬菜，而是在饮食环境中学会了不喜欢它们。口味可能是身份，但它绝不是命运。虽然我必须得承认，那些不爱吃蔬菜只爱吃垃圾食品的孩子要想改变饮食习惯确实是希望渺茫。不过，在无法改变基因的情况下，我们还有望改变环境。

我们培养食物喜好的主要方式就是尝试。罗伯特·扎伊翁茨（Robert Zajonc）于1968年创造了"曝光效应"（mere exposure）一词。[47]他认为，喜欢是由熟悉感引起的，而厌恶是因对新事物的恐惧导致的。在扎伊翁茨的一些早期实验中，他曾在极短的时间内向实验对象展示复杂的形状，之后要求实验对象从一排形状中选择最喜欢的形状。实验表明，他们对见过的形状表现出明显的偏好。扎伊翁茨提到，相较于卡芒贝尔奶酪，我们更爱吃布里干酪也是同样的力量在起作用。[48] 这些偏爱都是先入为主的结果。总会有一种奶酪能引起我们无以言表的喜爱。扎伊翁茨后来发现，"曝光效应"的现象在各种文化和各类物种中都会起作用。

　　我们知道自己爱吃什么，爱吃自己知道的东西，这是个事实。如果你问孩子们最不爱吃的食物是什么，他们的答案往往是那些从来都没吃过的东西，通常是蔬菜。对于成年人来说，这听上去很荒唐：你只有吃过了才能判断自己是不是讨厌它。我发现自己会在吃饭时徒劳地鼓励孩子："尝一下，没准你会喜欢它呢！"但对孩子来说，"我不爱吃，因为我从来没吃过它"[49] 这样的说法并不矛盾。在 70 名美国 8 岁儿童列出的"从没吃过的食物"清单中，排名非常靠前的食物包括：牛油果（70 人中有 49 人从没吃过），甜菜根（48 人），西梅（43 人），绿叶甘蓝（49 人），黑麦面包（43 人），利马豆（39 人），萝卜（38 人），炒肝（55 人）。[50]

　　罗素·霍本著的儿童读物《弗朗西丝和面包抹果酱》中描述的正是这种矛盾的状况。弗朗西丝是一只獾幼崽，她只爱吃面包抹果酱。她爸爸问她："如果你都不尝一下，怎么知道自己爱不爱吃呢？"不过后来她的父母妥协了，允许她只吃面包抹果酱。她于是很高兴。但过了一段时间，家里其他人吃的食物都不给她吃，这让她很伤心。于是，她开始想吃各种各样的食物。有一天晚上，弗朗西丝眼泪汪汪地说，她想吃一些意大利面和肉丸。她的父母很惊讶，因为他们以为她不爱吃意大利面。她回答说："如果你们都不让我尝一下，怎么知道我爱吃什么呢？"

如果喜欢是熟悉的结果，那么孩子们刚开始爱吃的食物种类应该比大人的少，因为他们都还没吃过那么多种食物。如果家长以为孩子对某些食物的暂时性戒心是永久的，就容易犯一个错误。培养食物喜好的关键时期是孩子蹒跚学步的年纪，也就是 1 岁到 3 岁的时候，但这也刚好是孩子最疯狂、最任性、最不愿尝试新东西的阶段。所有孩子都多少有点新奇恐惧症，害怕吃新食物，往往是害怕吃新的蔬菜，害怕鱼和肉等蛋白质类食物的也非常普遍。这种症状在孩子 2 岁到 6 岁之间最严重。这可能是人类在野外觅食，防止自己中毒而进化出来的一种安全机制。但可悲的是，现在这种机制正导致孩子们远离那些他们需要学着喜欢的蔬菜、蛋白质食物，反而把他们推向了蛋糕、白面包和甜甜圈的温暖怀抱。

顾名思义，新奇恐惧症不只是对某种食物味道的厌恶，它是对尝试这种新食物的恐惧感。在很多情况下，要消除这一症状，只需要给孩子多次喂食这种食物，直到让他意识到吃这种食物不会有任何不良后果就行了。喂食通常要多达 15 次才有效果。每次的尝试都会向孩子证明，看吧，吃西红柿不会死的！看吧，这次再吃也没事。这样一来，孩子的厌恶情绪就一点点减少了。直到有一天，这种厌恶忽然变成了喜欢。每种新食物都需要这样一遍又一遍地让孩子尝试，因为如果孩子爱吃哈密瓜，并不能保证他就一定也爱吃西瓜。

在孩子身上运用"曝光效应"的最大难题在于，你首先得说服他们去尝试食物。让孩子吃几次西兰花这事说起来可比做起来要容易得多。凡是给那种执拗的孩子喂过饭的家长都知道，那些用心良苦的策略常常会起反作用。跟孩子说"把你的蔬菜吃掉，就可以吃一块糖"是一种危险的游戏，会导致孩子更不爱吃蔬菜。心理学家把这称作是过度理由效应[51]：如果进行某件事能获得奖励，这件事本身的重要性就降低了。所以这种游戏的结果就是，孩子最终变得更爱吃糖果，因为糖果成了一种奖品。

既然新奇恐惧症是一种深深的恐惧感，害怕不熟悉的食物会伤害自己，那么如果孩子能亲眼看到别人吃了这种食物后还活着，可能有益于消除这种症状，他们甚至可能还会喜欢上这种食物。我现在才知道，自己原来就用过这个策略。为了让当时 3 岁的女儿吃点黄瓜之外的其他蔬菜，我在各种徒劳的尝试后突然想到一个主意，那就是把她最喜欢的玩偶娃娃带来和我们一起吃饭。这娃娃是个脸蛋脏脏的小男孩，他坐在餐桌旁"吃"起青豆来，哦哟啊呀地大赞着豆子的美味，其实都是我在发出赞赏的声音。我感觉这种方式非常无聊，但是有一天，我女儿突然求我给她也吃点小娃娃吃的青豆，而且自那以后就爱上了青豆。要消除新奇恐惧感，还有一个成功的策略，那就是把孩子害怕的新食物和一种熟悉的食物放在一起。如果做新食物的时候使用了番茄酱这种熟悉的调味料，就能让大人和孩子都获得足够的安全感去尝试这种食物。但正如饮食心理学家约翰·普雷斯科特（John Prescott）写到的，就算放再多的番茄酱也无法引诱大多数孩子去吃一盘蜘蛛。[52]

大多数孩子到六七岁时就过了最恐惧新食物的阶段。这个年龄段被认为是儿童发育的正常阶段。他们在克服了新奇恐惧症后，可能会转而变得喜新成癖：新的味道会给他们带来一种炫耀似的快乐。我家那个不爱吃巧克力的老大就是这样。他最喜欢的食物一会儿一变；他一开始爱吃的食物，一会儿又不爱吃了。他不爱吃清淡的食物，会抱怨我晚饭做的东西总是一个样儿（真是难对付！），他会以吃重口的作料为乐趣。他 8 岁时，我们俩单独去罗马旅行，在一家以内脏菜品著称的餐馆中，他点了一道叫作"洋蓟配羊心和其他所有羊杂"的菜，还津津有味地把这道菜全都吃完了。

但不少人会害怕新的食物、混合的食物、奇怪的食物、辛辣的食物,甚至只是气味有点不对的食物。这种人很多:多达 1/4 的成年人在饮食方面都存在严重的新奇恐惧症。我们常嘲笑孩子挑食。在外人看来,那个只吃玉米片的男孩就是个喜剧性的人物,而不是悲剧性的。

但如果成年人患上新奇恐惧症,那可不是闹着玩儿的。我碰到过一些成年男女,他们小声地承认自己不吃蔬菜。有个人说,她只有吃冷藏后再加热的约克郡布丁才有安全感。约克郡布丁是她的酒鬼母亲给她做过的主要食物。即便是到了现在,她一看见蔬菜还是会觉得反胃。这个女人并不傻,她知道蔬菜是健康的食物,但很久以前的经历已经让她养成了不爱吃蔬菜的习惯。

她这种有限的饮食不仅会影响身体健康,还会导致社交中的尴尬,只要是在不熟悉的环境中吃饭就可能会遭遇尴尬。另一位患新奇恐惧症的女士告诉我说,每次朋友约她出去吃饭,她都不得不给饭店打电话提前确认,问能不能给她做一个不加任何调料的原味汉堡。她不吃蔬菜,但她正在慢慢训练自己吃一些水果。当我问她为什么这么不爱吃蔬菜时,她感伤地笑着说:"我 3 岁左右的时候,妈妈受够了挑食的我,于是决定就让我吃自己爱吃的东西。"但她爱吃的那些东西只有加工肉和薯片。

认为口味是个性的一部分,是由遗传基因决定的,这种想法的后果很危险。如果你认为孩子的食物好恶就像眼睛的颜色一样是天生的,那你就不会再想办法去改变它们,因为你会想,这样做又有什么用呢? 2013 年发表的一篇期刊文章标题为"他们为什么不喜欢那种食物? 有什么办法改变吗?",营养学家们就孩子的食物好恶问题采访了 60 位澳大利亚父母。[53] 采访发现,不健康饮食者的父母更容易认为,父母几乎没办法改变子女的口味,因为孩子的饮食习惯是否健康是天生的。

　　健康饮食者的父母则提出了非常不同的看法。他们说，孩子的口味不是"一成不变的"。一位妈妈说，我们可以通过让孩子多接触大量不同种类的食物来"训练"他们的味蕾。相比那些不健康饮食者或食物新奇恐惧症患儿的父母，健康饮食者的父母更坚信自己有能力影响孩子的食物好恶。他们相信自己的行动会对孩子产生影响，所以这些父母尽力为孩子营造出能培养健康饮食偏好，实现"均衡饮食"的食品环境。相反的，不健康饮食者的父母们认为，自己对孩子的食物好恶无能为力，所以，他们对孩子的饮食几乎是放任自流的态度。

　　你当然也可以从不同的角度来解读，认为这项研究表明，并不是所有的孩子都那么好喂养，性格和遗传确实是导致孩子患新奇恐惧症的一方面原因。有的孩子无论接受怎样的育儿方式，都比其他孩子更不愿意尝试新食物。那些健康饮食者的父母可能会把孩子良好的饮食习惯归功于自己的影响。但实际上他们只是运气好或遗传基因好罢了。如果你的孩子饮食很健康，你就很容易相信，挑食并不是遗传的。如果你每天都在跟一个挑食的孩子做斗争，不得不忍受他们把粥泼到脸上，把菜花扔在地上，听到那些得意的家长们说自己的孩子"什么都吃，她最爱吃芹菜！"这类的话时，你会感到非常生气。相比健康饮食的孩子，要对新奇恐惧症的孩子施加影响可能更难。

　　但有力证据表明，那些健康饮食者的父母是对的。虽然有些人要花更长的时间才能适应吃蔬菜，但食物好恶并不是天生的。在大多数情况下，我们不仅能说服孩子吃蔬菜，而且还能让他们爱上这些蔬菜。

　　露西·库克博士（Dr. Lucy Cooke）一直在想办法改变孩子们不

爱吃蔬菜的状况。库克与伦敦大学学院的同事们，特别是与简·沃德尔（Jane Wardle）共同开展的研究[54]使她对改变遗传的食物喜好充满了信心。毕竟她自己曾经就是个不爱吃蔬菜的孩子，而现在的她身材苗条，充满自信，非常享受健康的饮食。有一天，我们在一家露天咖啡馆吃茶点饼干，喝薄荷茶时，她告诉我说，有时候想到那些自己能吃却没吃的食物，的确会有一种被剥夺感。她说："但千万不能这么说！"

库克认为，给断奶的孩子吃辅食是为了让他们培养起能受益终身的健康饮食偏好。当孩子真正爱上蔬菜，以及各种营养群中的天然食物时，晚餐这场战役就已经打赢了一半。大多数父母都认为，喂养是为了尽可能多地让孩子吃健康食物。我们过于关注短期的数量，但对孩子长期口味的培养却关注得不够。比如我们会骗自己说，如果给婴儿喂够了米粉，他们就能睡得更好。根据库克的经验，"只有法国妈妈们会谈到培养孩子的口味"。

我们在4个月到7个月大时，似乎有一个非常愿意接受味道的窗口期。但如果遵循现在的育儿指南，对孩子进行纯母乳喂养，家长们往往会错失这一窗口期。[55]有几项研究已经表明，如果在这个年龄段开始让孩子吃蔬菜，他们的思想会更开放些，尝试吃几次就能喜欢上一种新的味道，而且这种喜好会比较持久。7个月大的德国婴儿碰到他们特别不喜欢的菠菜泥或青豆泥等菜泥时，只要尝试着吃上7次就能像爱吃胡萝卜菜泥那样爱吃这些菜泥了。[56]两个月后，尽管宝宝到了戒备心更强的阶段，还是会有90%的宝宝依然喜欢这些曾经讨厌的蔬菜。这个味道窗口期完全开放的时间很短，甚至婴儿从4个月到6个月大时，对味道的接受程度就已经开始减弱了。2014年的一项研究发现，6个月大才开始吃青豆泥等单一蔬菜泥的婴儿明显比4个月大时就已经开始吃各种菜泥的婴儿摄入这种蔬菜的量更少。[57]

因此，库克并不赞同世界卫生组织于2001年在喂养情况调查报告中提出的建议，即婴儿6个月前应接受纯母乳喂养，不该增加辅食。世界卫生组织的这份报告成为大部分国家给妈妈们制定喂养指导原则的依据，但报告中大部分数据都是从发展中国家收集来的。在发展中国家，如果婴儿6个月前不对其进行纯母乳喂养的话，可能会加大婴儿患肠胃炎和发育迟缓的风险，确实是弊大于利的。但在富裕国家，大部分妈妈们的准则应该是最好在婴儿6个月前停止母乳喂养，无论是不是纯母乳喂养都该停止。在英国，仅有1%的母亲在孩子出生6个月后还在进行纯母乳喂养。[58]在美国，这一比例为18.8%。[59]世界卫生组织的这一官方指导建议会导致很多吃配方奶粉的婴儿在4个月到6个月大期间只喝过牛奶，而真正的风险在于，这样会造成孩子的口味非常有限，一生都无法进行健康的饮食。由此可见，我们在喂养问题上看得还是不够长远。

这并不是说如果在4个月大的婴儿饮食中零散地加一勺蔬菜就能让他们短期内更好地成长，而是说如果婴儿到了6个月大时才断奶，就会错失两个月的时间。这段时间内，他们本可以每天吃各种蔬菜，为进入下一个成长阶段去认识和喜欢这些蔬菜做准备。

父母们容易犯的第二个错误是会根据喂养指南中关于第一份食物的彩色图表，把胡萝卜、冬瓜和红薯这类味道温和而甜蜜的食物作为宝宝的第一份辅食。英国婴儿食品类畅销书作家呼吁，孩子最开始吃的辅食应该是那些有天然甜味的蔬菜，味道更刺激的应该留到以后再吃。[60]但其实真正有用的做法是让婴儿适应吃菜花、小胡瓜、菠菜，甚至是芽甘蓝这些味道更苦或更有挑战性的蔬菜。断奶指南常常建议父母们，为了避免婴儿对食物过敏，一周最好只给他们吃一种蔬菜。但库克倡议给孩子提供多种多样的、每天有变化的蔬菜选择,让孩子在进入易患新奇恐惧症的年龄段之前就能最大限度地尝试到各种蔬菜。6个月大的婴儿在第一次吃某种蔬菜时,常常会用最夸张的表情表示恐惧和痛苦,他们会做出瘪嘴、抽鼻子等成年人也会用来表示痛苦的表情。对家长来说,最难的是坚持给孩子吃这种蔬菜。库克说,"我们必须要说服妈妈们忽视宝宝的表情"。克拉拉·戴维斯曾想要探究孩子在没有父母影响的情况下,饮食状况会是怎样的,而库克设计的实用性实验承认父母是喂养过程中的一部分。她着眼于父母在喂养孩子方面已经做了什么,然后据此寻找技巧,帮他们对孩子进行更好的喂养。

如果你已经错过了"味道窗口期",现在正在喂养一个怕吃所有蔬菜的孩子,那是不是就完全没有希望了呢?库克和她的同事们发现,即便喂养对象是那些对食物厌恶到看似无法改变的学龄儿童,我们其实也还是有很多办法的。他们的第一个发现是,很多表现为挑食的行为实际上是对进餐时周围环境压力做出的反应。这种挑食行为可能会达到一种极端程度,那就是什么都不爱吃,午饭本身就是让孩子"讨厌的东西",他们讨厌吃饭时承受的那种压力和激烈的情绪。库克发现,如果家长在吃饭时不强迫孩子尝试新食物,就能消除这种厌恶情绪。另外,只要求孩子试着吃豌豆粒大小的食物,也能缓解他们这种压力。也就是说,家长要"对孩子的要求低一点"。试想一下,如果你不爱吃菜花,家长非要让你吃一整盘菜花,这确实非常讨厌,但只让你吃一小块可能是没什么问题的。

库克设计了一种叫作"一小口"的新方案,鼓励孩子"喜欢"吃更多种蔬菜。[61]她在学校和家庭中同时试行了这一方案。结果表明,这种方案能有效地让孩子们爱上胡萝卜、芹菜、西红柿、辣椒和黄瓜等各种蔬菜。我在自己最小的孩子身上也用过这个方案,他当时是4岁。令我感到惊讶的是,他竟然那么快就从一个听到卷心菜就会说"真讨厌"的孩子,变成了一个非常爱吃蔬菜的孩子。这一方案的实施方法是家长和孩子一起选一种孩子现在还不太爱吃的蔬菜,但不能是那种他觉得特别恶心的。每天在非正餐的时候让孩子吃豌豆粒大小的这种蔬菜,坚持10天到15天。如果孩子吃了这种蔬菜,就在盒子上画一个对勾,并给他们一张贴纸作为奖励。即便他们只是舔过这个蔬菜也算,不用非得咽下去。如果他们今天没吃,也没什么大不了的,因为总还有明天可以继续尝试。

"一小口"这个方案之所以能这么有效,是因为它为孩子们提供了一种没有压力的环境,通过多次尝试来培养他们新的口味。这一方案改变了我们家关于吃饭的对话气氛,以前紧张焦虑的气氛现在大多数时候都变得积极愉快了。因为是儿子自己选的蔬菜,所以他吃起来也就不觉得有那么大压力了。另外,他真的很喜欢贴纸。露西·库克说,他们的试验在没使用贴纸时,总有些孩子不愿意参与。有了贴纸之后,孩子们的参与度达到了100%。库克的研究推翻了此前的一个普遍观念,那就是为了让孩子吃某种食物而给他们提供奖励会导致他们更不爱吃这种食物。她认为,奖励发挥作用的前提首先是要保证奖励本身不是食物;其次孩子要真的喜欢这个奖励才行。如果吃了自己本来就爱吃的健康食物,还因此得到奖励,就会把人搞糊涂了。但如果让不爱吃辣椒的孩子试着吃一口辣椒,这确实不是件容易的事,因此孩子也会觉得这枚贴纸是自己应得的。

这种培养新口味和更健康食物喜好的方法听上去好得难以置信,或者说简单得难以置信。虽然这种方法只能解决孩子不吃蔬菜的问题,但也算是个良好的开端。不过,要实现健康饮食并不只是吃蔬菜就可以了。很多孩子最难喜欢的是鸡蛋、肉、鱼等含有蛋白质类食物。"一小口方案"有效的前提是,用贴纸作为奖励,孩子会愿意配合。但对于那些死也不肯吃蔬菜的孩子该怎么办呢?有些人对食物有明显的厌恶情绪，这种情绪的根源非常复杂，并不是靠一张贴纸就能消除掉的。

如果孩子存在学习障碍或其他残疾，那他们每天就都要同很多事做斗争，其中之一就是吃。说话晚的孩子掌握饮食技巧的速度往往也比较慢，因为说话时需要进行的肌肉控制与咀嚼和吞咽时要进行的肌肉控制紧密相关。对那些行为死板，循规蹈矩的人来说，吃也是一件令人伤脑筋的事。自闭症谱系障碍患儿比其他孩子更容易出现很多饮食问题。据估计，75%的自闭症儿童都存在严重的喂养困难。[62] 他们可能只吃薯片、玉米、饼干、爆米花、炸鸡等"黄色"的食物，也可能不吃混合在一起的食物。总之，自闭症儿童能接受的食物范围很小。[63]

吉姆*三岁半到宾夕法尼亚州赫尔希医疗中心就医时，存在严重的饮食问题。他当时只吃烤奶酪三明治和热狗这两种食物，除此之外也就是再经常喝几杯牛奶。吉姆还常常在吃饭时捣蛋、发脾气、哭闹、耍情绪，甚至连之前吃的有限的几种食物也不吃了。[64]

但吉姆和金相比情况还算是比较好的了。金是被送来同一家医疗中心的一名5岁自闭症女孩。她有段时间也只吃热狗、花生酱、培根、巧克力、鸡蛋和烤面包等几种食物。吃饭时也会哭闹、发脾气和乱扔食物。自从患上自闭症，她就什么都不吃了。在长达6个月的时间里，她几乎全靠胃管进食。

一想到要喂养这些孩子，想办法让他们接受更多的食物，大部分家长都会觉得不知所措，我知道至少我会是这样的。即便是正常的孩子拒绝吃东西也会让家长产生挫败感，而护理一名自闭症患儿要面临更多其他的挑战，因而这种挫败感会更强。如果孩子不爱吃

---

* 为保护隐私，更换了姓名。

大多数食物，吃这些食物甚至会激怒他们或把他们弄哭，那你也只能是一声叹息，再给他做一个烤奶酪三明治了。

这样听上去吉姆和金似乎是无药可救了，但事实并非如此。经过在医疗中心不到两周的强化治疗，吉姆能吃的食物从 3 种增加到了 65 种，而金现在能吃 49 种不同的食物，也不再需要使用胃管了。他们"喜欢"的食物大量增加，"讨厌"的食物在减少，这并不是靠什么魔法达成的，而就是通过露西·库克的"一小口"方案的系统强化版实现的。

医疗中心的治疗师们让孩子们通过每天反复吃几次豌豆粒大小的新食物来进行味道学习。与"一小口"方案不同的是，这里的治疗师们增加了一项"防逃跑"内容：他们跟孩子们说，"吃一口就可以出去玩了"；如果不吃，就不能离开这间屋子。治疗师们不会理会孩子们的尖叫或哭闹；但如果孩子吃了豌豆大的食物就会得到表扬。另外治疗中还增加了"探测餐"，其中新食物的分量会更大，有 3 勺 3 种不同的食物，限时 10 分钟，但不要求孩子一定要吃。

这个实验的结果令人感到惊讶。从靠胃管进食到能吃 49 种不同的食物，这对金一家人来说都是改变命运的事。3 个月的后续跟踪表明，吉姆和金回家后并没有失去大部分新的食物喜好，他们吃饭时不会那么不开心了，食物也不会给他们带来创伤了。吉姆和金的父母都还在继续让孩子进行正餐之外的味道学习。吉姆现在能吃的食物有 53 种。另外，值得注意的是，在吉姆接受饮食干预时，他的父母已经决定要做素食主义者了，这种变化通常会让自闭症儿童感到非常不安。但在这样的情况下，吉姆还能吃这么多种食物就更让人惊讶了。金能吃的食物还是 47 种，她不再用胃管进食，而是很享受各种不同的味道和口感，不会再因为吃饭而哭闹或生气了。自闭症患者的社交互动也很有限。金的新食物喜好让她回到了家庭餐桌这个社交世界中。

全球喂养专科门诊的医生们都在做类似的工作，但宾州赫尔希医疗中心的负责人基思·威廉斯（Keith Williams）说，他们使用的方法还没有成为标准做法。很多喂养问题的治疗师在对待吉姆和金这样的偏食症患者时，还是会让他们吃一整盘不爱吃的食物，希望他们突然某一天会爱上这种食物。这些饮食干预措施的成功表明，我们有巨大的潜力，能通过改变自己的饮食环境来培养更健康的食物喜好。没有人是天生就只爱吃奶酪三明治和热狗的。如果通过训练能让一个患严重自闭症的3岁孩子喜欢上53种不同的营养食物，这就说明我们所有人都有望改变自己的饮食习惯。

但问题是我们大多数人都身在一个不健康的饮食环境中。每天孩子们都会从各种大型广告牌、电视广告以及朋友的午餐盒中接收到各种信息，告诉他们应该喜欢那些对身体健康最有害的东西。

虽然卡尔·邓克（Karl Duncker）在20世纪30年代做的儿童食物好恶实验不像克拉拉·戴维斯和她的喂养孤儿院那样众所周知，但同样也让我们深入地了解到，口味是如何不知不觉地形成的。戴维斯感兴趣的是，在没有正常的社会影响下，我们的口味会是怎样的，而邓克想要确定的是，这些社会影响是如何发挥作用的。

邓克于1903年出生于莱比锡，是一名很有前途的格式塔（Gestalt）心理学家。他的父母是德国杰出的共产主义者。1936年，他被纳粹德国流放到英国后在那里继续进行实验。他最感兴趣的一个哲学问题是快乐和它产生的原因。他把期待中的喜悦定义为："得知自己很快就能得到一颗糖果的孩子……浑身散发着快乐的气息。"他在一篇论文中提出一个问题：为什么吃一块上好的多汁牛排能让人感觉这么愉悦呢？他认为，原因不只是吃牛排消除了饥饿感，而是咬牛排给人带来了感官上的愉悦感，而且这种感觉会让人觉得"生活很美妙"。[65]

邓克到伦敦之后就开始研究社会暗示对饮食偏好形成的影响。不同文化背景下的人，食物好恶的差异"程度惊人"。所以他意识到，一定是有某种社会影响在发挥作用。他的任务就是要揭开食物喜好形成的心理历程。

邓克的实验对象是来自伦敦西南一区萨默斯小镇幼儿园的孩子们。西南一区当时是伦敦比较贫穷的街区。[66]他进行的第一项实验很简单，是让2岁到5岁的男孩们和女孩们在胡萝卜、香蕉、坚果、苹果、面包和葡萄中选择一种食物。邓克发现，比起独自一个人的时候，孩子们在有其他小朋友在场的情况下更容易和其他人选同样的食物。但不到27个月大的孩子会表现出一种很强的"社会冷漠"态度："如果他们决定了要选某种食物，就没有任何东西能改变他们的决定。"但过了这个年龄段的孩子就明显会有模仿其他孩子食物喜好的倾向。如果第一个做选择的孩子年龄刚好稍大一些的话，这种模仿倾向就会更明显。实验中有一对女孩，一个5岁，性格外向；另一个4岁，性格内向。在选自己的食物之前，"4岁的女孩常常会偷瞄一下5岁的女孩，好像这样做就能让她安心似的。"

我们所有人都看到过这种同伴的影响。如果你让一群小女孩选一种零食，她们在做选择前常常会紧张地猜测其他女孩会选什么，因为她们不想看到别人都选吐司的时候，就自己一个人吃爆米花。邓克的实验表明，社会暗示会对饮食产生影响，这一研究结果得到了至少69项独立实验的证实。[67]社会暗示是一种非常强大的现象：我们会受到一起吃饭的人影响。在这种影响下，我们吃饭的速度可能会变得更快，也可能会变得更慢，选择的食物和吃的食物分量也会变得不同。

邓克进行的第二项实验更加引人注目。他选了两种东西：一种是柠檬口味的白巧克力粉。这种在 20 世纪 30 年代的伦敦非常奢侈的东西，"显然是受人喜爱的"。另一种是棕色的缬草糖。缬草是一种中药根，常被用来做镇静剂，吃起来非常苦，药味很重。用邓克的话来说就是味道"相当让人讨厌"。他先让幼儿园老师给孩子们读了一则英雄故事。故事的主人公是一只叫米基的小田鼠。他不爱吃"铁杉树皮"这种食物，而爱吃"枫糖"。当米基在一棵树上发现枫糖时，他觉得这是他"吃过的最美味的东西了"，但铁杉树皮"酸酸的，很恶心"。

讲完故事后让孩子们尝了真实的"铁杉树皮"和"枫糖"。前者其实是美味的白巧克力粉，而后者是让人恶心的缬草糖。孩子们其实并没有上当，很多孩子都发现了"铁杉"其实是巧克力。但当他们选自己爱吃哪种食物时，67% 的孩子都选择了味道不好的"枫糖"，因为它能让人联想到故事中的正面形象。在没听故事的对照组中，只有 13% 的孩子选择了枫糖。

我们的食物好恶真的这么容易被影响吗？显然事实的确如此。邓克的实验表明，一则简单的故事就足以让孩子们暂时忘掉自己爱吃巧克力。邓克目睹了希特勒是如何上台掌权的，所以当他看到人类的食物"喜好"会受到别人影响，会因为社会影响压抑本能冲动的时候，他并不觉得奇怪。当卡·邓克用孩子和巧克力进行着平静的实验时，他的弟弟沃尔夫冈被流放到了莫斯科，过着命悬一线的日子。1938 年，沃尔夫冈在苏联肃反运动中被捕，死于古拉格集中营。1935 年，邓克因为在柏林时娶过一位犹太夫人而失去了学术地位。[68] 卡·邓克写道："如果为了迎合领导，受过良好教育的成年人都能摒弃自己根深蒂固的偏好，为什么孩子在饮食这样重要的事上就应该不容易受到影响呢？"[69]

邓克的经历使他深深地了解那些有权力的人是如何操纵弱势者的。他觉得在别人操纵下改变根深蒂固的食物喜好的孩子与纳粹德国的民众很像。

邓克的发现让人深感忧虑。如果一则不怎么励志的老鼠英雄的故事都能对孩子的食物喜好产生这么大的影响。那么，每天连珠炮式的广告故事会有怎样的影响呢？广告里，神一般存在的运动员们喝着含糖饮料；最没营养的麦片包装盒上印着最可爱的形象。走到麦片货架时，我常常会跟儿子说："不要相信那只老虎！他是一只坏老虎！"

面对这样的社会压力，我们每个人又能做些什么呢？ 邓克用自己的例子说明了：个人如何能避免受到社会偏见和食品环境的影响，通过一种"内在重组"培养新的食物喜好。邓克从德国来到剑桥大学时，有一种叫"沙拉酱"的东西在当时很流行，他被这种食物的流行程度震惊了。"沙拉酱"是英国人很爱吃的一种味道强烈的调味品，吃起来口感很像蛋黄酱，但却有醋一般刺鼻的酸味。它像很多大众市场上的食品一样，很受那些从小吃它长大的粉丝们欢迎。但沙拉酱的味道却让毫无思想准备的邓克感到很震惊。

> 讲一个亲身经历就能说明这个问题了。我刚到英国时了解到，用一种瓶装的，叫作沙拉酱的黄色物质就能把生的沙拉菜做成"沙拉"。沙拉酱看上去很像蛋黄酱。我以为它会是蛋黄酱的味道，但我想说，我对它非常失望。我不喜欢这个味道，但我原本也不爱吃生的蔬菜，于是我采取了一种有益的冒险态度。我又试着吃了一次，而且我还记得，突然有一天，我发现沙拉酱并不是一种难吃的蛋黄酱，而是一种并不难吃的芥末。于是，通过强调它的芥末属性，而不是蛋黄酱属性，我开始爱吃沙拉酱了。[70]

像露西·库克一样，邓克也清楚，我们有很大的潜力能改变自己的食物好恶。当然，我们无法改变所有的食物好恶，但足以把不健康的饮食变成健康的饮食。不管你是不是超级品尝者，是不是自闭症患者或新奇恐惧症患者，是不是挑食，是不是外国人，遗传基因都不能决定你爱吃哪种食物。如果一个男孩只爱吃爆米花，那么通过这个习惯，我们更多了解的是他生活的世界，而不是他自己。

如果不再认为个人喜好是个性本质的组成部分，那么我们改变食物喜好应该会更容易些。我们有很多东西确实是无法改变的，但大多数的食物喜好并不在这一范围内。我们的口味是在社会影响下，通过后天学习培养起来的，它会受到来自家人和朋友的影响，也会受到来自汽水瓶上粉色字体的影响。但正如邓克所证明的，我们在这些影响下依然具有培养起新口味的能力。我们可以充分利用食物喜好易受影响的这种特性。如果我们吃的食物种类够多，尝试的次数够多，就能像邓克那样，慢慢喜欢上了曾经讨厌的味道。

令人惋惜的是，对邓克来说，用"有益的冒险"态度面对生活可不像对待食物那么容易。当他用孩子和白巧克力做实验时，他的心理健康状况日益恶化。邓克想念柏林的生活，但他知道，如果纳粹不下台，他就永远都回不去，这个问题可不像他对沙拉的口味那样好解决。1938年，邓克从英国移民到美国，到斯沃斯莫尔学院（Swarthmore College）任职。1940年，他在那里自杀身亡，终年37岁。[71]

甜菜根

每种文化中好像都有些蔬菜是孩子第一次吃的时候很难喜欢，第二次、第三次吃的时候还是不爱吃的。在巴西，可能会是秋葵这种滑溜溜的蔬菜；

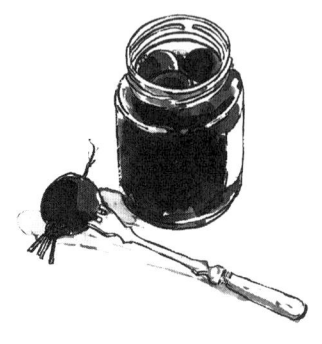在法国,会是萝卜这种苦涩的蔬菜;在很多国家,会是甜菜根这种紫色的蔬菜。

我们有很多理由讨厌吃甜菜根。它的味道很奇怪,会让人联想到泥土和血液,罪魁祸首是一种叫作土臭素的化合物。再说说它的口感吧,煮熟之后的甜菜根既不脆也不软,而是有一种肉质感。最重要的是,它的汁液会把你盘子里的所有食物都染上恐怖的颜色。

但甜菜根常常会得到成年食客的特殊厚爱。这为我们研究如何学习新口味提供了一个案例。我们不仅可以用这个案例来分析人们是如何学会忍受甜菜根味道的,还可以分析他们是怎么从讨厌它变成喜欢它的。20世纪90年代,甜菜根就已经成为餐厅菜单上备受人们喜爱的菜品之一,通常会与山羊奶酪搭配食用。成年食客喜欢甜菜根的原因正是孩子们觉得它恶心的特性,也就是那种土腥味和肉质感。最重要的是,它里面鲜亮的深红色色素会把整锅意大利烩饭都染成喜庆的粉红色。

爱吃甜菜根和不爱吃甜菜根的人之间有很大的鸿沟。厌恶甜菜根的部分原因在于,第一次尝到这种奇怪的紫色蔬菜的形式。这跟我们不爱吃很多其他食物的道理是一样的。童年记忆中,醋腌甜菜根的味道可不怎么好。如果有些人学会了喜欢甜菜根的味道,那往往是因为他们在外面的餐厅里吃到过新鲜的甜菜根橙子沙拉,或让人爱不释口的甜菜根脆片等形式更新颖、更诱人的甜菜根。

烹饪方法会对食物喜好有影响,但我们要适应甜菜根这样味道浓重的蔬菜确实要花更长的时间。在一项研究中,研究人员让来自荷兰的七八岁孩子连续喝14天纯甜菜根汁。按照"曝光效应"的理论,这样频繁的"接触"应该能让孩子们喜欢上甜菜根的味道。但为期两周的实验结束后,孩子们还是觉得甜菜根的味道"太浓烈"。[72]

也许是出于克服厌恶情绪带来的成就感,甜菜根的成年粉丝们会这么公开地炫耀他们对甜菜根的喜爱。美食家们会鼓吹自己现在有多爱吃儿时讨厌的那些蔬菜。现在，花椰菜、芽甘蓝和甜菜根都成了晚宴上的宠儿。但爱吃甜菜根的人并不只是为了炫耀，我们可能确实能达到一种状态，会觉得复杂苦涩的味道比土豆泥这种简单平淡的味道吃起来更享受。。

　　心理学家 E.P. 科斯特已经证实了，通过"感官教育"让孩子接触到更多的味道，一大好处在于能让他们爱上复杂，厌倦简单。[73] 如果尝试的时间够长，次数够多，我们就会主动去吃甜菜根这类一开始魅力并不明显的食物。

第二章

记　忆

> 女人有很多可以聊的事，
> 她们会回忆自己的家，
> 还有曾经做过的晚餐。
>
> ——摘自伊娃·舒尔佐瓦（Eva Schulzova）
> 12 岁时在泰瑞辛（Terezin）集中营里写的诗

阿比·米勒德 4 岁时，她妈妈道恩发现她吃饭时的行为很奇怪。她似乎很少觉得饿，常常是吃一两口就把叉子放下了。虽然她吃饭的时候通常是很开心的，也是很乖的，但用道恩的话来说就是，每次带阿比出去跟朋友吃饭都是一场"噩梦"。阿比会"把食物弄得乱七八糟的，还不吃饭"，于是，阿比的父母带她去看了治疗先天性嗅觉缺失的医生。先天性嗅觉缺失症意味着闻不到气味，也同时意味着尝不出食物的味道，因为几乎所有被我们称为"味道"的东西其实都是通过鼻子感知到的。

说到嗅觉缺失，就要先看看我们关于食物的核心记忆是怎样的，包括我们学习饮食的方式，以及我们与世界建立联系的方式。

我见到阿比·米勒德时，她9岁。从大多数方面来看，她都是个快乐自信的女孩。她喜欢游泳和跆拳道。她和父母住在乡村，在当地一所小学读书。但她的人生经历却与大多数人都不一样。由于无法闻到气味，也无法尝出味道，阿比感受食物几乎全凭口感。如果被蒙上眼睛，她就无法区分鹰嘴豆泥和草莓酸奶。沙拉菜会让她感觉喉咙发痒，她觉得西红柿吃起来感觉黏糊糊的。但她能吃西兰花、胡萝卜和豌豆。她没有大多数人那种想吃心爱食物的冲动，因为她没有那种关于食物给她带来奖励的记忆。道恩说，阿比没怎么真正享受过食物。但有一次，他们到一家餐馆吃饭，阿比吃完一片生火腿后说："这个味道好极了。"这可能是因为那个火腿特别咸。阿比无法分辨味道的细微差别，但能尝出特别咸或特别甜的味道。道恩担心阿比长大后可能会忘了吃这件事。嗅觉缺失症患者也容易产生被孤立感：当阿比的朋友们在学校讨论自己最爱吃的饭菜时，她很难参与他们的话题中。她不知道热乎乎的香草酥或巧克力或大蒜闻起来是什么样的，也记不住妈妈做的饭是什么味道。

　　阿比这种先天性嗅觉缺失症患者是很少见的，更常见的是后天嗅觉缺失症患者。后天嗅觉缺失症通常是因头部受外伤引发的，也可能因鼻窦炎、鼻息肉、痴呆、化疗、中风、肝病等诱发的，还有的根本不清楚病因。在嗅觉缺失症慈善组织"第五感"于2014年春天举办的一次研讨会上，嗅觉缺失症患者说到，医生们常对他们的病情表示很不屑，说得最多的是："你该感恩自己不是聋子。"

　　但如果你患上一种病，无法拥有能定义自己是谁的食物记忆，却还要为此感恩，那还真是挺难的。在这次研讨会上，一名曾在骑自行车时遭遇事故的女性讲述了自己的婚姻是如何在她患上嗅觉缺失症后逐渐瓦解的。她再也无法继续与丈夫分享食物的快乐，最终导致了他们婚姻关系的破裂。遭遇事故前，她和丈夫都很喜欢办晚宴派对，但她丈夫无法接受精致的饭菜对她来说再没有任何意义的事实。她的每顿饭都在残酷地提醒自己所失去的东西。像阿比·米拉德这种先天性嗅觉缺失症患者的困境在于，他们无法像其他人那样拥有快乐的食物记忆，而后天嗅觉缺失症患者的困境在于，他们虽然拥有那些记忆，却再也没办法重温它们了，他们被切断了与自己过去的联系。

2011年，在旧金山一个春光明媚的日子里，有20多本著作的美食作家玛莱娜·斯皮勒（Marlena Spieler）在经过十字路口时被车撞倒。她的双臂都骨折了，还出现了轻微的脑震荡。玛莱娜是个乐观主义者，有着玛丽莲·梦露那样的一头金发。当开始的剧痛感慢慢减轻后，她发现自己还有一处受伤了。对她来说，这个伤可比断胳膊要糟糕多了。头部创伤造成她的大脑嗅球受损。嗅球是大脑中感知气味的部分。也就是说，她再也无法享受美食了。玛莱娜从年轻时就非常爱喝咖啡，但现在咖啡喝起来却没有味道了。她曾在《纽约时报》中写道："儿时最爱的肉桂糖现在吃起来味道苦涩，让人讨厌。墨西哥玉米面团包馅卷像粥一样乏味。香蕉吃起来像防风草，闻起来像洗甲水。"巧克力吃起来"像泥土"。[1]

我和玛莱娜是在2002年帕尔马火腿生厂商联合组织的帕尔马媒体之旅中结识的。我们在连续三天的时间里，每顿饭都会吃粉红色的咸火腿丝。玛莱娜用加州人的奔放，兴高采烈地聊着她最爱吃的食物。我们聊了很久很久。她聊到了洋蓟和柠檬，说起了土腥味的薄荷叶、辛辣的松露，还有面包和奶酪。她还说在世界各地中，她最喜欢的就是意大利。她优雅地细嚼慢咽着火腿，像是要从每一口里汲取精华似的。

遭遇事故后，她还能感知到芥末、阿勒颇辣椒、肉桂这些辛辣香料带来的刺痛感，因为吃辛辣食物会刺激到的三叉神经没有受损。但如果没有其他味道来抵消这种感觉，那就会是非常讨厌的感觉了。她最爱吃的肉桂现在吃起来口感很粗糙。她还爱上了特别甜的点心和鱼。我刚认识玛莱娜时，她对甜点和鱼毫无兴趣，现在她却突然爱吃烟熏马鲛鱼和凤尾鱼了，还非常爱吃甜食。一位研究大脑与味道的科学家告诉她，这可能是因为她现在感知不到鱼和甜食中曾经让她讨厌的那些特质了。只有察觉不到那些食物中让她觉得讨厌的东西时，她才会产生想吃它们的冲动。

人们有时候会把嗅觉缺失症说成是"失去味觉"，但其实味蕾本身受损的情况是非常少见的。90%以上的味觉失调症患者都会出现嗅觉减退或丧失的情况。我们享受的"味道"所带来的复杂快感，只有一部分是通过味蕾获得的，其余都是通过鼻后嗅觉功能来感知的。咖啡的气味是通过吸气闻到的，想想看，还有什么香味比一袋热乎乎的现磨咖啡豆更浓香的呢？咖啡的味道是喝下去后，"反过来"靠鼻后嗅觉感知到的。数百种化合物汇集成的咖啡独特的混合烘焙味儿进入我们的口腔后部，之后会沿着鼻咽通气道偷偷溜回鼻腔。[2] 我们在慢慢地品味咖啡或进行吞咽时，并不知道坚果烘焙味，樱桃和桃子的芳香等美妙的味道都是通过鼻子感知到的。这种鼻后嗅觉带来的快感是嗅觉缺失症患者享受不到的，他们只能用舌头感受强刺激性的味道和基本的酸甜苦咸味。就像阿比·米勒德爱吃咸味生火腿一样，嗅觉缺失症患者常常会想吃特别咸或是特别甜的食物来弥补自己尝不出来的味道。

嗅觉缺失症是个非常普遍的问题，美国有多达200万人存在某种形式的嗅觉或味觉失调症。[3] 这可不是一种微不足道的小残疾。我们以前以为，能品出一杯浓咖啡中的茉莉花香，或能区分葡萄柚和蜜柚的能力只对美食作家有意义，对我们其他人来说一点都不重要。但医学和神经学现在开始认识到，嗅觉缺失症患者其实是非常痛苦的，这不仅是因为他们在发生紧急事故时闻不到烟雾味或煤气味，还因为他们常常会因此出现抑郁或营养不良等问题。尝不出味道，他们就失去了吃的动力。闻不到气味，他们就不会渴望那些永远吃不够的熟悉味道。他们的圣诞节里没有火鸡或香料的香气萦绕，他们的夏天里也不再有草莓和青草芳香的印记。嗅觉缺失症患者常说，这是一种莫大的损失。"第五感"（Fifth Sense）慈善组织创始人邓肯·博克（Duncan Boak）在头部受伤后丧失了嗅觉。他说感觉自己像是在透过一层玻璃看生活。[4]

嗅觉缺失症患者失去的还有儿时的安全港湾，其他人只要吃到自己一直爱吃的食物就能随时回到这个港湾。玛莱娜·斯皮勒在事故发生几年后，发现自己对味道的敏感度在恢复。根据大脑损伤程度不同，有些嗅觉缺失症患者确实是能康复的。玛莱娜慢慢训练自己重新爱上巧克力的味道。她从味道最淡的牛奶巧克力开始尝试，直到重新喜欢上可可含量为70%的黑巧克力。有时候，早上喝一杯咖啡更能让她感到快乐。我们约在一家意大利餐厅见面，她看上去状态还不错，她大赞鸡尾酒里的血橙片美味，慢慢吃着炸鼠尾草。但她说，虽然自己的味道感知能力有所增强，但她仍然会感到不安。她告诉我说，这不仅仅是因为食物吃起来的味道不好，而是因为她感觉自己不再"像玛莱娜"了，就像她在英国广播公司第4频道的"美食节目"中说的，口味能让我们找回那个熟悉的自己："你的世界里有种特定的味道。你的母亲会用自己的方式煮饭。你已经习惯了生活中的某些味道，一旦失去它们，你就会开始问，我到底是谁？"[5]

记忆是驱使我们学习饮食的最强动力，它塑造了我们的所有食欲。有时候这些记忆是非常短暂的，比如我们是不是刚吃过饭。在一项研究中，一名患有严重嗅觉缺失症的患者很乐意在吃完第一顿饭几分钟后再吃一顿。[6]再过几分钟后,他还愿意吃第三顿饭。当给他吃第四顿饭时,他才拒绝,说感觉自己的"胃部发紧了"。[7]这说明,在决定我们吃多少的问题上,对上顿饭的有意识记忆与饥饿感同样重要。

但对我们大多数人来说,那些真正重要的食物记忆往往要追溯到很早以前。你可能不记得上周二的午餐吃了什么,但我敢打赌你还记得儿时习惯吃的饭菜,周末早上的大餐,还有家里面包的味道。这些都是多年后甚至几十年后还会转化成情感力量的记忆。

这些有意识的或无意识的记忆都会使我们想吃以前习惯吃的食物,特别是那些包装食品。但从客观上来说,这些食物的味道并不好,对身体也没什么好处。有人曾经用大鼠和小鼠做过一个实验,给它们注射多巴胺受体阻滞剂这种能干扰大脑奖励中枢的药物。虽然这些药物在老鼠吃东西时抑制了大部分奖励性化学物质的释放,但却没能阻止它们寻找食物,至少效果并不是那么立竿见影的。尽管多巴胺受体阻滞剂导致食物已经不能带来以前那么强烈的快感,[8]但老鼠们一开始还是会为了吃到鼠颗粒继续压动杠杆,或跑过通道,或完成其他任务。过了一段时间,它们还会继续压动杠杆来获得鼠颗粒,但不会再去吃那些颗粒了。最后,他们不再压杠杆了,这也就说明它们对鼠颗粒的食欲消失了。有趣的是这种食欲减退竟然花了这么长的时间。正如神经学家罗伊·怀斯(Roy A. Wise)说的,只有"通过经历淡化了关于奖励的记忆,食欲才会消失"。[9]记忆比鼠颗粒的味道更能引起老鼠的食欲。记忆能引发人的食欲也大致是同样的道理。在超市货架前徘徊的我们就像跑道上的老鼠,很久以前通过食物获得奖励的记忆会驱使我们去选择它。

我们往往并不会认为口味是后天习得的。其中的一个原因是,大部分口味学习都在很小的时候就完成了,长大后并没有继续。通过我们两岁时的食物"喜好"往往就能预测到我们20岁时的口味，这让那些相信个人成长的人感到很沮丧。土耳其研究人员在2005年采访了700名大学生和他们的母亲。[10] 采访者请妈妈们描述孩子两岁时的饮食习惯，让大学生自己描述现在的饮食习惯。那些小时候就是"挑食者"的大学生说自己现在依然很挑食，小时候吃得很多的学生现在也还是如此。其中3位受访对象小时候就"从来都不"吃蔬菜，现在也还是这样。我们是时候该抛弃这些幼稚的饮食行为了。

谈到记忆与食物，我们常常会认为，人到晚年才会怀旧，就像普鲁斯特用玛德琳蛋糕蘸着青柠茶，追忆自己的似水流年一样。但关于食物的记忆其实在我们刚出生的时候就已经出现了，就连婴儿也会有怀旧情绪。食物记忆对我们如何学习饮食影响很大。父母喂给婴儿们吃的食物会给他们留下深刻的记忆，这些记忆会让孩子们持久地爱上某些味道。实际上，这个过程在我们出生前就已经开始了。我们每个人的身上生来都有妈妈饮食习惯的影子。在口味方面，没有人生来是张白纸的，在子宫里的经历会使我们出生后更容易喜欢某些食物。

我们很难知道新生儿是怎么看待口味问题的，因为我们无法问他们的想法，确切地说，是他们无法回答你。但在1974年，一位名叫雅各布·斯坦纳（Jacob Steiner）的以色列医生发现，我们可以通过婴儿的面部表情来判断他们对酸甜苦咸这些基本味道的反应。即便是出生不到一周的婴儿，表情也是生动多变的。[11] 斯坦纳以出生几个小时的婴儿为实验对象，用棉签让婴儿尝试一系列味道，并拍下他们的面部表情。给婴儿喂盐的时候，你以为他们会哭，但让人意想不到的是，他们并没什么反应，依然还是面无表情。婴儿到大概4个月时才会表现出对盐的喜爱。但其他几种基本的味道都会引起婴儿强烈的反应。吃到酸味,婴儿会噘起嘴来。吃到苦味,婴儿会露出凄惨痛苦的表情,张着嘴,像要吐出来似的。吃到甜味,婴儿会出现梦幻般的"放松"表情,"想舔上嘴唇",甚至露出一抹"淡淡的微笑"。这个年龄段的婴儿本来是不会微笑的,所以这就是糖的力量。

这个实验被重复进行过很多次,得出的实验结果也都很相似。正如我们所看到的,这证实了所有婴儿天生都会对甜味有强烈的偏好,都会厌恶苦味和酸味,无论是瑞典的婴儿,还是中国的婴儿都是如此。基本的口味与记忆无关:我们天生就觉得甜味好吃,苦味可怕。我们不需要培养这些基本的口味。但味道却是另一码事,它们是通过我们的鼻子,在鼻腔后部产生的记忆,"全部"都是后天习得的。味道的形式多种多样,我们能想到的大量味道并不是固定的,会有烤孜然和鲈鱼,也会有香芹和意大利面。我们每个人大脑中都有一堆关于不同的味道的记忆和感觉。即使我们在妈妈肚子里的时候还没产生这些记忆,从出生第一天起,我们就开始有这些记忆了。

胎儿的味蕾在妈妈怀孕七八周左右就开始发育了。到第十三四周时,味蕾就已经发育成熟了。一个13周大的胚胎重量可能只有28克,没有皮下脂肪,肺部还没张开,但他已经能进行吞咽了,还能"吃出味道",而且还会记得喝下的羊水的味道。

一些法国科学家在2000年做了一项令人瞩目的实验。实验结果表明,新生儿出生后会记得母体羊水的独特味道。[12] 参与实验的妈妈们来自阿尔萨斯大区,那里味道浓郁的茴香糖是当地的一大美食。有些妈妈在怀孕期间经常吃茴香,而有些不常吃。她们的宝宝在刚一出生和出生4天后接受了测试,宝宝出生后这几天只喝过乳汁。当一阵茴香味在他们面前飘过时,那些爱吃茴香的母亲生下的宝宝就对茴香味表现出明显的、"稳定的"喜欢。他们把头转向茴香味飘来的方向，伸出舌头做着舔舐的动作。他们记得茴香的味道，而且显然是喜欢这种味道的。

有进一步的实验证实，蒜味等其他强烈味道也能进入羊水中。在一项研究中，女性实验对象同意在接受羊水穿刺检查前45分钟吞食大蒜素胶囊。检查时发现，她们的羊水闻起来有股大蒜味。[13]大蒜爱好者生下的婴儿已经在大蒜味的羊水中漂了9个月。实验表明，出生前接触过大蒜的婴儿在出生后会更爱吃大蒜。同样的，怀孕期间被喂食人工甜味剂的老鼠妈妈们生出的小老鼠也特别爱吃甜食。[14]如果老鼠妈妈怀孕期间被喂食休闲食品、含糖麦片和榛仁巧克力等垃圾食品，那么她们的老鼠宝宝也会更喜欢这些垃圾食品，而不是鼠颗粒。即便老鼠妈妈在哺乳期改成了健康的饮食，老鼠宝宝对垃圾食品的喜欢也不会减弱。[15]

对我们来说，妈妈最常吃的味道可能会变成像她的乳汁一样熟悉的东西。美国费城莫奈尔化学感官中心的生理心理学家朱丽·门内利亚（Julie Mennella）和加里·比彻姆（Gary Beauchamp）做了一系列实验，研究进入子宫和母乳中的味道是如何让孩子产生持久记忆和形成食物喜好的。[16]其中一项最著名的实验是从2001年开始的胡萝卜汁实验。实验表明，在孕晚期和哺乳期的前两个月喝胡萝卜汁的妈妈生出的孩子更容易喜欢胡萝卜的味道。婴儿断奶后，开始吃辅食的时候，他们的妈妈已经有几个月不喝胡萝卜汁了。但比起用水调的原味麦片，宝宝们还是更喜欢用胡萝卜汁冲调的麦片。

加里·比彻姆说，胎儿在子宫里，以及婴儿通过乳汁接触到的味道就像一种"印记"，[17]我们会迷恋这些早期接触到的芳香味。我们在第一章"味道窗口期"部分看到，年纪小的婴儿会比年纪大的婴儿更容易接受新口味。关于断奶问题，有人认为不该对婴儿进行6个月纯母乳喂养，应该让婴儿在4个月到6个月期间尽早吃各种菜泥。但在宝宝喝奶阶段，对于那些想在宝宝前几个月进行母乳喂养的妈妈们来说，味道记忆让她们有充足的理由，在哺乳期间尽可能地保证饮食丰富。有的心理学家提出，医疗顾问们与其跟妈妈们说"母乳喂养是为了宝宝好"，倒不如说"母乳喂养是为了你自己好"，因为你的宝宝可能会因为在喝母乳阶段尝到的味道多，在吃辅食阶段就不会那么挑食了。[18] 但我认识一个别人家的孩子，他4个月大时就不喝奶了，到12个月大时就能吃黑橄榄和菠菜挞了。所以，这些情况也不能一概而论。

配方奶粉是很多婴儿在关键的第一年里吃的主要食物。但奇怪的是我们却很少谈到它的味道。特定品牌的配方奶粉味道是不会变的，所以它们给孩子留下"印记"的力量似乎比母乳更强。我们有时候会给对普通牛乳配方奶粉过敏的宝宝吃特殊的"水解蛋白配方奶粉"。这种奶粉中的蛋白已经被分解成了小分子，更容易被宝宝消化。成年人觉得这种配方奶粉特别难吃，有一股强烈的酸奶酪味和奇怪的干草味。门内拉和比彻姆对食用两种不同水解蛋白配方奶粉的婴儿进行了跟踪研究。[19] 客观上来说，这两种奶粉的味道都不怎么好。但对婴儿来说，他们喝到的那种配方奶粉的味道，不论是不是酸的，都会让他们认为食物的味道就应该是那样的。所以，把他们喝的两种牌子配方奶粉对调时，他们喝的量就少了。比起另一种奶粉，他们更喜欢喝自己那种味道不好的配方奶粉。更让人意外的是，喝这些酸味水解蛋白奶粉长大的孩子到四五岁时会比那些喝母乳或普通配方奶粉长大的孩子更容易喜欢酸的味道和气味。这生动地表明了，"无论什么食物"，只要父母喂给你的时候给你留下了足够的积极记忆，你都会觉得它的味道不错。这也说明，蔬菜味的奶粉能让喝配方奶粉的婴儿受益。

母乳喂养有很多配方奶粉无法媲美的优点，包括降低婴儿患湿疹和耳部感染的风险，减少孩子患 II 型糖尿病的可能，促进孩子肠道健康等。但我们发现，在发达国家中，大多数妈妈都不能或不愿进行 6 个月的纯母乳喂养。我因为生病、工作、丧亲、某个孩子存在喂养困难等各种原因，对自己的 3 个孩子都只进行了 3 个月的纯母乳喂养。到他们 1 岁能开始吃普通全脂奶粉以前，我一直都很乐意给他们买那些有各种淡淡蔬菜味的配方奶粉。这足够让他们在吃真正的蔬菜前留下关于菠菜的记忆了。

虽然很多国家会对配方奶粉进行调味，但也只是在其中加入香兰素这种被广泛用于冰淇淋、饼干和蛋糕等甜食制造中的人工合成香草味。香草味奶粉有着悠久的历史。早在 1940 年，费城儿童医院的一名护士长就建议在那些不好喂的孩子奶瓶中加上 3 滴香草精来引起他们的食欲。[20] 现在的网上论坛中仍然可以看到，很多绝望的父母还会因为孩子不喝奶选择使用香草精。[21]

世界卫生组织国际食品法典委员会在 1981 年颁布的国际食品标准中就已经明确规定了，针对新生儿的婴儿配方奶粉中不能添加任何香料。但在很多针对 1 岁以上儿童推出的"婴幼儿奶粉"中，香草精仍是一个重要成分。中国禁止在婴儿配方奶粉中加入香草精，但很多制造商仍会非法添加。2014 年，一组化验员在温州市的超市中随机购买了 20 种婴儿配方奶粉，其中有 4 种被检测出含有香草精成分。[22]

从健康方面来看，香草味可能是给孩子"留下印记"的所有味道中最不健康的。除此之外，可能也就是巧克力口味了。2010 年，美国美赞臣公司被著名营养学家玛丽昂·内斯特莱（Marion Nestle）指控，其生产的"优质"安儿宝巧克力味婴儿奶粉会导致孩子"爱吃糖果",并因此召回了所有相关产品。[23] 香草味奶粉的影响非常持久。1999年,一些德国研究员对德国"瓶装奶"中香草味的影响进行了多年实验。[24] 他们让133名实验对象品尝两种番茄酱:一种是原味的番茄酱,另一种是奇怪的香草味番茄酱。研究人员之所以会选择番茄酱做实验,是因为它通常不会让人联想到香草。在这些实验对象中,大多数吃母乳长大的人都爱吃原味的番茄酱,而大多数吃香草味配方奶粉长大的人都更爱吃奇怪的香草味番茄酱。这些不幸的人已经被小时候喝的婴儿奶粉洗脑了,他们觉得凡是香草味的东西都很好吃。

如果能保证食用安全的话,让婴儿喝菠菜味的奶粉显然更好。经过一段时间之后,婴儿可能会接受甚至喜欢上菠菜的味道,这跟喝水解蛋白质奶粉的婴儿认为牛奶本来就应该是酸奶酪味是一个道理。认为蔬菜味牛奶难以下咽的人是孩子的父母。我们想让孩子喝的是那种能勾起自己童年记忆的奶粉。制造商们很清楚,儿童食品只有对孩子的父母有吸引力才能卖得出去。这也就是为什么有的婴儿面包干比甜甜圈还甜,味精在被禁用之前,几十年的时间里都一直被用作罐装婴儿餐的提味剂。在婴儿食物中放香草精不只是为了吸引孩子,也是为了赢得大人的青睐。因为我们看到,一旦让婴儿产生了正确的记忆,他们就会爱上那些奇怪的、酸或强烈的味道。购买食物的不是婴儿自己,所以食品制造商想唤起的是大人们的记忆。[25] 大人们用无菌奶瓶热奶时都会闻一闻孩子奶粉的味道,有时候还可能会尝上一口。对儿时奶粉"应该"有的味道保有记忆的是这些大人们,而不是婴儿。他们记忆中奶粉的味道是奶油般香甜的,吃起来就像麦片碗里剩下的牛奶。

你还记得第一次吃百香果,第一次吃牛油果,第一次吃泰式绿咖喱的味道吗?这种味道记忆看似是无关紧要的,是那些美食家们的事，与我们无关。"我还记得第一次吃原汁原味的马赛鱼汤是1987年在马赛的时候。"

但从神经学的角度来讲，食物记忆并不是无关紧要的东西。记住各种味道是我们的身体与周围世界互动的主要方式。令人惊讶的是，嗅球通过鼻腔竟成了神经中枢系统中唯一能与周围环境直接接触的部分。视觉、听觉和触觉等其他冲动都需要通过神经，沿着脊髓，经历复杂的旅程才能到达大脑，而气味和味道的信息则是从盘子经过鼻子的嗅觉神经就直接可以传到大脑的。

传统观点认为，人类的嗅觉比狗等其他动物的要弱，机场里不会用人进行危险品探测就是个例子。但近期的一项研究表明，事实并不是这样的。我们可能没有警犬那种追踪气味的能力，但我们的嗅觉辨别能力却是无可比拟的。我们能发现一杯番茄汁中放了一滴伍斯特沙司，还能在别人的汗水中嗅出恐惧的味道。[26]

当我说辨别气味和味道时，其实我应该说是我们创造了气味和味道。食物其实是没有味道的，就像玫瑰中本来是没有红色的，太阳里本来没有黄色一样。味道是我们大脑进行的一种虚构，我们为每种味道创造出一种精神的"味道图像"，就像为认识的人脸创建一个记忆库的方式一样。不同的是，人脸如果一段时间不见就会被忘掉，而味道和气味却不会。儿时吃过的味道，即便多年不曾想过，长大后也依然会记得。气味与记忆研究的"奠基之父"挪威人特吕格·恩根（Trygg Engen）把我们的嗅觉描述为"一种不会遗忘的系统"。[27]

生物学家理查德·阿克塞尔（Richard Axel）和琳达·巴克（Linda Buck）在1991年发现，嗅觉受体基因这种在鼻子中用于检测气味分子的细胞构成了基因组中已知的最大基因群。阿克塞尔和巴克发现，在人类的约19000个基因中，有将近一千个，也就是百分之五都是嗅觉受体基因。他们的研究最终解开了人类如何能记住和区分这么多种味道和气味的一些谜题。十三年后，他们的这一研究获得了诺贝尔奖。

人类嗅觉系统如此复杂，其原因不只在于嗅觉受体本身，还与这些受体与大脑相互作用的方式有关。每个受体细胞都非常专业化，它只能探测到一小部分气味物质。当你去闻或去尝某种食物时，比如新鲜的烤面包或柠檬炖肉，这些气味受体细胞就会将神经信号传递至大脑嗅球中被称为"嗅小球"的微小结构中，并以独特的方式对这些信息进行编码。嗅小球就像是"杰出的探测点"，每次你去尝或去闻某种东西时，相关的嗅小球就会给它来张快照，这些快照会像地图一样，在大脑中以图案的形式出现。

琳达·巴克估测人类能辨识的气味约1万种。我们一走进家门就能马上发现有人在做烤鸡晚餐，而且他们填充烤鸡时用的是迷迭香，而不是百里香。我们的嗅觉系统有强大的能力来区分不同的味道。实验室里化学家们检测出来差不多的分子，普通人一闻就能发现差别。我们的大脑还能根据同一化学物质的不同浓度对其进行不同方式的解读。巴克和同事们认为："一种叫作硫代松油醇的物质就是个有力证明。它在浓度较低的时候闻起来像'热带水果'，浓度较高时气味像'葡萄柚'，浓度更高时闻起来是'恶臭味'。"[28]

但从气味到味道，我们大脑中加工的图像变得更加复杂了。我们除了要通过鼻子接收气味信号外（这咖啡闻起来不错！），还要用嘴巴接收味道信号（哦，但它是苦的），还需要综合口感（咖啡真丝滑！）和温度（它烫到我的舌头了！）。品尝食物的味道要比听、看或摸的时候使用的感官更多，这也就是为什么它需要大脑中最复杂的部分来加工。吃，其实会受到听觉、视觉、触觉还有味觉的多方面影响，比如我们更爱吃嘎嘣脆的苹果，看上去颜色鲜红的牛排，还有口感顺滑的酱料。

如果说气味有1万种，那么我们大脑能创造出的味道就有无数种。耶鲁大学的生物学家戈登·谢泼德（Gordon M. Shepherd）教授创造出了"神经饮食科学"这个术语，解释了我们大脑独特的味道系统。[29] 谢泼德认为，能认知复杂味道是人类区别于其他哺乳动物的关键特征。猫由于缺少甜味受体，甚至无法察觉到糖这样基本的物质，而人类连真假枫糖的味道都能辨别出来，还能区分可口可乐和健怡可乐的不同。谢泼德发现，人类创造出的各种味道图像会在脑前额叶皮质（prefrontal cortex）中被加工处理。脑前额叶皮质是与决策、抽象思维及记忆相关的最重要的大脑区域。谢泼德的研究表明，"由于每个可溶性物体都有特殊的气味"，因此人类大脑能创造出很多种味道。[30]

大脑解读味道的方式证明了人类对图案的热爱。谢泼德教授和他的同事们利用功能性磁共振成像技术和其他大脑扫描技术证明了，人类是用不同图案在大脑中记忆不同味道的。扫描出来的这些味道地图令人吃惊。我们发现，香蕉、切达奶酪、草莓和糖都是以点状出现在大脑中类似位置的。我们的大脑绘制味道地图的方式与视觉感知图像的方式类似。当我们"看"某个东西时，实际上是在创造一个它的抽象二维图像，它的一些特征会被凸显，另一些会被减弱。同样的，当我们把食物放进嘴里时，飘进我们鼻子里的味道分子会在大脑中被转化成抽象的图案。当我们再吃到这个味道时，这些图案就能帮我们识别这种食物。我们的嗅觉受体会为甜味、酸味、腐烂味以及鲜味绘制出不同的图案。这些受体还会根据我们身体其他部位的情况，比如我们是不是高兴、沮丧或反胃来调整这些图案。

我们的大脑会通过这些图案来理解令人眼花缭乱的味道世界。

让我们以被称为第五种味道的鲜味为例。鲜味就是肉、芝士，以及西红柿、西兰花等蔬菜的美味特质，是让蘑菇充满魅力的东西，也是我们忍不住想往土豆上浇肉汁的原因。我们都有会对鲜味产生特别反应的神经元，但被做成味精这种人工形式的鲜味本身并不怎么好吃，它只有和其他味道混合到一起时才会变得美味。这一点可以从神经影像学研究中看到：味精和美味蔬菜放到一起吃时，我们的大脑活动要比分开吃这两种食物时更活跃。整体大于各部分之和，这合情合理。我们的大脑很聪明，它创造的酱油拌菜的味道图像要比蔬菜和酱油分开时的两种味道图像都要更大。

味道图像的最重要作用在于它会引导大脑创建被科学家称为"欲象"的东西。一旦大脑中有了关于某种喜爱的味道的记忆，当我们想再重温这个味道时，大脑就会创建出"欲象"。2004年，研究人员让实验对象吃清淡的饮食，并让他们想象自己最爱吃的食物。只是想到这些最爱吃的饭菜，实验对象的海马区、岛叶和尾状核区域就会出现一种响应信号。这些脑部区域与毒瘾发作时激活的区域是相同的。加拿大研究人员发现，那些认为自己"爱吃巧克力"的人在吃巧克力时与认为自己不爱吃巧克力的人表现出的大脑活动是不同的。爱吃巧克力的人吃饱后，看到巧克力的图片时，大脑还是会对此做出积极的响应。神经学证实，巧克力确实对一些人来说更重要。

期待下顿饭带来的快感一直都是食物记忆的一种形式。根据我的经验，这种期待能打发掉一天中的大部分时间。每一口食物都会让你想起之前吃的那几口。所以，我们有理由推断，每个人大脑中的味道图案很大程度上取决于我们吃过的所有食物，特别是儿时吃过的东西。北非裔法国人喜欢用华美的茶壶沏清新的薄荷茶喝。大人们坐着聊天时桌上会升起熟悉的草本蒸汽，孩子们就是在这样的蒸汽陪伴下长大的。在巴黎清真寺的院子里可以喝到特别清新的薄荷茶，那里是城市天气闷热时修身养性的清静之地。

薄荷茶以某种方式在阿尔及利亚裔法国人的脑海中留下了印记，而这种印记是非洲裔法国人特有的。在2009年的一项实验中，实验对象有一半是"阿尔及利亚裔法国人"，另一半是"欧洲裔法国人"。他们所有人都被要求去闻薄荷的味道，然后说自己想到了什么。不论是法国人还是阿尔及利亚人，所有人都觉得这个味道很好闻，而且全都闻出了这是薄荷的味道。但研究人员用头皮电极进行脑电图扫描时发现，阿尔及利亚人闻到薄荷味时产生的神经活动比欧洲人的更强。因为他们在家喝过薄荷茶的缘故，薄荷的气味激活了他们大脑中不同的皮层模式。简单来说就是薄荷味与阿尔及利亚人产生的共鸣更多。他们的大脑已经多次辨识过薄荷味这个图像了。如果说薄荷味不是一种味道，而是一种声音，那我们就可以说，法国人听到的只是音符，唯有阿尔及利亚人才能欣赏它的音乐，因为他们对薄荷味的记忆更全面，薄荷味图像实际上在他们大脑中占据的部分更多。

如果无法吃到儿时记忆中的味道，就会产生强烈的渴望，以至于很难去想别的事。在本章开始提到的玛莱娜·斯皮勒这种嗅觉缺失症患者就是个例子：她渴望能再次吃到让自己感觉"像玛莱娜"的那些味道。

在渴望某种味道的例子中，最让人心酸的还有战俘们对食物的迷恋。普里莫·莱维回忆到，他被囚禁在奥斯维辛集中营附近的布纳劳改营时，曾听到战友在梦里呻吟，还看到他们舔嘴唇："他们梦见自己在吃东西。这是大家都会做的梦……你不仅能看到那个想吃的食物，还能感觉到它就在手里，真真切切的，都闻得到它浓烈的气味。"

在"二战"的战俘回忆录中,大家共同提到的话题除了饥饿,还有饥饿引起的,对过去所有食物的疯狂回忆,他们想象着自己重获自由后能再次吃到这些食物。他们的梦里很少出现长大后在高档餐馆里吃到的食物,更多的反而是儿时吃过的那些食物,还有家里那些油腻的,让人感觉满足和安全的饭菜。一位曾经的英国战俘回忆说,他曾经连续两个晚上梦到"煎蛋和布丁"。他还记得自己醒来时失落的心情,因为"一觉醒来,与他相伴的只有一缕清冷的月光"。[31]

那些被囚禁在远东地区的欧洲、美国和澳大利亚战俘们对食物有着一种特别的狂热。在远东囚禁地,战俘们能吃到的配额米饭跟他们想吃的食物差别太大了,这足以导致他们出现轻微的精神错乱。食品历史学家苏·谢泼德写道,日本集中营中的大部分人都"退化到一种幼稚的状态"。他们都幻想着能吃糖果:英国战俘想吃的糖果可能是巧克力手指饼、板油布丁,还有热气腾腾的黄色蛋奶沙司;美国战俘想吃的糖果可能是赫尔希巧克力棒、妈妈做的苹果派,还有魔鬼蛋糕、椰子蛋糕等各种夹心蛋糕。有些人不愿意跟大家一起谈论食物,因为这会让他们想到自己离家那么远,那种感觉实在太痛苦了。但对他们大多数人来说,关于食物的胡扯成了一种生存机制,帮他们熬过了那些没有尽头的、残酷又无聊的日子。一位曾经遭到长期关押的战俘回忆到,被关押到一年半左右的时候,大家对食物的谈论就彻底取代了对女人的幻想。

有些人表现得更夸张,他们会在碎纸片上写下详细的菜单,甚至还会写出烹饪方法。电影制片人简·汤普森(Jan Thompson)为了制作2012年出品的纪录片《不复往昔》(*Never the Same*),花了20年时间去采访曾经的美国战俘。她发现受访者都曾写过感恩节菜单。这些菜单都是他们根据"儿时聚餐的记忆"重新构想出来的。[32]所有的记忆都是失真的,而且这些人在半饥饿状态下想出来的节日菜单远比儿时真正的菜单奢华得多。中士司务长莫里斯·路易斯(Morris Lewis)被关押在日本期间,因为要照顾自己和手下的士兵感到心力交瘁。为了保证自己"神志清醒",他写下了一份奇怪的感恩节菜单,里面有弗吉尼亚火腿、酥炸野兔、蔓越莓沙司、雪花土豆、甜甘薯、黄油玉米、奶油芦笋尖、绿橄榄,还有"各种饼干""各种坚果""各种糖果""各种口味的冰淇淋""各种果酱"以及"各种新鲜的水果"。

"各种"是个令人痛心的词,因为说出这个词的人,饮食已经被削减到非常单一的程度了。监狱是一个能让人充分发挥想象力的地方。路易斯中士这么长时间都没吃任何饼干、坚果、甜食或冰淇淋,竟然还能策划出一顿免费提供各式美食的大餐。他又做起了儿时的白日梦,想象着自己能在甜品店里想吃什么就吃什么的场景。

战俘们对儿时食物的渴望就像是食物怀旧情绪的夸张版。大家想要找回的不只是味道,还有与味道相关的所有东西,包括围坐在桌旁的家人,被在乎的感觉,以及摆脱责任束缚后的自由。这也就是为什么我们也会想吃那些不健康食物,正是因为它可能承载着幸福的内涵。并不是每个人成长的过程中都有个能做出完美苹果派的妈妈。战俘罗素·布拉登是个"害羞的年轻澳大利亚炮手,曾被关在日本集中营里3年,他收到姐姐寄来的卡片时非常兴奋。卡片寄了16个月才到他手上,因为不能超过25个字,卡片的内容非常简短。上面写道:"亲爱的罗素,妈妈做的布丁还是那么难吃。我们非常爱你,亲爱的。"布拉登后来说这封信里包含了"我想知道的所有事情":他的家人相信他还活着,而且"家里人还会拿妈妈糟糕的厨艺开玩笑"。

我们会因为成长的年代和地方不同而想念不同的童年食物。美国战俘梦见的"甜食"不是抽象的东西,而是具体的蜜汁红薯和派。荷兰心理学家 E. P. 科斯特是乌得勒支大学的名誉教授,他在研究我们选择一些食物,而不选另一些的原因。科斯特十分关注记忆在塑造食欲中的作用。他有着非同一般的职业生涯,研究领域涵盖了最前沿的心理学思想和消费者科学。2009 年,他曾失望地表示,现在很多消费行为研究者们对"心理学的基本观点"是那么"缺乏了解"。科斯特很遗憾地看到,消费者研究的前提往往是认为我们的食物选择是理性的、有意识的。但事实上,大多数情况并非如此。

他记得 1944 年时,他 13 岁,德军占领下的荷兰正遭受着严重的饥荒。他特别爱吃吉百利("二战"时英国主流的黑巧克力品牌)生产的伯恩维勒黑巧克力。有一天,科斯特在外面骑自行车,一架英国皇家空军飞机在他的头顶上方盘旋。他看到一名飞行员从驾驶舱扔下来一个装着三根伯恩维勒巧克力的纸盒。他趁没人阻止匆忙拿走了纸盒。

> 回去的路上,我慢慢地,小口小口地嚼着一根巧克力棒。那感觉简直就像在天堂。我和哥哥分享了另外两根巧克力棒。我们吃了好几天,每天都只吃一小点。从那之后,我一直非常想念那个巧克力的味道。我每次回英国的第一件事就是去买一根吉百利巧克力棒。我承认,可能有比吉百利巧克力更好吃的,但对我来说,它就是最美味的。[33]

儿时关于食物的记忆,比如家人之间的玩笑通常是外人无法理解的。如果我给你一个小盘,里面放上三堆食物,分别是干酪、切碎的苹果和葡萄干,你可能会觉得我有点奇怪,也可能会误以为我想让你吃些低热量、无麸质的食物。但如果我把这盘食物端给我姐姐,她立马就会明白,这是在给她一份好吃的睡前零食。以前我们睡不着,穿着睡衣爬下楼的时候,妈妈就会为我们准备这样的睡前零食。

关于童年食物的共同记忆有助于维系亲情,这一点我们可以从那些旅居人士身上看到。他们会用行李箱偷偷装些作料带到要去的国家,用这种形式把"故乡"带在身边。在希腊,人们有时会把这种对故乡食物的渴望称为"燃烧的双唇"[34]。如果希腊人移居到国外,他们的母亲常会给他们寄些爱心食物包裹,里面会装上"牛至叶、百里香、山茶、家乡特产蜂蜜、无花果、扁桃仁、硬奶酪和无水黑面包圈"。大学时,我有个希腊朋友叫雅典娜,她和智慧女神同名。她就收到过妈妈寄来的最好的包裹,里面有甜的哈发糕片,还有超大包的、非常新鲜酥脆的开心果。她把这些食物摆在充满异域风情的陶瓷盘子里。虽然雅典娜的宿舍也是一间杂乱的小屋,但莫名地让人觉得她的宿舍跟我们的不一样,感觉她被故乡的食物围绕着,好像从来都不是孤身一人。

尽管后来在世界各地的超市都很容易买到羊奶酪了,希腊人出门旅行还是会带上它。他们常常是离开家之后才知道自己有多想念这种白色的湿奶酪,这时候他们就非常想再吃一口那咸咸的羊奶酪。威尔士一所大学的一位希腊学者每次从希腊回来都会带一大罐10公斤装的羊奶酪。他说:"我每顿晚饭都会切一块吃。它对我来说就是'白金'。"[35]

传统美食的一个作用就是能增强这些对童年食物的共同记忆。饮食人类学家戴维·萨顿(David Sutton)发现,爱琴海卡利姆诺斯岛举办的很多宴会中都有刻意创造记忆的元素。卡利姆诺斯岛的岛民把有仪式感的大餐作为让人记住某些事件的方式。这种记忆不是偶然的。人们在复活节分享烤羊时,那特定的时间和地点也会植根于脑海。萨顿发现，卡利姆诺斯岛的朋友在吃饭时常会跟他说："吃吧，这样你才能记住卡利姆诺斯岛。"

这些关于食物的集体记忆在移民经历中是个很重要的部分。正如意大利裔美国人约翰·F. 卡拉福利（John F. Carafoli）说的："当人们发觉自己爱吃的食物可能再也没那么容易能吃到的时候，就会开始为食物和记忆感到焦虑。"[36] 那些从其他国家移民到美国的人会很想买艾保利奥米、李形番茄、印度咖喱粉或柠檬泡菜。在异国他乡再吃到这些食物会让人觉得以前用这些食物给他们煮饭吃的祖母和母亲就陪在他们的身边。但通过食物进行的记忆往往是既甜蜜又苦涩的，因为即便你能找到一模一样的药草和香料，你也再找不回那个厨师。你会发现自己真正想要的并不是"妈妈过去做的"意面，而是妈妈。小说家夏洛特·门德尔松发现，当匈牙利的祖父母过世后，她就特别想念祖母过去常给她和姐姐做的食物，比如奶油芝士松饼、柠檬皮、辣酱鸡，特别是"她做的烘肉卷和包心菜卷。"[37] 她发现，从理论上来说，她能找到制作烘肉卷和包心菜卷的正宗匈牙利做法，做出祖母做过的菜，但这并不能解决问题。"网络帮不上忙，我想要的是祖母。"

从某种程度上来说，孩子们都能发现自己家的饭菜跟朋友家的不太一样。你会发现有的人家里闻起来是烤洋葱味的，有的是香料味的，而有的人家里什么味道都没有。同样的饭菜，别人家的味道跟你家的也不完全一样。我印象最深的一次是 8 岁时去一位朋友家做客。她妈妈说，"希望你爱吃奶酪通心粉"。我激动地点了点头。这是我在家里最爱吃的晚餐之一。但当我吃到她妈妈做的通心粉时却感到非常失望。从制作技术上来讲，这跟我吃过的奶酪通心粉没什么差别：同样是弯形通心粉，加上白酱和切达奶酪后放进烤箱，等它们开始冒泡了也就做好了。但它看上去跟我在家吃的通心粉差别很大。这个通心粉看起来太黄了,吃起来味道太重,闻起来有股脚臭味,而我妈妈做的奶酪通心粉奶味香浓、味道温和。这个感觉就像你做了场噩梦,梦里你的父母是骗子假扮的。我吃过的"奶酪通心粉"不是这样的。如果朋友的妈妈介绍时跟我说这是某种不同的菜,而不是拿它来冒充"奶酪通心粉",可能会让我心里好受些。

既然我们每个人的食物记忆都是不同的,那怎么才能做出一顿让所有人都满意的饭菜呢?厨师们一直都在努力平衡食物记忆的问题,还要想办法弄清它如何影响我们的饮食快感。家庭厨师在这一点上会比较有优势,因为我们知道餐桌旁的人吃到各种食物会有怎样不同的反应。我们知道家里谁一吃鱼就会哭,谁一吃到发霉的树莓就会产生不良反应。但厨师们在为陌生客人做饭时并不了解他们的食物记忆。现代主义烹饪厨师赫斯顿·布卢门撒尔(Hetson Blumenthal)曾跟我说过,他梦想的是将来在他经营的肥鸭餐厅里,能在客人坐下来就餐前对他们进行一次长时间的访谈,探究一下客人脑海最深处的,关于食物的记忆。只有这样他才能决定给客人做什么吃。

布卢门撒尔曾经跟一位朋友说起黑香豆,他发现童年记忆对我们之后对食物的看法影响非常大。这些"黑色的、皱巴巴的豆子"是布卢门撒尔最喜欢的配料之一。他觉得黑香豆的味道是介于香草、丁香和"切碎的干草"之间的那种。但他喜欢黑香豆还有另一个原因,那就是它的味道会让他想起橡胶人字拖,进而会勾起他"在康沃尔度假时的美好回忆"。布卢门撒尔还发现,当他给一个朋友吃黑香豆时,她却很讨厌这个味道。这让他感觉很困惑,却又无法解释其中的原因,但后来他渐渐明白了,这是因为"她小时候曾做过几次大手术,她突然发觉黑香豆的橡胶味会让她想起医生给她打麻药时戴的口罩"。[38]

任何厨师都无法预想到这些偶然性的记忆,那么文化影响下形成的不同食物记忆呢?保罗·布雷斯林医生(Dr. Paul Breslin)是门内拉和比彻姆在莫奈尔化学感官中心的同事。他曾做过一项实验,测试人们能察觉出苯甲醛(benzaldehyde)气味的临界值。苯甲醛是一种能让苦杏仁香精具有独特杏仁蛋白糖气味的化学物质,也是一种能让樱桃和李子的果香更浓郁的化合物。布雷斯林让一组10位品尝师去闻空气中不同浓度的苯甲醛,直到找到每个人都能闻到的最低浓度为止。[39]他发现,其中9位实验对象只有在喝下糖溶液时才能闻到微弱的苯甲醛味,甜味和苯甲醛的混合味道让他们想到了甜樱桃或李子。实验小组中的第10位实验对象是个日本人,他对苯甲醛气味的反应很不一样。当苯甲醛不与糖混合,而是与味精混合在一起时,只有这位日本人才能闻到低浓度的苯甲醛,他一定是想起了配米饭吃的盐渍黄梅。西方品尝师们不知道盐渍黄梅,对它的味道也就没有记忆。但实验组中来自日本的这位品尝师从小就已经把盐渍黄梅的味道印在脑海里了。

那么,怎么才能让认为梅子是咸的人和认为梅子是甜的人找到共鸣呢?加利福尼亚州Coi餐厅的经营者以及主厨丹尼尔·帕特森(Daniel Patterson)就在密切关注这个问题。这家餐厅曾在2014年被评为当年全球50佳餐厅之一。丹尼尔把所有食物都看作是一种记忆形式,他认为自己的工作不仅是要"满足期望",而且还要在此基础上进行创新。在他的《Coi餐厅:故事与食谱》一书中,帕特森说,他想用"一种让客人惊喜的方式进行烹饪,让他们收获孩子般的快乐,勾起年少时美好的夏日时光",[40]但他发现这非常难实现。帕特森知道,不同国家的客人在吃相同的黄瓜时,其实感觉像在吃不同的东西,比如"美国人、丹麦人和俄罗尔斯人会对黄瓜的味道和背后的故事有完全不同的解读"。正如帕特森自己定位的那样，他的工作目标就是要"做出能勾起所有人最初记忆的食物，并用他们共同的感受创造一些新东西"。

他试着通过找一个"熟悉"的点来实现这个目标。当客人到 Coi 餐厅时，帕特森会为他们提供豪华版的"薯片加蘸酱"，也就是粗粮饼干加牛油果蘸酱，让客人通过自己熟悉的食物产生宾至如归的感觉。如果要给客人上鸭舌这种他们从没吃过、可能会感到陌生的食物，他会为客人搭配上一道他们吃过的、能产生亲切感的蔬菜沙拉。

帕特森认为，"所有的食物都与记忆有关"，但甜品可能与记忆的关系更加紧密。在 Coi 餐厅做过的甜品中，他最喜欢的是炭烤蛋糖酥皮柠檬棉花糖。他用自制的姜味棉花糖，加上柠檬，在"冰沙机"里冷冻一晚，等到第二天，在顶上加上蛋糖脆皮，然后再用镊子夹着在木炭上烤制。帕特森认为，这道甜点之所以这么受欢迎是因为它会勾起人们"充满激情的共同经历"："它是一道能满足成年人味蕾的、童年记忆中的菜品。"这道菜会让人想起围坐在篝火旁，用小木棍烤棉花糖的场景，这几乎是所有美国人儿时都有过的记忆。帕特森说："我不会选择重现奶油夹心蛋糕。"[41]"但几乎所有的美国人都曾有过到郊外，把棉花糖放在一根木棍上烤制的共同文化经历。"

具有讽刺意味的是，像丹尼尔·帕特森这样有能力的厨师想要重现那种和朋友坐在篝火边，打开一袋工厂生产的棉花糖这样简单的记忆，竟要如此大费周折，用上沙冰机、镊子、木炭，还要配上姜和柠檬的刺激味道。但吃，就是这样的。在大多数人都爱吃袋装食品的年代，几乎没什么自制甜点能媲美超市里一袋棉花糖。帕特森需要找到一种方法，在餐厅的环境中勾起你曾经在超市中的那种记忆。这并不是件容易的事。帕特森在制作冰冻柠檬棉花糖时的煞费苦心表明,再现一种记忆远比一开始创造记忆要难得多。

人们常常提到普鲁斯特笔下的主人公第一次将玛德琳蛋糕蘸进茶里吃的时候,找回了童年的感觉,但却很少提到接下来发生的事:

> 我喝了第二口,感觉没有第一口那么强烈了,到了第三口,感觉比第二口更弱了。我该停下来了,这杯茶已经失去了魔力。显然我要寻找的记忆不在茶杯中,而在我自己这里。这杯茶勾起了我的童年记忆,但它并不了解我的童年记忆,所以只是一味重复着,重现记忆的力量就这样连同我读不懂的信息渐渐消逝了……

不管第一口喝的时候是什么感觉,喝到第三口的时候就都没有了。"这杯魔水正在失去它的魔力。"突然涌起的记忆是短暂的,科学家把这称为"脱敏效应"。当你想通过食物回到过去时,往往发现这行不通,可能是食物变了,也可能是你变了。这也就是袋装食品之所以这么诱人的原因之一。它们鲜艳夺目的商标,还有永远不变的字体,好像能给你带来一种其他食物无法给予的连续性,而想要找到这种感觉,最简单的办法就是去百货商店里买一包。

吉尔·麦科克尔(Jill McCokle)在1998年写的故事《她的奇多心》("Her Chee-to Heart")中生动地描写道:"吃上一口女主人牌(Hostess)雪糕,我就回到了无忧无虑的童年,那时我唯一的烦恼就是,第二天让妈妈给我带什么午餐,或者放学回家的路上去克威克商店(Kwik-Pak)选哪种糖果。"[42]这一描述展现出了很多人都会对加工食品产生的怀旧情绪。在充满酸甜苦辣的成长历程中,这些食品一直陪伴在我们的左右。不管学校生活有多么恐怖或有多么无聊，每天读一读早餐麦片盒上的说明都是能让我们兴奋的事。早餐麦片吃起来永远都是我们喜欢的那个味道。包装食品的名字是商家们利用我们孩童般天真的快乐构想出来的，它的配方也能满足我们想吃甜食的欲望。所以，我们长大后会像孝顺父母一样，忠诚地回报这些食品公司。当女主人牌奶油夹心蛋糕于 2012 年 11 月停产时，美国人都在哀叹再也吃不到这种精加工的"金黄色奶油夹心松糕"了。虽然这种蛋糕是用起酥油、玉米糖浆、色素，还要其他一些不健康的原料做成的，它超长的保质期还常常被人拿来打趣，但对很多人来说，奶油夹心蛋糕是他们童年的味道。对于吃垃圾食品长大的一代人来说，它就是普鲁斯特的玛德琳蛋糕。

三个以上没什么交集的成年人聚到一起时，竟然常常会聊到儿时都爱吃的垃圾食品。大家一起大声列举那些垃圾食品，就会获得像念祷告文一般的安慰。英国人怀念的有 Spangles 硬糖、Jelly Tots 水果味软糖、Rolos 巧克力、Fry's 巧克力冰淇淋、Space Dust 跳跳糖等甜食。提起这些食物就会让我们想起曾经无忧无虑的快乐童年。

家里的饭菜，不管多好吃，都抵不过大家共同感伤追忆的加工食品在凝聚人心上的力量。有人责怪方便食品导致人们不再一起吃饭了。家人以前都会从同一个锅里分享一份食物，但现在往往会依照个人的心意吃东西。各种可微波加热的饭菜，还有独立包装的三明治和汉堡能满足家里所有成员的不同口味需求。但大家还是会分享关于垃圾食品的共同记忆，而且这种记忆的情感力量大得惊人。传统食物会成为一些家庭或社区成员的共同记忆，而批量生产的食品和饮料却会成为全世界人的共同记忆。想想看，你见过几个没喝过可口可乐的人，有吗？我不知道你妈妈做的饭菜是什么味道，也不知道我会不会喜欢她做的奶酪通心粉。但如果你跟我说，你妈妈只有周六才允许你吃一根玛氏巧克力棒,我立马就能分享你的记忆了。我会想起巧克力棒中软糯香滑的牛轧糖,还有咬下去时外层巧克力碎裂的样子。对巧克力棒的怀念会让我们之间产生共鸣。

方便食品已经潜入了我们关于家庭、快乐和童年的一些最珍贵的记忆中,因此,如果真的想改善别人或自己的饮食,就该关注这个问题。从婴儿时期开始,垃圾食品的味道就已经印在了我们的记忆深处了,就像阿尔及利亚人对薄荷茶的记忆一样。如果我们的妈妈在怀孕期间饮食习惯不好,我们甚至在出生以前就已经有了这样的记忆。我们的嗅球中收集了无数种高糖、高脂和高盐食物的嗅觉图案。这些味道记忆已经成了我们自我意识的一部分,不是轻易就能丢掉的。我们已经看到了,嗅觉系统就是为了让我们"不忘掉"吃过的味道。所以,尽管我们不觉得方便食品那么好吃了,但还是想吃它,这就像回老家似的,或者说就像通过压杠杆获得鼠颗粒的老鼠一样,因为我们会记得大脑分泌多巴胺时产生的那种兴奋感。

《纽约时报》美食作家马克·比特曼(Mark Bittman)曾被人问到,"我们都知道长期吃热狗对身体没好处,吃完还马上会觉得反胃,味道也不怎么样",那为什么不再吃热狗对我们来说还这么难呢?[43] 他回答说,与热狗,尤其是康尼岛上纳森连锁店的热狗相关的记忆是他长大后喜欢的任何食物都比不了的,热狗承载着他的童年和渴望,还有跟姐姐在游乐场玩耍的那个炎炎夏日。如果比特曼不想再吃热狗了,那一定不会是因为他意识到了热狗不是健康食品,也不会是因为他得知热狗中的肉取自那些不幸动物身上最劣质的部分,那必定是因为他的那种情感关联被切断了。

虽然垃圾食品确实不健康,但它真正的危险之处在于,它与我们脑海中太多美好的、真实的、纯洁的记忆交织在了一起。记忆一直以来都是影响我们学习饮食的重要因素,但这么多人产生的食物记忆不是源于一道美食,而是源于一系列的纸盒和包装袋,这还是前所未有的。有人建议我们别再吃自己最爱品牌的冰淇淋、炸薯片、切片白面包时,我们就会本能地对他产生敌意。我们很难放弃那些食物,找到一种更好的饮食方式,而又不产生失落感。因为放弃它们就是放弃你的童年。

牛　奶

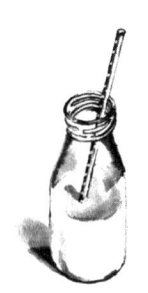

现在两岁"不断奶"的现象越来越多了。妈妈们到喂养门诊抱怨说,宝宝不吃别的东西,每天只喝至少一升全脂牛奶。这可能是一种普遍现象的极端体现。在西方文化中,甜牛奶的味道可能是所有食物记忆中最让人印象深刻的。牛奶配饼干、巧克力牛奶,睡前来一大杯热牛奶都会让我们感到安心,确认自己还是个孩子。

母乳是婴儿吃的第一种东西,所以很多父母坚信,乳制品对大点的孩子来说也是最完美的食物,当然乳糖不耐受的孩子除外。一些咖啡店现在会供应牛奶"宝贝奇诺",就是那种专门为宝宝做的不含咖啡的卡布奇诺。父母们会觉得,让孩子喝含钙、维生素和蛋白质的牛奶总好过让他们喝甜碳酸饮料坏了牙齿。但如果我们太过相信牛奶对身体有益的话,可能会造成意想不到的后果。

不断给一岁宝宝喂牛奶的父母往往意识不到这有什么问题,因为他们都"知道"喝牛奶对宝宝是有好处的。但其实这样大量喝牛奶会造成孩子贫血,因为牛奶中的钙会阻碍铁元素吸收,会导致孩子严重便秘,还会导致孩子摄入过多热量,引发肥胖症。便秘加上牛奶太胀肚子会造成婴儿对正常的饭菜失去食欲,结果就是孩子们无法尝试新的食物。不久之后,他们就几乎只能接受牛奶甜甜的、淡淡的味道了,因为他们就没吃过别的味道。

这个问题并不是新近才出现的。早在20世纪初，很多医生就曾抱怨过，孩子们喝太多牛奶了，以至于他们"脾气暴躁"，体重超标。托马斯·达顿医生（Dr. Thomas Dutton）曾抱怨说，这样的孩子就像"酒鬼"一样，"永远都无法抑制对牛奶的渴望"。[44]但那时候牛奶很贵，无法断奶只是"富人家"才有的烦恼。现在，农业产业化让牛奶变得这么便宜，几乎所有人都有资本成为嗜牛奶成命的瘾君子了。即使有的孩子没有喝过量的牛奶，他们在断奶时也可能会爱上含糖的酸奶产品，其中美味的乳糖会给他们留下深刻的印象。

关于全球冰淇淋消耗量的数据表明，大量成人和孩子几乎都在不断摄入含糖乳制品。截至2013年，全球人口共消耗了140多亿升冰淇淋，而且这一数字还在增长。[45]现在我们说到喝咖啡时，很多人指的是卡布奇诺、拿铁或白咖啡等"以牛奶为主料的咖啡饮品"。在咖啡中放一剂调味糖浆，就能让它喝起来接近我们还是婴儿的时候就已经记得的牛奶味。

第三章
儿童食物

> 玩耍前来包零食！在公园里来包零食！来分享零食吧！
> ——印在巴纳姆动物咸饼干盒子上的话[1]

米布丁这种儿童食物让一些人不寒而栗，让另一些人兴奋到颤抖。它可能成为一碗含有牛奶的慰藉，也可能成为一种伪装成甜品的惩罚。对我丈夫来说，长大的一大好处就是再也不用喝粥或吃米布丁了。我问他为什么那么讨厌吃米布丁，他说因为它"黏糊糊的"。如果我说其实米布丁的口感就像他爱吃的意大利烩饭一样，他会说，上学的时候没人给他做米布丁当校餐。不论是用烤箱烤制的肉豆蔻皮米布丁，还是用香草豆荚和柠檬皮搅拌后上炉加热做成的米布丁，他只要一看到布丁的影子，或闻到它的味道就想逃走。当我和孩子们一勺一勺地享用着淋了奶油和黑糖的米布丁时，我们知道他一定不在房间里。

如果说我们大部分饮食学习都是在儿童时期完成的，那么我们的饮食技能就是通过吃儿童食物培养起来的。但这类不寻常的食品却往往会通过各种方式让我们坚定一个根深蒂固的想法，那就是健康食物都不好吃。几百年来，发明儿童食物的大人们很少注意到，儿童食物的影响不只是短期的，它还会塑造孩子成年后的饮食方式。面向孩子推出的现代餐食传递出一个信息：如果你还是个孩子，那就注定不能从天然食品这种乏味的东西中获得快感。超市用快乐卡通形象装饰的含糖儿童食物教给孩子们的是，他们吃的东西必须是具有娱乐形式的，装在便携包装里的乐趣。家长和食品商们以前不会顾忌儿童食物是不是吃起来很享受，也从不会考虑乐趣的问题，因为做一个能吃乏味食物的孩子曾经是一种带有宗教色彩的美德。烹饪作家露丝·洛温斯基（Ruth Lowinsky）曾在1931年说过："我们小的时候，家长不断让我们吃不爱吃的食物，这被认为是有益于我们身心健康的事。"[2]

所有人学习喜欢新食物的主要方式都是进行反复尝试。但要学习喜欢米布丁和一般的婴儿食品，就还需要再加一个条件。如果孩子在被人强迫或承受压力的情况下反复尝试一种食物，非但不会减弱他们对食物的厌恶感，反而会增强这种感觉。人们认为米布丁是某个年龄段的孩子"应该"吃的东西，要想长大的话，就必须得吃米布丁。在伊迪丝·内斯比特（E. Nesbit）写的《寻宝人的故事》（1899）中，"冷羊肉和米布丁"是巴斯特布尔家孩子们最害怕吃的菜，因为这道菜是躲不掉必须吃的。20世纪早期，在美国比较贫穷的学校里，米布丁作为主食被做成了各种各样的形式。它有时被做得像汤一样，旁边会配上面包。在辛辛那提，米布丁会像冰淇淋那样被放进锥形的蛋卷筒里。用玉米淀粉、西米、粗面粉和糙米做的各种米布丁经常会出现在学校的菜单里，孩子们在郁闷地吃这些米布丁时，很可能会觉得大人们从来都没想过这样对孩子到底好不好。

其实，孩子们不知道的是，从1912年到1913年连续两年间，在人们的关注点被第一次世界大战夺走前,英国一些顶尖的教育家们曾在伦敦市政厅里认真地讨论米布丁作为儿童食物的角色。[3] 这些教育家们在谈论米布丁时,实际上关注的是儿童饮食这个更大的话题。因此为阐明我们自己在喂养孩子方面存在的一些困惑,值得回顾一下这段历史。

人们在 1912 年到 1913 年开始这些讨论时,关于全世界儿童饮食问题的激烈讨论已经进行了将近半个世纪。引起讨论的原因是儿童饥饿问题导致的不安情绪日益增长。当时的主要观点认为,孩子像动物一样,需要长辈们为他们选一种全天然的食物来填饱肚子,而不能任由他们自主选择。但这一观点开始遭到老师、医生和社会运动人士的质疑,他们认为,穷人家孩子的饮食问题不只是饥饿。霍尔博士通过研究英格兰北部利兹市贫民窟的孩子发现,很多孩子不知道怎样咀嚼食物。霍尔博士说:"他们把食物放进嘴里就直接咽下去了,就像往信箱里投信件一样。"[4] 有报道称,有些孩子不会握勺子;还有些两岁的孩子吃腌菜、喝浓茶成瘾。霍尔博士和其他很多人都表示,这些孩子需要的是能教会他们怎么吃东西的食物。

19 世纪中叶到第一次世界大战期间,免费义务教育普及使改善儿童食物罕见地成了一个严肃的政治话题。19 世纪 60 年代以来,为了解决大量孩子到校后因为太饿而无法正常学习的问题,一场校餐运动就由此兴起了。政府机构怎么能强迫孩子在吃饭时间在校,却又不承担喂养他们的责任呢? 1912 年,校餐改革在瑞士、德国、意大利、丹麦、挪威、瑞典和英国等地推行起来。巴黎率先推出了"学校食堂",为学生提供健康、便宜的饭菜。巴黎市的学校直到现在都还有这种餐厅。1867 年,在法国最早的学校食堂中,那些最贫困的孩子凭一张餐票就能获得一顿丰盛的午餐,比如烤小牛排和奶酪通心粉,或肉汤配水煮牛肉和扁豆。[5]

在英国，学校食堂中的菜品就没有这么丰富了。1906年《就餐行为规范》颁布后，英国学校建立起了一套新的校餐体系。但正如《每日电报》报道的，校餐中的主力还是"永远的米布丁"。1912年，曼彻斯特一所文法学校的甜点菜单如下：

周一：烩水果、蛋奶沙司、米布丁

周二：米布丁、果酱

周三：米布丁、果酱西米布丁

周四：米布丁、烩水果

周五：米布丁、果酱[6]

在爱德华七世时代，米布丁是一种健康食品，它有很多优点适合做儿童食物，比如能填饱肚子、价格便宜、含有丰富的牛奶和"淀粉"物质等。当时顶尖的营养学家们都认为米布丁是对青少年有益的健康食品。

但当时的孩子们爱吃米布丁吗？1912年到1913年，英国召开了两次关于校餐发展的会议。会上紧急探讨了如何提升儿童健康水平的问题，米布丁也是讨论的一部分。在布尔战争*后的十多年时间里，很多英国青年都因为营养不良而无法战斗。那两次会议声明的目标是，要"养育一个帝国种族"。尽管有了他们认为营养的校餐，但很多英国儿童的身体状况仍然非常不好，蛀牙、发育不良和胃部不适等健康问题很普遍。一些学校的老师反映说，在新校餐引进后，孩子们反而变瘦了，因为他们拒绝尝试新食物，宁愿吃自己吃过的米布丁。

所以人们开始讨论起米布丁的问题。参会代表们起身举例论证

---

* 布尔战争，亦称"英布战争"或"南非战争"，1899—1902年英国同荷兰移民后裔布尔人建立的德兰士瓦共和国和奥兰治自由邦为争夺南非领土和资源而进行的一场战争。

牛奶布丁的利与弊，他们实际上探讨的问题是儿童食物该不该迎合儿童的口味。这一时期的主流观点延续了维多利亚时代的观点，认为只要是对身体有益的食物，即使不好吃，孩子们也必须要吃下去。"特别是"在食物不好吃的情况下：吃乏味的食物，还能不抱怨，就证明这个孩子有坚毅的品质。1912 年，有人在市政厅提出了一个全新的看法：如果对孩子们最有益的食物刚好是他们最爱吃的东西，那么情况会是怎样的呢？

当时几位著名的老师都提出，是时候该把米布丁从校餐中去掉了。他们并不否认米布丁是健康食品，不过他们把米布丁看作测试例子，来考证儿童食物是否该考虑孩子的口味。他们的答案是"要考虑"。这个想法在后爱德华时代可以说是有些大胆的。

W. A. 尼科尔斯（W. A. Nicholls）先生是朴次茅斯一所贫民窟学校的校长。他认为强迫孩子吃米布丁是一种"特别残酷的行为"。他从来都不认为孩子会自愿吃米布丁。他坦言，自己不爱吃米布丁，而且从来也不吃。[7]乔治·雷尼先生在伦敦开了一家儿童餐厅。他说自己曾给 40 名贫困男孩提供米布丁吃，但大部分孩子都没吃。他认为孩子们"爱吃那些需要咀嚼的东西"，"不爱吃浓汤或米布丁这种既不是液体，也不是固体的食物"。贵族学校拉格比公学的克莱门特·杜克斯博士也同意这一观点。杜克斯说，"孩子们喜欢吃甜食"，"我也喜欢"。应该允许孩子们用果酱布丁这种可口的甜品来代替健康却乏味的奶制甜品。

但来自英国北部工业中心布拉德福德市的参会代表们却提出了不同的观点。此时的布拉德福德市在有远见的英国医务官拉尔夫·克劳利（Ralph Crowley）指导下，成了英国健康校餐的最佳先锋。在校餐引入前，该市曾出现过一些英国最严重的儿童营养不良案例。克劳利博士指导一组医生完成了对布拉德福德市所有 6 万名学龄儿童的检查。他公布说,其中有6000多名儿童,也就是11%的儿童营养不良。克劳利说,1906年确定的新校餐要解决的是儿童"蛋白质饥饿"问题,而不是通常的食物匮乏。克劳利的同事,费边社政治家玛格丽特·麦克米伦(Margaret McMillan)说,布拉德福德市校餐的远大目标是要避免"愚蠢的喂养"。[8]

克劳利坚持认为,午餐必须是丰富多样、具有吸引力的,最重要的是要有教育意义:饭菜应该能教孩子们讲卫生,比如饭前洗手、洗脸;教他们安静地坐着吃饭,不发出"过分的噪声或喧闹声"。布拉德福德市的孩子每顿饭都能吃到两个菜,菜品每三周就会换一次。这些菜富含蛋白质、脂肪和蔬菜,而且糖分含量不高。克劳利非常具有人道主义精神。当人们说到喂养孩子的困难时,他回答说,"只有一点"是重要的,那就是"孩子不该遭罪"。[9]在克劳利的指导下,布拉德福德市的学校餐桌都铺上了桌布,每张桌子中间都放了一瓶花或其他植物。他们尽全力让孩子尝试包括米布丁在内的新菜品。但布拉德福德市的代表们与尼科尔斯看法不同,他们并不觉得让孩子吃米布丁是种残忍的行为。

只有布拉德福德市的代表们认识到,儿童食物的设计应着眼于他们的未来发展。他们在最开始就提出了一个假设,那就是如果给孩子提供的食物足够健康,他们就能习得更多有益健康的新口味。克劳利的同事马里恩·E.卡夫(Marion E. Cuff)是布拉德福德市学校菜单的设计者。她在市政厅的众人面前为米布丁辩护。她说:"伦敦的孩子们可能不爱吃米布丁,但在布拉德福德,'相较于其他食物,孩子们更爱吃的东西恰恰是米布丁'。"[10]

正如卡夫女士说的,布拉德福德市学校的米布丁显然比伦敦其他地方的好吃得多。据说布拉德福德市学校的厨具是当时世界上所有学校中最好的:洗菜用的是陶瓷盆,还有特殊的蒸汽锅。在布拉德福德市，人们会在米布丁里加足量的牛奶和肉豆蔻，用小火加热3个小时，直到它变得营养丰富、光滑细腻。与会代表们说到，伦敦的米布丁制作相比之下却是"一件省钱的事"，做出来的米布丁水分太多，制作时也不太用心。

布拉德福德和伦敦米布丁的另一个巨大差别在于让孩子吃米布丁的方式。布拉德福德的孩子们跟伦敦的孩子们一样，第一次吃到牛奶布丁时一般也不爱吃。但克劳利和卡夫并不认为第一次不喜欢吃就意味着孩子们以后就永远都不爱吃。他们知道，有些刚入学的穷孩子在家的时候习惯了只吃面包，所以需要在温柔的鼓励下慢慢适应吃米布丁。在布拉德福德，牛奶布丁的种类非常丰富，有大米的、西米的、米粉的各种选择，而且孩子们不会被强迫吃任何一种牛奶布丁。卡夫女士说，经过鼓励后，"孩子们会爱上各种牛奶布丁"。他们为孩子们提供小分量的新食物，特别关注那些不大愿意吃新东西的孩子。每个餐桌上都有一位"女班长"。她是个穿着围裙、年龄稍大点的女孩。她受过精心的训练，可以帮助，而不是催促年龄较小的孩子进餐。这么做是为了让孩子们能自发地爱上这些对他们成长有益的"构建人体组织"的食物。

这是关于儿童食物的真正智慧。布拉德福德校餐先锋们看到了，儿童食物不一定都是有益健康、但孩子不爱吃的食物，也不一定都是像果酱布丁这种孩子们爱吃但不健康的食物。有了好的烹饪技巧，加上吃饭时持续、耐心的喂养方法，牛奶布丁也能成为对孩子身体有益又好吃的食物。克劳利意识到，他的任务是让孩子们形成长期的健康饮食习惯，而不是随便用这些"小野人"习惯吃的东西填饱他们的肚子。

这一重要的观点并没有得到延续。虽然儿童食物的数量比成人食物的数量多，但它却往往把快乐和健康对立起来。不管你因为顺从、为了健康而"吃光"蔬菜,还是对"淘气的"零食上瘾,如果小时候培养起了这些饮食态度,那你以后可能就永远都无法完全摆脱它们了。

关于米布丁的讨论最后也就没有下文了。第一次世界大战转移了人们对儿童口味这些细节问题的关注。在这场讨论后的几十年里,英国学龄儿童还是吃着质量参差不齐的牛奶布丁,我们也很难期待他们能享受这些布丁的味道。1950年出生的主厨罗雷·利(Rowley Leigh)在整个童年时期里,"每周至少两次"会"在家或学校"吃牛奶布丁。他回忆说:"像我这样贪吃的小家伙会对牛奶布丁垂涎,但其他人都表现出厌恶的情绪。"[11] 所以,这些讨论并没有带来什么改变。

但1912年到1913年的这些讨论仍然具有重要的意义。它关注的不只是米布丁的问题,而是站在了更高的层次上,探讨儿童食物是否只要有益健康就行,还是应该也让孩子喜欢。在人们进行这一讨论前,大多数孩子吃到的儿童食物都不好吃,也不健康。《新闻晚报》的一位记者参加了1912年的会议,会上所有关于学龄儿童到底该吃什么的讨论都让他"目瞪口呆"。他上学时都是被要求"有什么就吃什么,并且还要为此心怀感激"。[12]

关于儿童食物有三种基本看法。每种看法都会培养起一些导致你日后吃苦头的饮食态度。第一种看法认为,过了婴儿喝奶的阶段,儿童食物就跟其他食物没什么两样了。所以,家里所有人,无论是大人还是孩子都可以吃同一锅饭菜。这会教你学会吃东西要快,而且要趁着还有食物的时候抓住机会赶紧吃。我把这种儿童食物叫作"家庭食物"。吃家庭食物是孩子们传统的饮食方式,在世界上很多国家直到现在都还是这样。第二种看法认为,儿童食物应该与成人食物分开,但大人们应该为孩子们精选那些他们认为健康的食物,而不是去迎合孩子的口味。我可能会把这种儿童食物叫作"婴幼儿食物"。这种态度教给你的是:吃掉那些不爱吃的食物能证明自己是个乖孩子。第三种看法认为,孩子就该吃他们想吃的食物,不管这种食物的含糖量有多高,加工程度有多高都没关系。我们把这种儿童食物称为"小孩子食物"。这种看法会教你满足自己的所有食欲,每顿饭都吃裹面包屑煎炸的食物以及深加工的食物也就变成正常的事了。

最理想的儿童食物应该是这三种类型食物的综合体。最好的儿童食物应该像"小孩子食物"那样是孩子们爱吃的,像"婴幼儿食物"那样健康,同时又不会和大人们吃的"家庭食物"差别太大。有迹象表明,只有当孩子的食物味道跟成人食物的一样丰富时,他们才能吃得最好。但这一点的前提是家里的饭菜本身是营养丰富的。如果你的父母只吃垃圾食品,你最好还是跟他们分开吃,去吃婴幼儿食物比较好。最好的儿童食物应该是大人来保证食物的营养,但由孩子自己来选择吃什么。如果说桌上全是营养的食品,那么孩子就应该被鼓励去探索他们自己喜欢的味道。这些食物中可能包括,也可能不包括米布丁。

在大多数地方的大部分历史时期,婴儿断奶后吃的儿童食物都不是一个单独的类别。如果翻看17世纪到18世纪的早期育儿指南,你会发现当时人们主要担心的是妈妈该吃什么才能有健康的母乳,而不是该给婴儿吃什么特殊的食物。1662年,草药学家尼古拉斯·卡尔佩珀(Nicholas Culpeper)写道:"如何才能让母乳的颜色和味道都怡人,没有任何刺激性或'让人讨厌的味道'?"[13]卡尔佩珀认为,哺乳期的妈妈应该吃足够的沙拉和萝卜,喝适量的白酒,不要吃炒洋葱、五香肉,避免生气,否则会导致宝宝生病。但卡尔佩珀并没提到婴儿断奶后该吃什么辅食。

人们在儿童食物问题上的沉默表明,对婴儿进行长期母乳喂养其实是当时的惯常做法。除了燕麦粥、牛奶面包粥或肉汤煮饭等一些淀粉类食物之外,家长给婴儿吃的就是牛奶。研究人员对佛罗伦萨圣罗伦佐教堂中埋葬的美第奇家族的一些孩子进行的骨骼分析证实,他们基本喝母乳到将近两岁。其实,除了个别情况,这个年龄段的孩子已经可以跟家里其他人吃同样的食物了。

历来大多数儿童食物规定都会产生负面的影响。很多国家都有儿童食物禁忌,最常见的就是不能吃肉类。18世纪,英国有些地方的经验是,在孩子第二次出牙期前,也就是大概六七岁以前是不能吃肉的。危地马拉的玛雅人认为,所有动物性食品,无论是鸡蛋、牛奶,还是肉类都不适合学龄前儿童吃。这种看法常常会导致孩子因缺乏蛋白质而发育不良。坦桑尼亚的查加部落关于食肉禁忌的规定更加具体。大人会告诫孩子不要吃动物的舌头,否则会变得爱争吵;不要吃动物的头,否则会变得固执。[14]

除了这些禁忌规定外,儿童食物通常不会被看成是一种特殊类别的食物。孩子们过了断奶的年纪就开始跟大人吃同样的食物了,只是在分量上会少一些,质量上也会差一些,用一个词来总结儿童食物就是"残羹剩饭"。在一个工薪家庭的等级中,孩子要比父亲分到的营养少,特别是蛋白质,但也许会比母亲分到的多,这要取决于他们的母亲有多么无私。这是个残酷的逻辑:如果没有男人做苦力赚钱,家里所有人就都没饭吃。

通过观察一家人是把最有营养的食物留给父母,还是留给孩子就能大致了解这个家庭的权力动力关系。在现今的家庭中,父母可能会慷慨地给学龄前儿童吃有机蓝莓和嫩鸡柳这样的特别餐食,而精疲力竭的父母们在忙了几个小时之后也就凑合着吃点烤面包片。但以前的情况刚好相反,父母先吃,孩子吃剩下的食物。布克·华盛顿（Booker T. Washington）在回忆录中写到了自己在弗吉尼亚州种植园的奴隶制下的成长经历。在他家，孩子的饭菜都是临时性的："这儿吃一片面包，那儿吃一些剩肉。""这顿饭是一杯牛奶，下顿饭是一些土豆。有时候，家里有人直接从锅里或罐子里拿东西吃，其他人则用膝盖托着锡盘，从盘子里拿东西吃。他们通常不用餐具，就用撑着膝盖的手吃饭。"[15]

奴隶制下的生活并不具有代表性，但实际上自由劳动者家庭中的儿童食物也很随意。妈妈们会尽可能多的给孩子吃东西，但前提是家里男人的需求已经得到了满足。英国工人阶级说的"开胃小菜"都是男人的特权。这里说的开胃小菜不是泡菜，也不是类似1828年针对富人推出的"绅士鱼酱"这种味道浓重的鱼酱调味品。男人的开胃小菜是那些可能会被我们认为是主菜的东西，也就是一餐中的蛋白质食物，比如培根、炸肉丸、咸鱼或炸鱼、虾、牛排或鸡蛋等。这些食物自然是要留给父亲吃的，以便能给他乏味的面包和土豆增添些滋味，也好让他有力量去工作。除非父亲想让孩子和女人尝尝味道，否则他们都吃不到这些"开胃小菜"。拉尔夫·克劳利博士在1907年检查布拉德福德市的学生身体状况时发现，这些孩子不至于完全吃不饱饭，但是"蛋白质缺乏"的情况比较严重。[16]

如果信任孩子，让他们自己拿钱去买午餐也未必就能好到哪儿去。虽然他们体内缺的是蛋白质，但他们还是会拿钱去买便宜的碳水化合物类食物。在伦敦，孩子们往往会去街头巷尾买各种油炸小吃。在20世纪初的纽约，《孩子们的痛苦呻吟》一书的作者，进步派约翰·斯帕戈（John Spargo）看到一所学校里有一群孩子拿着午饭钱去熟食店买吃的。[17]一共是14个孩子，8个男生，6个女生。其中有7个孩子买了泡菜和面包，4个只买了泡菜，2个买了博洛尼亚香肠和黑面包，1个买了腌鱼和面包。1910年，公共卫生运动领导者路易斯·史蒂文斯·布赖恩特看着纽约学校的孩子们在学校附近的商店和小推车上买午餐。他们"这样买到的午餐包括：一个小热狗面包，1分钱；一个瑞士芝士三明治，2分钱；两根小香蕉和两根长甘草"鞋带"，2分钱；两个糖霜纸杯蛋糕，3分钱。"布赖恩特把这些食物拿到营养学实验室分析后发现，小热狗是经过樱桃粉色染料严重染色的，含有5克少量劣质的蛋白质。香蕉和甘草"午餐"中只含有0.6克蛋白质。[18]

在家庭用餐模式下，儿童食物往往无法达到喂养的基本目标，也就是滋养孩子的身体。20世纪头十年，莫德·彭伯·里夫斯（Maud Pember Reeves）进行了一项为期四年的调查研究，对象是生活在伦敦兰贝思的，"每周赚大约1英镑"的"体面的"工人阶级家庭。[19] 这些家庭中的已婚男士从事的是炸鱼或水管工之类的工作，在这个地区不算最穷的人。但因为资金紧张，家里买来的所有蛋白质食物都会受到严格监管。里夫斯说，"肉是买给男人吃的"。她研究的其中一家是一对马车夫夫妇，还有四个不到五岁的孩子。他们吃早餐常常是六个人分一条面包、一盎司黄油，还有茶，"额外给 X 先生加些熏鲑鱼"。在一周的时间里，孩子们除了面包、茶、土豆、肉汁和蔬菜之外，几乎没什么别的可吃的。他们的食物基本上都"没有变化"。当西红柿便宜的时候，偶尔吃到一个西红柿都是值得一提的事。

孩子的饮食方式在很大程度上取决于阶级和金钱。里夫斯发现，"富裕"家庭中通常会有两类食物：一类是给大人吃的，另一类是给孩子吃的。在中产阶级的幼儿园里，孩子们吃的是淡奶油调和食物，它被认为是对孩子身体有益的东西。如果家里每周在食物上的预算是10先令，购买力相当于现在的40.62英镑，那么整个家庭都不得不为了满足家里男人的营养需要而进行单一的饮食。家里基本上不会买牛奶，因为太贵。兰贝思的牛奶价格和梅费尔的一样贵，所以那里的人也不做米布丁。"穷人家的孩子只能吃大人的剩饭，他们就不知道什么是婴幼儿食物。"[20]

莫德·彭伯·里夫斯拜访的所有工人阶级家庭中，孩子的主要食物都是面包。

> 它价格便宜；孩子们爱吃；买来直接就能吃；总是很方便就能买到，而且吃的时候还不用盘子和勺子。妈妈钱包里有多少钱，就决定了面包上是抹天然黄油、果酱还是人造黄油。只要他们身体健康就永远都不会讨厌吃面包。只要孩子们能拿到面包，无论在哪儿吃，也不论怎么吃都会觉得开心。他们一天中有两顿饭都只吃面包。[21]

农村的穷孩子们吃的食物也并不好。英格兰西南部的一名医生曾说过，那里更穷的人家赖以为生的主要食物就是面包、黄油、土豆、"难消化"的馅饼，还有陈茶。[22] 这种让孩子跟家里其他人吃同样食物的喂养方式不一定就是草率的。由于婴儿死亡率很高，很多家庭都认为，家才是唯一能保证孩子安全的地方。

孩子们吃的"家庭食物"也许没那么有营养，但围坐在同一张饭桌旁吃同样的饭菜，会有团结友爱一家人的感觉。牛津大学历史学家沙恩·普利（Siân Pooley）对19世纪英国三个不同地区的工薪阶层家庭进行了研究。他发现，父母最常担心的是孩子会在外面吃东西，尤其担心他们在外面吃水果。[23] "水果致死"常常会出现在当地法庭关于婴儿死亡的记录中。其中一部分原因在于，相较于去仔细判定是不是父母的某种行为导致了孩子的死亡，把孩子的死归咎于家庭成员以外的因素会更容易些。但人们对"水果致死"的看法非常根深蒂固。在很长时间内,不管穷人还是富人都对儿童食物有个共同的看法,那就是生水果对小孩来说是一种危险的东西。

水果恐惧症可能是源于水果的极强季节性。经过几个月都没新鲜水果吃的日子之后,人们往往会在夏天水果过剩的时候直接从树上摘了果子就狼吞虎咽地吃掉,结果就会生病,孩子们更易如此。在缺少流行病学知识的地区,生水果似乎成了导致孩子生病的几个明确病因之一,是一种能解释为什么这么多孩子夭折的具体的东西。水果恐惧症也与通过饮食调节体液平衡的古老观念有关。在文艺复兴时期,水果被认为是"易腐败的"、近乎有毒的东西,特别是桃子、甜葡萄和瓜类等最甜、最诱人的水果。[24]17世纪一本关于祈祷文和儿歌的书中就告诫孩子们不要吃太多李子、梨、坚果这类东西。

> 它们永远都熟不透
> 要防止它们让肚子绞痛
> 在你坏掉的血液中繁殖,导致腹痛
> 桃子会使人抑郁。

这样便有了关于水果籽的问题。20世纪后的育儿书强调,给孩子吃的所有水果都要去籽。人们认为煮过的水果比生水果吃起来更安全,但最安全的还是煮过后又去掉纤维素的水果。一位专家曾告诫人们说,树莓或草莓的"果肉或种子"可能会"造成严重饮食失调"。

有时候担心孩子吃水果会伤害自己,也是有道理的。这些孩子吃的水果不是切好放在消毒碗里的甜瓜,也不是仔细洗过的苹果。

他们往往是直接从树上摘了还没熟的水果就吃了。一篮子还不熟的青杏肯定会导致剧烈的胃痛。有些孩子生病可能是因为吃了从地上捡的、不干净的水果，或是被污染过的水果。但正如所有关于食物的担心一样，父母对水果的担心也并不完全有道理。担心水果不适合儿童吃，主要原因在于水果实在是太好吃了。它像糖果一样，是一种孩子自愿选择的，而不是被大人强迫吃的东西。孩子们普遍对水果有一种特殊的热情，他们爱它鲜嫩的果肉，爱它果汁的甜味。很多人的童年回忆录中都有关于采浆果的描述：在一个夏末夜晚，采完浆果后手指被染得漆黑，吃到肚子饱饱的才回家。采摘越橘、蓝莓、黑莓这类野生果子一直都是孩子们背着父母补充食物的方式。矮小的身形和灵活的手指使孩子们特别擅长在低矮的灌木丛中采集浆果。家里有时会靠孩子采浆果额外赚点钱，但孩子并不是那么靠得住的，他们很可能在回家的路上就吃掉了摘到的一半浆果。作家梭罗（Thoreau）小时候就曾被派去采摘黑越橘做布丁。他惊叹于这种野生植物的自由："全天然的，数量极多，还免费。"但大人们可不一定希望孩子们会在水果王国里找到自己的快乐。任何对年轻的味觉有极大吸引力的东西肯定都是不能信任的。

19世纪，儿童食物出现了一种新形式，传统上对新鲜水果的不信任变成了对所有成人食物的不信任。这种中上阶层的新式"婴幼儿食物"源于维多利亚时期的观念，那时人们认为，孩子是个不同的物种，必须要保持他们身体上和道德上的纯洁。婴幼儿食物的出现是育儿态度出现更大转变的表现。家庭史学家克里斯蒂娜·哈迪门特写到，19世纪70年代以后，由于父母们开始更相信专家的科学建议，而不是自己的本能，"亲子关系变得越来越疏离"。前几代中产阶级的孩子都是在非常亲密的亲子关系中长大的，而现在的孩子却是被保姆用婴儿车推着，放到育儿室的单独空间里，喂食那些据说不会引起他们胃部不适的、特制的、"科学的"食物。

让孩子吃婴幼儿食物是出于他们身体上的考虑，同样也是道义上的问题。医学专家们曾责备那些可怜的父母没给孩子吃单独的食物。医学博士托马斯·达顿说，喂养中一个严重的"错误"就是给孩子吃"只适合成人吃的食物"。[25] 根据达顿的经验，"大多数"妈妈都有这样的过失，但她们却还在纳闷为什么孩子总生病。"人们常常会问：'你给孩子吃了什么？''哦，他和我们吃的一样，一个小土豆和肉汁，吃了点肉，有时候会喝一滴他爸爸的啤酒。'成千上万的孩子都是这样被养大的。"[26]

精心计算过分量的婴幼儿食物是对家庭食物无序自由形式的反击。它想用理性科学来解决儿童该吃什么的问题。家长会给孩子吃牛肉冻、骨头汤这些乏味的饭菜，就是因为他们敏锐地发现，孩子是那么容易就会生病或死掉。正如维多利亚时期的一位作者说的，大多数"小儿疾病"都是因为吃了"不当的食物"引起的。言外之意就是，给孩子吃"适合的食物"就能挽救他们的生命。[27]

婴幼儿食物自19世纪作为单独一类食物出现以来就有自己的特点。育儿指南认为，婴幼儿食物应该是"健康的、合理的、适当的、安全的、易消化的"，这其中有很多就是各种米布丁。婴幼儿食物要么是"安全的"，要么是"可以被孩子接受的"。1874年出版的一本食谱中就曾写道："可可粉如果不冲得太浓……是完全可以被孩子接受的。"[28] 其他食物是"不适当的、令人不快的、不健康的、过度的，会造成身体不适的"。根据经验，最不适合孩子吃的是他们最爱吃的油腻的、甜蜜的、味道浓郁的，也就是"重口的"食物。人们担心酱料太浓的食物都会导致孩子恶心、呕吐，所以蘑菇、刺山柑花蕾、油腻美味的肉汁、厚奶油等都是不建议给孩子吃的食物。最安全的育儿食物应该是简单而清淡的东西。在维多利亚时期的食谱中,儿童食谱通常是被放在病人食谱边上,育儿食物把孩子当成了永远处在精神崩溃边缘的病人。

在卢瑟·埃米特·霍尔特(Luther Enmet Holt)的著作封面上,他被称为"美国最权威的育儿专家"。他最畅销的育儿指南于1894年第一次出版,之后被再版过很多次。[29] 这本书的出版商宣称,美国有几十万孩子都是在这本书的指导下被抚养长大的,现在这些孩子正用这本书抚育自己的后代。霍尔特的口号是要给孩子吃简单"平常"的食物,不要给他们吃太容易引起食欲的东西。他所有的建议中都贯穿了一点,那就是要相信对成人有益的食物并不适合孩子。他告诫人们:"很多食物对大人是有益的,但对孩子来说却太难消化。"

比如,孩子"可以被喂食""炖番茄"这种食物,但一定要等到他们七八岁的时候才行。再说说那些讨厌的籽。霍尔特认为,孩子在3岁前吃的所有蔬菜都该剔掉籽,而且孩子七八岁以前都要先用叉子把蔬菜捣碎了再吃。孩子7岁以前"不适合"吃大多数煎蛋。给孩子吃的鸡蛋必须是煮得很嫩的鸡蛋,或是水煮的荷包蛋,或是带壳的水煮蛋,不能是煎炸的。霍尔特也不赞成给孩子吃"火腿、香肠、猪肉、肝、肾、野味、晒干的腌肉和鱼这类油腻的腌制肉类;所有这些食物最好都等孩子10岁以后再给他们吃"。更危险的食物是沙拉,它是一种"很难消化的东西",孩子得11岁以后才能吃。[30]

霍尔特的书中提到的最危险的食物包括布丁、油酥点心和馅饼,特别是那些含有果酱、糖浆、坚果和干果的东西。有人说,可以让孩子吃一小点儿甜食,但霍尔特却不赞同这个看法。他觉得一小点儿"非常可能迅速变成大量的"。霍尔特唯一能信得过的甜点是"乳酥、白饭、不加葡萄干的玉米粉布丁或谷粉布丁,还有烤蛋挞"。每周可以给孩子吃适量的冰淇淋。明确禁止孩子吃的食物有："所有的新鲜面包和肉卷、荞麦薄饼或其他薄饼、华夫饼、所有新鲜甜美的蛋糕,特别是那些加了一层糖霜和干果的蛋糕。明智的做法是等孩子七八岁之后再让他们吃手指饼、普通饼干、姜味饼等这些食物。"

担心给孩子吃刚烤出来的食物不好的并不只霍尔特一个人。研究育儿食物的专家们也常说,永远不要给孩子吃刚烤出来的面包。因为刚烤出来的面包跟新鲜水果一样,太诱人又太难消化。放过两天之后的面包被认为是安全的。但如果面包里有小葡萄干,那么放了八天之后再吃会更安全些。面包最好是能放在烤箱里烤到"不新鲜的"程度,酥脆有嚼劲才好。

婴幼儿食物有两种口感:非常硬的和非常软的。大多数"最安全的"食物都是糊状的。玛格丽特·怀斯·布朗(Magaret Wise Brown)在1947年的成名作《晚安,月亮》这本婴儿睡前故事书中就写道:"晚安,糊糊。"婴幼儿食物就要把食物煮得软到能让孩子用勺子吃。燕麦片、面包、牛奶和蛋奶沙司布丁都是"可以接受的"。一位专家说过,给孩子吃的蔬菜必须要炖得软到能"流过筛子"才行。[31]一种食物要被筛过很多次,才会被认为不会伤到孩子脆弱的肠胃。肉要捣碎,不能煮得太硬。过去的护士会先把肉块嚼碎再喂给孩子。五谷杂粮都必须煮成一坨黏糊糊的东西才行。豌豆、豆荚和扁豆等豆类食物因为蛋白质含量高被认为很有营养价值,但给孩子吃的豆类食物必须是煮过的,并且仔细筛过的。即便如此,还是有人会担心它们可能没那么容易"被消化"。

在"容易消化的"和"不易消化的"这两个词背后是关于孩子如厕问题的极大焦虑,这可能关系到孩子的生死。牛奶布丁是容易消化的,西红柿是不易消化的。19世纪以前,人们认为有东西在全身自由流动是健康的。按照社会现代化以前人们对待泻药和水蛭的心态，孩子腹泻不是让人担心的事，很多人认为这是身体自我修复的表现。但到了19世纪90年代，人们终于认识到小孩子腹泻和呕吐是很危险的症状，这是因为吃了太"强烈"的食物所引起的一种胃肠神经症。[32] 人们惧怕儿童肠胃不适会产生的后果，这是有道理的，但这也导致了婴幼儿食物的倡导者们害怕所有食物中的纤维。

1909年，英国医生埃里克·普里查德（Eric Pritchard）曾表示，担心橘皮果酱中的橘子皮会引发儿童"肠道疾病"。[33] 他还用激烈的言辞警告人们不要给孩子吃菠菜。他说菠菜竟然是"一种非常受欢迎的育儿蔬菜"，这让他有点意外。普里查德发现："如果孩子饭后的大便中有菠菜，那基本就能发现这根菠菜完全未经消化。"现在的育儿书有时会用略带诙谐的说法提醒大家注意，孩子吃过甜玉米后，我们可能会在尿布上发现什么，但却从没说过甜玉米可能会对孩子造成伤害。但婴幼儿食物的倡导者们认为，所有太快地经过消化道的食物都是危险的。

这类育儿糊糊会导致孩子持续处于一种婴儿期状态。过滤后的蔬菜和滑溜溜的牛奶布丁跟宝宝第一份辅食吃的面糊和面包粥没什么区别。所以，也有人认为孩子一定要吃足够的、像酥脆的陈面包这种非常硬的食物，以便让他们学会运动下巴和牙齿。人们很重视孩子的咀嚼能力培养。没能通过食物学会咀嚼的孩子可能会遭受胃痛、扁桃体肿大等问题的"祸害"。伦敦医院的华莱士医生提到，大部分消化问题都是牙齿不好引起的。因此，在儿童饮食中加入大量的面包皮、吐司和面包干这类"清洁口腔的"食物非常重要。[34] 这些要进行下颌运动的食物与普通的婴幼儿食物一样，目的都是要让孩子的身体健康，而不是为了给他们带来快乐。

美食作家伊丽莎白·戴维（Elizabeth David）于 1913 年出生在一个中上阶层家庭。她记得 19 世纪 20 年代的婴幼儿食物非常乏味。她说："我们吃了很多简单煮熟的牛羊肉，还有清淡的蔬菜。"[35] 那些"让人恶心的米粉布丁和木薯粉布丁显然就是用来折磨孩子们的"。她"讨厌"吃"绿色的芜菁叶、菠菜、洋姜、防风草"这些淡而无味的水煮蔬菜。戴维在婴幼儿时期吃到的所有食物都是为了补充营养，是她妈妈"伙同保姆"一起设计的。没人期待她能喜欢"必须要喝的几大杯牛奶"，因为人们觉得让孩子喜欢并不是儿童食物的重点。

我们会让孩子吃那些大人能不吃就不吃的东西，这样对待孩子看起来确实很奇怪。意大利美食作家安杰洛·佩莱格里尼（Angelo Pellegrini）抱怨说，他小时候被要求必须吃淡而无味的玉米饼蘸"恶臭难闻的"腌沙丁鱼这种"恶心的东西"。[36] 佩莱格里尼的祖父"会试图安抚他"说，自己小时候也得吃这种玉米饼和腌沙丁鱼，而且情况更糟，那时都是用绳子把腌沙丁鱼挂在桌子上方，一顿饭又一顿饭地反复吃。每代人在婴幼儿时期都得忍受恶心的儿童食物，等到他们为人父母了，就会让自己的孩子再受自己受过的苦。

在对待儿童食物问题上，我们周围的人可能还存在这种儿童就该吃婴幼儿食物的心态。有些家庭把避免孩子一岁前吃盐扩大成了全面避免一切味道，弄得好像 10 个月大的孩子完全无法接受大蒜和辣椒这些辛辣刺激食物似的。如果跟婴儿的父母一起吃饭，你可能会吃到一顿不加肉汁，也不加盐和胡椒的清煮西兰花和烤鸡，而且所有食物和调料都分开单独放置。有相当多的人自己喜欢复杂的味道，却会担心在意面里加了黄油以外的东西，孩子就不愿意吃了。但在大多数情况下，现在推出的清淡饮食都不是为了抑制孩子的食欲，而是要满足他们的食欲。

第三章　儿童食物

在过去50年左右，西方国家对儿童食物的定义几乎全变了，越来越多其他国家的看法也在变化，那些吃米布丁的日子已经一去不复返了。战时饥荒状态结束后，食品供应迅速产业化，一系列针对儿童推出的方便食品被摆上了货架。这些食品与过去的家庭主食截然不同。第二次世界大战后，每十年就会出现儿童食物领域的革新。独立塑料盒装的甜味冷酸奶替代了热的牛奶布丁。从1953年开始，鱼被做成了冷冻的、黄澄澄手指状的即烹食品。从1963年开始，馅饼被做成了果塔饼干这种充满果酱的油酥点心，孩子放学后自己把它放进烤面包机里加热就可以吃了。土豆被重新改造成了华夫饼，还有香甜的华夫饼配巧克力片夹心。生奶油变成了挤压式的，之后还出现了挤压式的芝士。

食品制造商以前是针对购买食物的父母进行宣传，但他们现在发现，直接针对孩子宣传更能赚到钱。新一代的孩子能操控父母给他们买想要的东西，而这些东西正是他们在电视广告上看到的食品。很多家长都会对孩子妥协。这表明，随着旧的战时观念淘汰，加上外出工作的女性人数增加，人们的育儿态度也发生了变化。英国新的育儿宝典是佩内洛普·利奇（Penelop Leach）在1977年出版的《你的孩子》育儿百科。利奇认为，更好的育儿方式是让孩子找到"乐趣"。从很多方面来看，这都是一种育儿态度的解放。斯波克博士曾告诫父母们，不要在家里存放饮料，她认为孩子的零食只能是新鲜水果。利奇对商业休闲食品的态度比较开放。她认为"不起眼的炸薯片"是"一种非常好的植物蛋白来源"。利奇觉得把所有的零食都归为"垃圾"是不公平的。"比如说，热狗就是一种营养均衡的食物。信誉良好的商家生产的奶油冰淇淋也是一种非常好的食物，它对孩子来说就跟家里做的蛋奶沙司或牛奶布丁一样好。"[37]这样一来，利奇的读者们就不用再因为只能给孩子买新式儿童方便食品，不能在家给他们做晚餐而产生愧疚感了。

从20世纪50年代开始，儿童食物已经从那种有营养但很难吃的东西变成了首先要符合孩子口味的东西。人们还是认为橘子酱和菠菜都不是理想的儿童食物，但理由并不是普里查德1909年说的这些食物会伤到孩子的肠胃，而是因为我们缺乏想象力，想不到孩子可能真的会喜欢菠菜的铁元素味或橘子皮的酸味。现代的"小孩子食物"是为了让孩子快乐。既然主动尝试能带来强化作用，这些食物确实会让孩子们喜欢。儿童应该吃"小孩子食物"的前提是，假设孩子天生能尝出简单的碳水化合物、脂肪和糖的味道，但尝不出其他的味道。我们看到，并没有证据表明孩子有某种本能的需求，注定他会更爱吃汉堡而不是烤鱼，或是更爱吃松饼而不是新鲜浆果。但如果你还是孩子的时候，吃的"小孩子食物"够多，孩子的口味有限这个假设就会自动应验。

2001年一份关于美国连锁餐厅儿童食物的报告显示，"小孩子"菜单中全是有趣的食物。[38]换句话说，"别指望上面会有菠菜或花椰菜。"一位餐旅专栏记者从美国500强连锁餐厅收集到了各种儿童菜单。正如大家所料，炸薯条在菜单中很常见。但它常见的"程度"还是很让人意外的。在这些餐厅的近2000份菜单选项中，有710个涉及炸薯条。炸薯条会搭配热狗、意大利面等各种食物，在菜单中出现的次数是其他菜品的两倍多。如果你在2001年的时候还是个孩子，那么跟父母到外面餐馆吃饭的话，百分之百能点到炸薯条。

他们可能会让你点别的油炸食品做主菜。抽样分析发现，这些菜单中半数以上的"主菜"都是油炸食品，其他的通常是汉堡或意大利面，最常见的是面包屑炸鸡。为了更"适合小孩子"吃，鸡块被做成了"炸鸡条、炸鸡块、炸鸡米花、炸鸡球、炸鸡排，甚至炸鸡叉"等各种形式。甜点往往是加了糖果的冰淇淋。Ragazzi 连锁餐厅提供的"超值甜品中包括撒了巧克力碎的巧克力布丁、鲜奶油，还有一个软糖虫"。这是只要 0.99 美元的廉价商品！。[39]

餐厅的饭菜就像外出旅游，可能无法代表孩子们在其他时间吃的东西，但谁不喜欢偶尔在外面吃点辛辣、酥脆和油炸的食物呢？我在外面吃饭时通常会点天妇罗或酥脆的炸鱿鱼，但我在家几乎从来都不做这两道菜。但对很多孩子来说，连锁餐厅供应的炸薯条、冰淇淋和软糖虫也是他们平日里会吃的食物。2000 年，英国学校午餐食物前三名为披萨、汉堡和炸薯条。[40] 我们在 2005 年组织了一次玩伴聚会，我问儿子朋友的妈妈："你儿子喜欢吃什么？"她说："哦，你知道的，就是一般小孩子爱吃的东西。"她指的是炸鸡球、烤薯条、原味意大利面、番茄酱等食物，不包括蔬菜。

战后儿童食品经济的重点就是让孩子不吃营养食物变成看起来"正常的"事。那些吃米布丁长大的父母们不想让自己的孩子再受吃米布丁的苦了。儿童食物被设计得像玩具一样有趣、有吸引力。甚至连土豆都是有笑脸的。

儿童食物常常会在形状和颜色上做文章。以前，滑溜溜的黑色甘草鞋带和爱心气泡糖都是偶尔才能吃到的儿童食物，但在战后那些年，食品产业巨头们开始发现，他们可以充分发挥视觉创造力，制造出所谓能当正餐吃的儿童食物。现在大多数儿童食物无论是在营养成分上，还是在形式上都很像糖果。

2013 年出版的《糖果：一个世纪的恐慌和快乐》一书的作者萨米拉·卡瓦什（Samira Kawash）说，糖果的问题让父母们感到很困扰。现在各个领域的人都在歇斯底里地反对孩子吃真正的糖果，比如软糖这种主要由糖和色素组成的食品。卡瓦什说，人们"隐约地感觉到糖果可能是危险的食物，甚至可能是致命的"。[41] 我们知道，父母让孩子吃太多糖果是不称职的表现。所以，万圣节时父母允许孩子挨家挨户地收集大量糖果其实是一种毫无意义的仪式，到头来都要在最后把这些糖果全部没收，因为他们不想让孩子生蛀牙。家长们虽然担心孩子吃糖果不好，但却愿意给孩子吃非常甜的运动能量棒、水果点心和麦片。这些东西也都算是糖果，只是名字不叫糖果罢了。为什么一碗加了彩虹棉花糖的糖霜麦片圈就可以算作"早餐"，而不是"糖果"呢？

现在针对儿童推出的食品都有各种不同的形状，如同中世纪姜饼一样，鸡块就有恐龙、长颈鹿、宇宙飞船、大象、数字以及巴斯光年等很多形状。现在的意大利面除了20世纪60年代以来的传统字母样式之外，还出现了罐装天线宝宝、芭比娃娃或蜘蛛侠形状。哦，还有麦片！外面裹着糖衣，加了可可粉的麦片球、脆片和脆米片统统被装进让人喜欢的波普艺术风格包装里。一份针对儿童食物的市场报告宣扬说，"压缩食品生产工艺的发展"使儿童麦片的"形状和口感得到了极大的丰富"。20世纪90年代，"挤压膨化"零食逐渐抢走了传统炸薯条的市场份额，因为它能做成泰迪熊或山羊的形状，更能"吸引孩子"。[42]

"小孩子食物"虽然在形态上比以前丰富了很多，但成分上的变化却很少。专门针对儿童推出的食品往往比一般食品的盐、糖和脂肪含量都更高。如果你想找一款特别甜的早餐麦片，选儿童麦片就对了。2000年，在售的一些儿童麦片中精制糖含量超过总重的50%。2013年，一项针对577条儿童食物广告的调查发现，虽然一半以上的广告中包含健康信息，但其中近3/4都在推广"营养质量低"的食品。[43]

当下有些奇怪的事情正在发生。食品制造商们谈到了"用食物逗孩子开心"这个新趋势。[44]孩子们一向都喜欢玩食物。你可能曾经把一个牛角面包撕成两半,假装那对尖头是魔鬼的犄角;也可能曾拿着一串樱桃挂在耳朵上当耳环;还可能曾用橘子当吸血鬼的牙齿。还有个有趣的游戏是用番茄酱把土豆泥染上深浅不一的红色,再用叉子尖把番茄酱旋转着和进土豆泥里。我想说,还有吃菜豆的乐趣:把菜豆一个个剥开就会露出里面的豆粒,像绿色的珍珠一样。

以前孩子们玩食物会被认为是捣蛋。20世纪90年代以后推出的新型儿童食物的不同之处就在于,食品制造商已经为孩子设置好了与食物玩的游戏。孩子就该玩食物,而且游戏规则已经被提前设定好了。新的儿童食物可能是能旋转的、能连成串的,也可能是能浸泡的。[45]现在还有可分割的芝士条,允许孩子把它变成更细的芝士条。还有各种"蘸着吃"的产品,在食物包装里既有饼干,也有芝士酱。[46]这类产品考虑的不是孩子的身体需要什么,而是经过大量市场调研后总结出的孩子想要什么。我们都知道,孩子们一定不会跟调研小组说他们想吃更多的西兰花和米布丁。消费者委员会表明,孩子想要的是那种专门"为他们"生产的食物。[47]他们想要明快的卡通色、顺滑的口感,还有甜甜的味道。他们想吃的食物是不需要与别人分享的那种,是与传统的家庭食物不同的。为了迎合孩子们的这些需求,食品商们生产出了打开后就能直接喷到嘴里的管装甜品,还有上面撒了糖果珠子的酸奶。

还有1988年卡夫食品公司推出的"方便午餐盒"(Lunchable)套餐,它有效地把饭菜装进了塑料托盘中,把孩子当成了狭窄的长途飞机上无法就近获得新鲜产品的乘客。2002年,典型的"Lunchable"套餐包含三个餐格,分别是一个"无须加热"的小热狗,三个白面包卷,一些奶酪片("好的钙源"),还有一小袋番茄酱。[48]这就是所谓的孩子的全面均衡午餐,而且"吃"这种午餐还不用大人帮忙。孩子们真正想要的就是别人能把他们当成大孩子来对待。一名市场研究员每年平均研究 4000 名儿童。他发现，孩子们最大的希望是掌握"控制权"。[49] 产品越是能满足他们想被当成大孩子对待的愿望，就越畅销。这种对食物供应拥有自主权的愿望也是早餐麦片能成为热销儿童食物的部分原因。这名市场研究员说，"即便只是倒出一碗麦片，往里面加牛奶这样简单的行为都能赋予孩子控制权"。[50] 同样的，番茄酱之所以成为孩子最爱的食物，部分原因也在于它是一顿饭中孩子能自己添加的几样东西之一。

到了 20 世纪 90 年代中期，法国 4 岁至 7 岁的儿童中，77% 有权决定家里买哪种早餐麦片，58% 能选自己想喝的酸奶。[51] 这还是在法国，主要决定家里吃什么还是父母，或者说我们以为情况是这样的。但健康的育儿食品又怎敌得过成百上千种新推出的、大肆宣传的调和食品呢，毕竟这些食品都是精心设计过、能激发孩子新奇感的东西。这些食品的标签中有大量旨在减轻父母负罪感的信息，比如"得到儿科医生认证的"甜饼干，牙医推荐的无糖果肉饮料，还有不计其数的甜酸奶和酪乳会有"含钙"声明。看到这些你会觉得不给孩子买那些亮橙色的奶酪片其实是在忽视他们的健康。

很早以前，我们就已经通过婴儿食物发现了，孩子需要属于他们的特殊食物。这些食物应该像宠物食品那样，有独特的吸引力，而且与人类饮食主流完全不同。焦虑的新生儿父母很容易会觉得，该给宝宝吃那些袋装或罐装的食物，而不是混搭的家常菜。一项针对 5000 名英国妈妈的调查研究发现，只有 35% 的妈妈给宝宝吃过她们前一天给自己准备的食物，[52] 82% 的妈妈给孩子吃过罐装食品。虽然这些婴儿食品的标签中声明了各种营养成分含量，但可能远不如家里自己做的食物泥营养丰富。关于"强化型断奶食品"的一项分析表明，其中的维生素和矿物质含量都不及传统的土豆蛋黄泥等育儿主食。[53] 家长在给还不会说话的宝宝选择食物时，无法假装自

第三章 儿童食物

己的选择是因为受到了孩子"缠磨功夫"的控制,但他们还是会被婴儿食品盒上那些小脸粉嘟嘟的宝宝,满足地吃着苹果甜点和草莓甜点的形象所吸引。

父母们告诉调研小组说,他们会妥协于孩子的"缠磨功夫",其中一个原因是考虑花费。即使孩子没坐在超市的手推车里,要求你立即、马上、即刻给他买火车头托马斯的酸乳酪,不满足要求他就会抓东西,气得满脸通红,你还是会担心如果买的食物孩子不喜欢,那可能就会犯下昂贵的错误,食橱里的食物就都会被剩下。美国某研究公司跟妈妈们一起去采购杂货时发现,就连一岁大的孩子都能影响父母买什么。孩子提出的想吃某种食品的要求,三次中只有一次会被父母拒绝。这一点与宾夕法尼亚州赫尔希儿童医院喂养项目主任基思·威廉斯博士的经验很吻合。威廉斯博士说:"'虽然应该是父母给孩子提供什么,孩子就吃什么,'但我们的临床经验表明,'是孩子想吃什么,父母就给他们提供什么'。"[54]

现在并不是所有父母都会给孩子吃"小孩子食物"。在过去十年,出现了很多对不健康儿童菜单的抵制行动。2009年的一项调查研究发现,美国儿童菜单中的蔬菜越来越多,不全是炸薯条了,[55]甚至麦当劳的儿童菜单中都出现了有机胡萝卜条。在杰米·奥利弗(Jamie Oliver)的努力下,英国在2005年再次改革校餐,菜单中删除了火鸡卷以及类似的加工肉制品。在美国,米歇尔·奥巴马(Michelle Obama)通过"让我们动起来"行动促进儿童进行更健康的饮食。但在英国和美国,引入更健康的校餐备受争议,因为很多新出现的水果和蔬菜都是从"餐盘到垃圾箱",孩子们几乎没动过。正如一篇文章中写到的,只吃过"小孩子食物"的孩子们拒绝吃自己不熟悉的饭菜。[56] 有人认为,这种拒绝表明,比起健康的家常菜,孩子们天生更爱吃"小孩子食物"。但我们真正该从中得出的教训是，要进行有效的饮食改革，必须同时改变个人的饮食方式。孩子只有培养起健康均衡的饮食口味，才能从健康均衡的午餐中受益。

尽量不让孩子吃那些以儿童食物名义推出的垃圾食品，避免随之流行的儿童食物过敏，已经把一些有钱父母变得有点神经质了。现在有些家庭对儿童食物的监管比20世纪早期卢瑟·埃米特·霍尔特的监管更加严格。他们让孩子吃绿叶甘蓝当零食，糖是绝对的"禁忌"食物，含白面粉的食物都被怀疑是有问题的食品，那种谨慎程度堪比对待毒品。记者佐薇·威廉斯说，"倡导天然饮食的家长们"把葡萄干称为"婴儿可卡因，以此来强调它不可思议的美味，以及严禁给儿童食用的性质"。[57]在危险时期，食物是一种能保证孩子安全的方式，而我们有充足的理由认为，当前孩子们正面临着食品环境的威胁。

要在这样的食品环境中保护孩子，我们不能把他们放进一个透明罩里，保证里面所有的食物都是健康营养的，我们要做的是培养孩子的饮食技能，更好地应对这种食品环境。这种纯净的儿童食物与不健康的小孩子食物同样涉及一个问题，那就是孩子长大后会怎么样？我们设计所有"儿童食物"的前提都是：如果有一天你不再是孩子了，你就不会再吃这些食物了。

那些还没完全被西方饮食同化的人说，他们发现"儿童食物"的范围很奇怪，婴儿食物就是一例。与人们传说的相反，事实上，印度婴儿的断奶食物并不是特别辛辣的东西。孩子一岁前吃的食物可能是各种清淡的蔬菜糊糊，里面会加酥油来增加热量，也可能是煮得很软的牛奶麦片。粗面粉布丁被认为是很好的婴儿食物。它是一种用粗面粉，加糖和牛奶做成的东西。换句话说，它跟米布丁没什么差别。但孩子一岁之后，就会逐渐地跟家里其他人吃口感和口味都差不多的食物,只是父母会特别保证食物能给孩子提供足够的蛋白质。在印度,孩子的食物只是食物而已。它的质量好坏、充足与否都取决于你出生在一个什么样的家庭中。在上面印度的情况中,孩子的食物并不一定是长大后就不能再吃的东西。在西方国家,我们认为孩子长大后就不会再吃儿童食物了,但事实并非如此。

*

"二战"期间,美国人类学家玛格丽特·米德(Magaret Mead)曾担任美国国家研究理事会饮食习惯委员会常务秘书。米德要弄清楚的一个问题就是如何才能改变人们的饮食习惯。[58]当时提出这个问题是因为担心如何成功说服美国人接受战时的食物匮乏状态,特别是肉类匮乏状态。米德看到,人们确实会经常改变自己的饮食行为。但当一种饮食受到制约时,人们很容易培养起相反的饮食行为。她举了一个童年的例子,当时家里的孩子比父母吃的肉少,喝的牛奶更多,吃的蔬菜也更多:

> 一代又一代的孩子在被抚养长大的过程中发现,他们习惯吃的食物中,有些食物是被鼓励多吃的,而有些是被要求少吃的。他们会被鼓励去选那些"对健康有益的"食物,这被看作是一种道德选择。各种形式的劝说和奖励都在暗示,大多数孩子,尤其是男孩子长大后可能会故意选那些对他们身体无益的食物。[59]

米德意识到,婴幼儿食物的概念是建立在一个双重标准之上的。如果说真的存在一个人生阶段,避免吃所有不健康的食物是非常重要的,那随之而来就会有另一个人生阶段,孩子突然被允许、甚至是鼓励吃这些食物了。最明显的一个例子就是酒：在很多家庭中，父亲把儿子灌醉算是一种成人仪式。这样的例子还有，如果你是个男孩，长大后就可以安心地吃牛排，不吃绿色蔬菜，没人会说你这样做不对，甚至这样做还能增加你的男子气概，说明你不是个长不大的小男孩。

对于女孩来说也是一样的，饮食规则也会在她们即将成年的时候发生变化。美食作家伊丽莎白·戴维就曾回忆起能自由离开育儿房，到楼下客厅跟大人们一起喝茶的美好时光。[60] 突然间，父母就允许她吃精美香甜的蛋糕，美味可口的小个三明治等这些有滋味的食物了，再也不用被迫喝牛奶或吃米布丁了。不再吃"婴幼儿食物"是比较容易的事，因为从来都没人期望你会喜欢这种食物。

但我们容易忽略掉的是，如果长大后不再吃那些不健康的、加了大量调料的"小孩子食物"会出现什么情况，或者说他们真的能不吃这种食物了吗？你有没有发现，当有人说某些东西特别好吃的时候，常常会提到童年。他们说到冰淇淋圣代时会说，"太好吃了，它让你感觉自己又回到了童年"。这不仅说明了冰淇淋奶油丰富，巧克力汁美味，而且说明作为成年人，你可以心安理得地吃冰淇淋了。戴维·张在纽约和多伦多经营的百福餐厅供应一种叫作"牛奶麦片"的甜品。顾名思义，它的味道应该像吃完脆玉米片后剩在碗里的牛奶一样。它的味道也的确如此：带着麦芽香，像牛奶一样，味道甜甜的，有普通的，也有冰淇淋那种冷冻的。

从理论上来讲，我们应该都已经成熟到能抛弃那些幼稚的口味了。我们吃糖果的习惯变成了喝咖啡，蔬菜沙拉成了我们饮食中的一部分，我们开始喜欢浓咖啡、菊苣、金巴利酒和苏打水等苦味的东西，会在甜点中加上提拉米苏之类的酒精，会用豆蔻这种有挑战性的成分来调味，就好像要用这种方法来防止它们变成儿童食物似的。现在有很多流行的晚宴菜品都会夸张地加上一些让人吃过一次就不想再吃的成分，比如鸡肝酱面包、焦糖芽甘蓝、茴香奶汁烤菜。这也就是为什么只有少数的幸运儿才会喜欢这些食物。

但根据我们过去几十年对全球饮食的了解，现在显然有很多大人和孩子已经习惯了一生都吃"小孩子食物"，也就是那些甜甜的、咸咸的、不用费力咀嚼和吞咽，又经过过度加工的东西。在连锁餐厅的菜单中就可以看到，成年人出去吃饭往往想得到的是孩子般的慰藉。通过甜甜咸咸的肋排、裹着面包屑的炸鸡，还有奶酪通心粉之类的食物就能得到这种慰藉。

巴里·波普金（Barry Popkin）教授收集了全球过去几十年膳食结构变化的数据。波普金发现："从全球范围来看，我们的饮食能量密度和甜度都越来越高。同时，高纤维食物被加工食品所取代。全球饮食方式差异巨大，但大多数国家的主要饮食似乎都有此趋势。"[61]

这说明"小孩子食物"培养起的口味具有持久的有限性，不断趋同，还非常不健康。"小孩子食物"比"婴幼儿食物"对我们口味的影响更持久。这不仅是因为糖霜麦片和芝士条这些食物客观上确实比米布丁更好吃，而且还因为不会有人强制要求你"必须"吃它们。

过去五十年，全球饮食口味已逐渐缩减成了 SFS 口味，也就是糖、脂肪和盐的味道。无论你在快餐店里点汉堡、沙拉酱，还是苹果派，它们可能都是同一种味道：不是酸酸甜甜的，而是咸咸甜甜的，里面还藏着大量脂肪。这一点影响很大，因为正如我们所看到的，味道有一种强大的能力，它能在我们的记忆中留下印记，进而驱使我们做出食物选择。童年时反复吃 SFS 食物，会让我们以为所有食物都应该是这个味道。这种趋同的甜咸口味在很多成人零食中也非常普遍，比如椒盐脆饼、盐味焦糖、手撕猪肉三明治等食品就都是这个味道。

"婴幼儿食物"会让大多数人长大后为了摆脱米布丁岁月的束缚而去吃更多美味的东西，但吃"小孩子食物"长大的孩子可能会处于一种发育不良的状态。一组研究人员在2002年设计了一项为期五年的调查研究。他们以70个家庭为案例，来判断孩子在3岁到8岁之间的口味是否会发生变化。结果不出所料，几乎所有的案例中，孩子从3岁到8岁期间喜欢吃的食物都没有变化。但真正令人惊讶的是，8岁孩子与他们母亲的口味竟是那么一致。妈妈们的确已经学会了不再讨厌那些会让八岁孩子感到崩溃的食物，她们更敢于吃生洋葱和青豌豆这些食物。但她们最"喜欢的"食物跟8岁孩子喜欢的"小孩子食物"却是一模一样的。她们喜欢的食物清单就是一份毫无营养的食谱。无论是大人还是孩子，几乎所有人最爱吃的东西都是爆米花、白面包卷、炸薯条、巧克力饼干、牛肉碎、汉堡包、甜甜圈、加工奶酪、薄饼、糖浆、松饼、披萨、白糖。清单中的健康食物只有苹果，研究中有大约69个孩子、70位母亲表示自己喜欢吃苹果。[62]

如果父母和孩子都在吃"小孩子食物"，那么可能是时候给这种食物改个名字了。"小孩子食物"开始是一种不同于普通食物而独立存在的东西。但现在，它越来越接近于一种适合各年龄段人群吃的新型普通食物了。这种情况的危险之处在于，如果成年人也有了孩子般的口味，那么所有人就都很难打破这个恶性循环了，也就无法体会真正的食物所带来的快乐。

生日蛋糕

近些年出现了一种叫作冰淇淋"生日蛋糕"的东西。这种花哨的彩色甜品里满是彩虹糖果粒、糖霜块和大块的蛋糕。它的设计初衷就是要让它吃起来像你过6岁生日时妈妈做的冷冻蛋糕。那时候,你会给朋友分几片蛋糕,用生日派对纸巾包着,潮乎乎地让他们带回家。不过你现在已经不再是6岁了,这也不是你的生日。

这说明我们的饮食出现了问题。冰淇淋生日蛋糕的设计是要唤起我们每年吹一次蜡烛、和家人共享大餐这样的特殊记忆。但如果想吃就随时都能从一个锥形杯里吃到这种蛋糕,那它的整个设计也就失去意义了。冰淇淋生日蛋糕的存在说明,我们再也无法区分节日食品和日常食品了,我们也不确定自己到底是孩子还是大人。

由于孩子的生活中有了很多其他甜食,生日蛋糕在他们心中的情感分量本该有所减轻,但事实恰好相反,它的分量反而变得更重了。生日蛋糕已经完全成了一种父母对孩子表达爱的方式。《蛋糕》一书的作者妮古拉·亨布尔(Nicola Humble)说,"每年我都发誓不要把儿子的生日蛋糕弄得太夸张,结果蛋糕的结构变得越来越复杂,做起来也越来越费时间,越来越离奇古怪":有宝箱蛋糕,有住着杏仁蛋白糖外星人的星球蛋糕,还有带神秘墓穴的金字塔蛋糕。63

生日蛋糕是我们最难割舍掉的一种童年食物。凯瑟琳·曼斯菲尔德(Katherine Mansfield)的《花园派对》中的女主角看着一盘奶油泡芙说:"这让人想起参加过的所有宴会,是吧?"很多饮食问题的原因在于,大家会觉得拒绝同事在生日时请你分享一块蛋糕的要求有点残忍。你不想成为那个在派对上破坏游戏规则的坏小孩。

这个问题不在于生日蛋糕本身,而在于这种不需要什么仪式就随时都能吃

到甜食的食品环境。育儿书籍作家帕梅拉·德鲁克曼(Pamela Druckerman)提到,法国家庭会用自制的酸奶蛋糕教孩子学习延迟享乐。孩子上午会帮忙做蛋糕,但必须等到下午才能吃蛋糕。这是一种很有用的练习,也适用于成年人。健康饮食也可以偶尔吃些蛋糕。但能够等待是有益的事:并不是说让你等上一年,但至少要能等上一两个小时。

第四章

喂　养

> 关于童年，他印象最深的一点是，妈妈总是用一种严厉的、祈祷式的语气催他吃饭，"吃点吧，吃点吧，不然我就要死了"。
>
> ——希尔德·布鲁赫（Hilde Bruch），1974年
>
> （描写的是纽约一位中年医生患有心脏病，却无法瘦下来）。

自从我父母离异后，爸爸就常送我到车站坐火车回妈妈家。即便是我们刚吃过午餐，他也会在分别前给我买一本杂志看，并且给我"再来一样东西"吃。我可以选任何东西。我发现，在火车站焦急候车的时候，无论我想要什么爸爸都会买给我，就连一整盒闪亮的麦提莎巧克力这种麦芽牛奶巧克力球也可以。以前这种甜食只有难得去电影院或剧场时才能买，父母还要仔细地把它分给家里四口人。现在的食物规则变了。在坐火车回家的路上，我专心读着《嘉人》杂志，吮吸着巧克力球的松脆蜂巢，直到上腭都感觉疼了也没有人会阻止我。

我一开始以为在火车站买这些吃的主要是因为我自己想吃，想寻求那种嘴里充满碳水化合物的快感。用荷马·辛普森的话来说

就是:"嗯,会让人长胖的。"后来的情况就变得复杂了。大约到我 16 岁的时候,我意识到自己的体重在不断增加。当爸爸要给我"再来一样东西"的时候,我的脑海里就会有个声音,告诉自己要说不饿或者要一罐无糖可乐。但我很少能做到这一点,因为这些零食奖励实在太棒了,不仅味道好,而且还能让人产生价值感:如果大人用食物奖励你,那一定是因为你做了好的事情。很多年后,我每次坐火车旅行都会条件反射式地给自己买一些甜食和其他东西吃。

很久之后,我成了一个母亲,每当孩子的朋友来家里玩,我都会热情地给他们准备几盘饼干和牛奶。那时我突然意识到,其实父亲当时想奖励的人主要是他自己。离婚这件事让他感到十分痛苦。于是,他扮演成零食的使者,慷慨的供养者,以便让分别给我们造成的痛苦少一些。给孩子他们爱吃的东西能赋予自己一种英雄的光芒,这种感觉就像自己吃到食物一样美好。看到孩子被喂饱会让你心安理得地认为自己履行了做父母的义务,就像母鸟把虫子叼回巢穴一样。在我父母离异后的那些年,我姐姐大多数情况下都不会接受父亲提供的食物、零食或其他东西,只有我这个孩子还会被这些好吃的收买。我很乐意接受这些食物,就像张嘴等食的小鸟一样。

*

我们的大多数饮食方式都是通过父母喂养我们的方式形成的。作为孩子,你以为大人们知道自己在做什么。但其实他们往往只是凭借着自己成长过程中继承来的看法和偏见,一顿饭又一顿饭,竭尽所能地解决问题罢了。有些家长会用食物当安抚奶嘴,让孩子保持安静;有些家长会因为孩子表现不好就不给他们吃零食;有些家长不敢给孩子吃对他们的肠胃太油腻或太奇怪的食物，而且还会把对这种饮食的焦虑情绪传递给孩子。食品的发展趋势每十年就有一次大的变化，但我们默认的饮食方式很大程度上是由上一代人对待食物的复杂态度决定的。几乎所有的父母都希望给孩子最好的东西，但他们常常放不下过去曾受过的委屈，以至于看不到眼前真正的问题，无法区分孩子的需要和自己的欲望。曾在压抑环境下被迫吃蔬菜的父母看到孩子能吃那种自由选择的电视餐，就会感到开心。曾经挨过饿的父母看到孩子吃东西就会感到开心。喂养与饮食一样，也是一种习得的行为。大多数父母的喂养方法都是建立在过去的价值观基础上的。那时候人们要防止孩子吃得不够，而不是吃得过多。但现在，鼓励孩子再吃一口已经不是保证他们安全的方式了。

并不是所有的孩子都存在过度喂养的问题。如果孩子没有得到合理的喂养，最明确的表现就是吃不饱。美国 2 岁到 5 岁的儿童中有多达 5%—10% 的儿童发育不良是因喂养不足引起的，而非腹腔疾病等器质性病因。[1] 医学术语"发育不良"（failer to thrive）的意思是婴儿未能得到足够的食物供其正常生长发育。贫穷是造成世界各国儿童发育不良的最大危险因素。在贫穷的情况下，营养不良是不可避免的，或者说至少不是人为故意造成的，但也可能有其他原因。喂养是父母和孩子之间一种复杂的相互作用。有时候孩子发育不良有部分原因是孩子不吃东西，这反过来又加重了妈妈的喂养焦虑情绪。但在很多情况下，孩子发育不良说明父母在育儿方面存在其他严重的问题。[2] 一项调查显示，如果孩子有非器质性发育不良，他们的妈妈中有高达 80% 的人曾受过虐待。[3] 孩子吃不饱通常说明他家里有人酗酒或吸毒，或存在家庭暴力。最糟糕的情况是，父母可能会有意不给孩子吃东西。想想这真是可怕，难怪有时候我们会觉得喂养就是对孩子的疼爱。

喂养孩子是一份巨大的责任。肩负起抚养别人的重担，直到他们能养活自己为止，这是一项花费很高、吃力不讨好、又常常令人反感的任务。在资源匮乏时，多一张嘴吃饭就必须要牺牲和减少家里其他所有人的食物分量。在发展中国家，推广婴儿配方奶粉的问题不只是用不干净的水进行人工喂养很危险，还有买配方奶粉会花掉家里很多钱。在孟加拉，一名工人 1/3 的收入可能都要用来给宝宝买配方奶粉。

但当食物变得价格实惠，数量又充足的时候，喂养孩子的态度就好像开始有变化了。不过把一碗意大利面弄到底朝天还是一点儿也不好玩儿的事，也没有任何厨师能受得了孩子因为觉得口感"太粗糙"而把自己精心烹制的砂锅菜吐出来，这实在太伤自尊。家长们会站在公园的儿童秋千旁，相互吐槽喂养孩子的麻烦事。我们会抱怨说，随时都得在包里带着"健康的"零食，结果弄得包里全是乱七八糟的米糕渣，还有被压烂的杏干，这让人感觉很烦闷。孩子吃午饭的时候挑食，半个小时后却又说自己饿了，这样多让我们抓狂。我们一直不停地在做饭。每当又要做早餐的时候就会想，我昨天不是已经做过早餐了吗？这么快又要做一顿。

但在这种朋友般的抱怨中，几乎没人会偷偷告诉你这样一个真相，那就是喂养孩子可以是件很有趣的事，给孩子吃零食更是件有趣的事，因为这时候爱不爱吃已经变得不重要了。喂养孩子像是父母给孩子的最简单的爱。我们会因为在学校大门口给孩子送上一个拥抱和巧克力可颂而感到开心，会因为看到孩子见到生日蛋糕时眼前一亮的样子而激动，会因为在大热天里到冰淇淋摊给孩子买一支冰淇淋而兴奋。你在童年时至少有十年都很爱吃棉花糖，你会幻想它的温暖、蓬松和甜蜜，现在有个理由能再买棉花糖让你觉得很兴奋。当我们说一些事情容易做到的时候常常会说，这"就像从一个宝宝手里拿走糖果一样"。但其实我发现，宝宝会牢牢抓着这些糖果不放。真正容易的是一开始给他们糖果的时候。

喂养可以是一种廉价的刺激，它能给人带来很多乐趣，甚至连小孩都想通过表演喂饭来获得快乐。喂养的冲动不亚于吃。看小家伙们狼吞虎咽地吃零食会让人感觉很满足。从很大程度上来说，喂养宠物的一大乐趣就是把宠物爱吃的食物带回家，看着它们把食物全都吃光。不管这种食物是罐子里的金鱼片，还是被仓鼠狼吞虎咽地吃下去并存到颊囊里的麦片。我们常常以为，想往别人嘴里塞食物的冲动源于强烈的母性或父性本能，喂养别人是一种尽职奉献的行为，因为你要把别人的需求看得比自己的更重要。大多数情况的确如此，但我们还是要解释一下，为什么有些最不具母性或自我牺牲精神的人，也会认为喂养是一项很有意思的活动。我指的是那些电子游戏玩家们。

吃豆人游戏（Pac-Man）在1980年被引入日本和美国的游戏厅，并迅速成为热门游戏，改变了整个电子游戏行业。这款游戏名取自日语词汇Paku-paku，意思是嘴巴张合时发出的声音。如果游戏打得时间够长，屏幕上就会出现樱桃、草莓、橘子、苹果和葡萄。吃豆人吃掉这些水果就会转化成能量，也就是说，接下来的一定时间里，他每吃一个豆点获得的分数都比之前更高。吃豆人吃掉的不是普通的人类食物。但这款游戏的吸引力在于看小家伙吃掉奖励会给玩家带来快乐，这一点被很多其他游戏复制应用。

电子游戏设计者们会用一种通用的语言表示美食。无论你是在墨西哥，还是在莫斯科玩游戏，游戏屏幕上总有些东西能让你一眼就看出来是喂给游戏人物的好东西。它可能是一个汉堡包或一个夹番茄酱的热狗，但它最有可能是一些甜食，比如一块长方形的巧克力、一支冰淇淋圣代或一个挂糖浆的炸面圈。一个秋日的清晨,在一家咖啡店里,路易斯·吉廖蒂(Luis Gigliotti)说,"全世界的人都知道甜食太好吃了"。吉廖蒂是一位游戏创意总监,他有20年的游戏设计经验。他为游戏机、网络游戏、平板电脑等几乎所有平台都设计过游戏。我第一次见他也是在这家咖啡馆。当时我无意中听到他正与别人热烈谈论着看一只狗吃花生酱有多"爽"。吉廖蒂戴着一对耳环和一顶洛杉矶道奇队棒球帽,两条手臂上全是文身。他设计的游戏有侠盗猎车手、鬼泣这种"打打杀杀"的大型玄幻游戏,也有让人"上瘾的"免费小游戏,里面有可爱的形象,也有快速博弈。

吉廖蒂随处都能发现潜在的游戏设计元素。他看到一块油酥点心,就能想出一个幸福符号。他指着各种肉桂卷和羊角面包问道:"为什么它们会被摆在柜台上?""它们是用来让我们感到饥饿的。"这么多年来,吉廖蒂已经清楚地了解到玩家们会把什么东西看成是"食物类的"美食。他说,颜色很重要。不论玩家是男性还是女性,"粉色都是只有好处没有坏处的颜色,"红色,甚至是蓝色也都很有吸引力,但绿色通常不行,因为它常常会让人联想到疾病。这也就是你很少在电脑游戏中看到绿叶菜作为治愈工具的原因之一,虽然这并不是唯一的原因,但看游戏人物吃绿色菠菜带给我们的成就感确实没有看它们吃粉色蛋糕时的成就感那么强烈。另外,深棕色的烧烤类食品也很有用。"一只棕色的火鸡或一只加配菜的热气腾腾的精美烧鸡就是一顿大餐的代名词。"但最能代表"美食"的还是甜的东西。

用美食喂养电脑游戏人物显然与喂养真正的小孩儿不一样。有时你会与一个英雄产生强烈的共鸣,就好像自己在享用美食一样。虽然食物和游戏人物都是虚拟的,但是喂养游戏人物所得到的回报感却是真实的。你会想看到美食被吃光,想看到游戏人物露出笑脸。如果这样的情况能出现的话,你就会自我感觉良好。吉廖蒂说,所有游戏的关键都在于创建出一种主要人物角色与他们的世界之间的联系。尽管这些图像是虚拟的,但感觉却是真切的。"一旦引起一种共鸣,所有那些让你感到开心或悲伤的东西就也会对屏幕上的游戏人物起作用。"

我见到吉廖蒂时,他正在设计一款新游戏,游戏主角叫鲨鱼宝贝。她是个扎着麻花辫的,惹人喜爱的小女孩。但每当她看到喜欢的东西就会眼睛后翻,变成一只鲨鱼,吞掉她看到的一切能吃和不能吃的东西。玩家的任务就是要努力用美食安抚鲨鱼宝贝,让她在冒险的旅途中不对自己或其他人造成太大的伤害。在一个场景中,鲨鱼宝贝要努力跨过一个危险的峡谷。她的朋友是一只虚拟的老虎,它有个魔法袋子,里面装着"好吃的蛋糕",能帮她安全跨过峡谷。我们的任务是从袋子里取出蛋糕,并用它指引鲨鱼宝贝跨过峡谷。给她吃蛋糕赋予了我们自己英雄主义的光环。吉廖蒂说,我们这样做所获得的感受跟做慈善或帮助陌生人时的感觉差不多。

在吉廖蒂自己的生活中,他并不需要靠吃粉色蛋糕来维持生命,也不会和虚拟的老虎做朋友。他和妻子有个宝宝,他们只给他吃"有机食品"。他说,妻子不赞成那些家长们给孩子买快餐的做法。但设计游戏时,他用的是一套不同的价值体系。吉廖蒂出生在阿根廷,母亲是意大利人,厨艺很棒。小时候,家里的钱总是不够花,肉是一种稀有的奢侈品。他9岁时全家才搬到美国。他们在美国创建了新生活后,母亲很不理解为什么儿子会带素食的朋友回家。你以前不是特别爱吃肉吗?现在肉就摆在眼前,你怎么又不吃了呢?

路易斯·吉廖蒂在构思游戏设计时的想法很像他节俭的意大利

裔阿根廷母亲。他母亲永远都无法想象在喂养孩子的过程中会出现过度喂养的问题。他告诉我说，我们想给游戏中的人物喂甜食，是因为甜食"不是每天都能吃到的东西。为什么甜点是一餐里的最后一道菜呢？因为它是一种奖励。糖是一种奢侈品。如果你很穷，你就吃不到甜食。如果你能买得起甜食，那就说明你的生活过得还不错"。他脸上挂着加利福尼亚式的纯洁微笑。我们又看了一眼咖啡厅吧台上成堆的零食，我俩都买得起，但我们都不会去吃。

我们用食物奖励孩子的方式是在一种关于食物的民间记忆基础上形成的。在西方国家，这种食物供应已经消失几十年了。曾经的白糖非常稀少，所以它看起来像雪花一样闪耀。我们想用食物让孩子开心是一种充满爱的表现：要把甜食给我的小宝贝吃。这种动机是慷慨的，所以我们很难发现这种做法现在已经没有意义了。劳拉·英戈尔斯·怀尔德（Laura Ingalls Wilder）的《草原小屋》一书中写到，世交爱德华兹先生冒着生命的危险，跨过一条惊涛骇浪的河，把圣诞节糖果带给劳拉和她的妹妹玛丽。这两个女孩一年只能吃到一次糖果。她们看到条纹图案的薄荷口味拐杖糖和"纯白面做的，加白糖的"心形小蛋糕时欣喜若狂。"想到喝一杯饮品，吃一块蛋糕，来一支棒棒糖，"劳拉忍不住舔了一口薄荷味拐棍糖。"而玛丽没那么贪吃。"但在当今这个到处都是白面蛋糕，成打的拐杖糖不及一条面包贵的年代，一份甜食的意义可能就不同了。现在孩子们能吃到各种各样的甜食。他们在圣诞节上看见一只拐杖糖的反应不是快乐，而是会埋怨牙膏的薄荷味影响了糖的甜味带来的刺激感。现在很多家长担心的不是孩子没有圣诞节糖果吃，而是收到圣诞节糖果的时候，万圣节的糖果孩子都还没吃完呢。但爱德华兹那种给孩子吃甜食来表达爱的精神现在依旧在延续。

尽管现在我们不用再游过惊涛骇浪的河了，我们还是觉得自己愿意做"任何事"让孩子美美地大吃一顿。现在还存在一些大人宁可牺牲自己的快乐也要喂饱孩子。中国很多父母在外工作，孩子就都由祖父母照看。在城市中，由祖父母照看的孩子比例高达50%-70%。为了他们的家庭，这代人放弃了自己期望过上的老年休闲生活。如果没有他们无私地照顾孩子，很多家庭恐怕都无法运转了，中国的经济恐怕也会出现停滞。中国有个成语叫"含饴弄孙"，意思是"含着糖逗小孙子玩"，它描绘的是祖父母悠闲地吃着糖，看着孙子玩耍这种享受天伦之乐的幸福场景。但事实的情况更可能是小孙子吃着糖，祖父母在费力干活。对东南沿海城市厦门进行的一项调查发现，老人工作了一辈子之后，现在比以前过得更辛苦，他们要洗衣服，监督孩子做作业，还要接送孙子上下学。[4]

祖父母一般会负责买菜做饭，而且对自己很节俭。厦门一位祖父告诉研究人员说，他自己吃便宜的腌菜，用省下的钱来给9岁的孙子上学。但祖父母在喂养孙子上却毫不吝啬。在独生子女政策下，家里所有好吃的东西就都进了一个孩子的嘴里。2003年到2004年，来自瑞典和中国的一组公共卫生专家采访了一些孩子的父母和祖父母。这些孩子就读于北京两个不同区的四家幼儿园。[5]他们往往跟祖父母爱吃的东西一样，有的爱吃咸的，也有的爱吃甜的，有的爱吃面条，也有的爱吃米饭。他们的饭量也取决于用食物表达"爱和关怀"的祖父母。在很多情况下，他们都给孩子吃得太多。这种过度喂养不是偶然的，其背后存在一定的原因。所有受访的北京祖父母们都清楚地记得自己经历过的食物短缺时期。正如我们所看到的，这样的记忆不可避免地会扭曲人和饮食的长期关系。一位祖母说："生活的幸福就在于想吃什么就能吃什么，想吃多少就能吃多少，想什么时候吃就能什么时候吃。"另一位祖母说，看孩子吃东西让她感到非常快乐。"我孙女的食欲一直都很好。什么时候喂她，她都张嘴等着吃。我非常喜欢喂她吃东西。"[6] 这些家庭有一种意识，那就是不惜一切代价也要满足孩子的食欲：花很多钱买足够的肉给孩子吃，让他变"强壮"都是值得的。有些人每天下午去幼儿园接宝贝时还会带上一些零食，还有些人会用食物奖励孩子取得好成绩。对祖母来说，如果孩子在钢琴比赛中获奖，就该给他买"很多炸薯条"作为奖励。

这一研究中的孩子平均年龄四岁半，一半以上都存在肥胖问题。有几位祖父母认为，孩子胖是好事，因为胖孩子能长得高大强壮。这种看法是在他们关于饥饿年代的记忆基础上形成的，之前的几代人并没有这种对肥胖的错误认识。世界各国一直都认为婴儿肥是防止孩子在发育中出现营养不良的保证，现在有些地方也还是这样认为的。法国有句谚语说，"要保证充足就要有盈余"。一位英国医生在1912年提出，虽然过度喂养存在"一定量过剩"的风险，但它比营养不良的危害要小得多。所有婴儿肥都能在下个快速成长期被迅速甩掉，因为"只有成年人才会过度饮食，发育中的孩子几乎不会营养过剩"。[7]

这个观点在当时听上去很有道理。那些最可能熬过饥荒的人往往是最胖的人。公元前108年到公元1911年间，中国发生过1800次大饥荒，之后又出现过几次饥荒。北京的这些祖父母们在20世纪60年代的食物短缺中幸存了下来，而且他们可能记得自己那时就是个胖孩子。在食物短缺中幸存对所有人来说都很难，对孩子来说就更难了。19世纪40年代，一位在波士顿的爱尔兰天主教观察员说："孩子们几乎都是难逃一死。"他刚逃过爱尔兰的饥荒，又在美国遭遇了食物短缺。除非父母在丰收后，食物充足的时候让孩子储备好脂肪，孩子才能勉强跨越春季食物不足时的"饥饿鸿沟"。[8] 如今，在冈比亚的荒年"饥饿季"，成年人可能会瘦下去五六公斤，也可能会消耗掉 50% 的脂肪。但如果是孩子,消耗掉这么多脂肪恐怕早就没命了,除非他一开始有些额外的脂肪。对我们的祖先而言,经历丰年和荒年已是常事。我们这些后来人似乎继承了被黑尔斯和巴克称作"节俭基因"的东西,很擅长储存脂肪。我们都是饥荒幸存者的后代,而那些幸存者都曾经是胖子。[9]

一位中国祖母说:"如果孩子胖点儿……至少说明我没亏待他。"[10] 另一位祖母因为自己孙女太瘦弱而感到"难过"。祖父母估计的孩子的体重往往不符合孩子的真实体重,这一现象并不只是中国才有,很多族群的老一辈人都觉得胖孩子就是健康的。巴尔蒂什·莱伊是一位营养师,她的工作是劝说那些生活在英国的亚洲家庭进行更健康的饮食。她发现,在中国等亚洲国家的家庭中,给家里所有人做饭的一般是婆婆或岳母。当莱伊温和地指出孩子超重时,常常会遭到大家庭的反对,因为对他们来说,不管科学或医学上怎么认为,如果孩子的小脸胖嘟嘟的,可爱得让人想捏上一把都是件好事。[11]

北京很多父母表示,因为无法改变祖父母喂养孩子的方式而感到沮丧。但由于他们整天都要在外工作,对此也是无能为力。一位妈妈告诉儿子说不要吃糖,但这也只能是说说而已。孩子会说:"好的,那我等你走了再吃。"一位爸爸请求自己的母亲不要给女儿吃太多,但母亲却说她知道怎么喂养孩子,因为她自己的三个孩子都是这么带大的。一个最极端的例子是,一位妈妈说她和丈夫决定要搬出公婆家,因为"只有这样才能避免我婆婆给孩子吃太多"。

在中国的上一代人中,超重的人很少。但现在情况不同了。过去三十年,在中国经济迅速增长的同时,国民体重也在快速增加。官方数据表明,截至 2010 年,中国已经有一亿肥胖人口,数量是 2002 年的 5 倍多。从肥胖人口占总人口的比例来看,肥胖症在中国还远没有在西方国家那么普遍。2010年,中国仅有4.1%的男性体重指数大于30kg/m²,而希腊的这一比例是30.3%,美国更是高达44.2%。[12] 但正如记者保罗·弗伦奇(Paul French)和统计学家马修·克拉布(Matthew Crabbe)在2010年《肥胖中国》(*Fat China*)一书中所探究的,让人担心的是中国的肥胖症增长率比其他所有国家都快,城市中肥胖症增长率更高。由于中国人口众多,现在中国的肥胖人口已占到全球肥胖人口的1/5。正如弗伦奇和克拉布说的,"从忍受饥荒到暴饮暴食只经历了两代人,这是个非常大的成就"。[13]

在某种程度上来说,中国的肥胖危机就像是西方国家肥胖危机的加速版,其原因有饮食习惯的改变、久坐不动的生活方式(汽车取代了自行车,竞争激烈的教育体系导致孩子没时间锻炼身体),还有当代食品产业的影响。中国传统美食极好地平衡了味道与口感,无论是从快感上,还是从健康角度来看都是良好的饮食。但在过去三十年出现了很多新食物,随之而来也出现了很多新口味。城市居民收入增加,市场对外开放,现代人可以买到的食物数量和种类之多都是前几代人从未见过的。中国人喜欢上了很多新奇的东西,比如炸鸡、超市、啤酒、冷冻食品、汉堡包、炸薯条、烹饪酱料、电视餐、汽水、早餐麦片、果酱和披萨等。最让人惊讶的是,大型连锁咖啡店竟然成功地让中国这个饮茶者的国度爱上了牛奶咖啡。红茶中的热量几乎可以忽略不计,而大杯加奶油的摩卡热量则将近400大卡。

这些新奇事物的出现很容易导致人们把中国新的肥胖问题归因于抛弃了传统饮食。迈克尔·波伦(Michael Pollan)的一条健康饮食原则就是"不要吃任何你曾祖母不让你吃的食物"。[14] 吃蓝莓松饼、喝奶昔的中国孩子显然违背了这条原则。但我们不该仓促地将中国的肥胖问题归因于社会现代化。虽然很多食物可能是新的,但喂养态度还是那种老农态度，认为食物充足时就该狼吞虎咽地吃，以便为艰苦时期做准备。中国妇幼保健中心一组研究员针对北京市祖父母们开展的研究发现，这些祖父母们对喂养的普遍看法是，不管孩子是不是吃饱了都不该剩饭；坚决反对浪费；要用大餐奖励孩子好的表现。[15] 从某种程度上来说，中国的肥胖问题说明了人们饮食态度的改变速度不够快，没能适应新的形势。你的曾祖母在当今时代可能也不知道该怎么喂养孩子，因为她从来都没遇到过食物这么富足的环境。她可能也必须得像我们其他人一样，设法应对并适应这个新的食品环境。新的食物供应与过时的喂养知识之间的冲突导致中国的饮食问题比世界其他国家的更严重。

所有这些喂养方法都是为了保护孩子，让他们茁壮成长。这些祖父母们是饥荒中的幸存者，他们希望自己的后代能享用他们从未享用过的东西。但采访他们的研究员说，这些祖父母的慷慨喂养方式正导致他们的宝贝孙子们体重增加。这些肥胖的学龄前儿童并不缺爱。他们并没被疏忽，反而是太被溺爱了。

中国的例子让我们明白，我们急需创造出新的模式来表现慷慨。我们需要找到一种方式，让小份食物也能承载和大份食物同样多的爱。通过食物来保护孩子是最能表现疼爱的方式，但现在我们需要新的方式了。《所罗门之歌》中写道："给我苹果畅快我心。"用爱喂养别人的感觉是这么美好，难怪我们非常愿意喂养别人。这种用喂养来表达爱的形式多种多样。理想情况下，你会通过为孩子精心选择对他们有益的食物来表达爱。想到孩子能在冷天里喝到保温桶里的热汤，你就会感觉很温暖，尤其在你因为无法按时下班回家做饭而愧疚的情况下。但父母用食物表达对孩子的爱，效果并不总是那么尽如人意。父母喂养孩子的快乐感这么强，我们会认为这种快乐一定能让我们了解孩子的真正需求，但实际上它却常常会把我们带往错的方向。

*

古往今来,孩子一直因为不能剩饭这个命令备受伤害。对一些孩子来说,这就是一场痛苦的意志较量:父母或老师会逼迫孩子吃掉不爱吃的饭菜,而孩子则对着一盘慢慢变冷的食物,坐在那儿几个小时也不肯吃。这种状态对双方来说都不会有什么好结果。如果孩子是真的非常讨厌被迫吃的这种食物,那就更不会有什么好结果了。

查尔斯·傅立叶(Charles Fourier,1772—1837)出生在19世纪早期的法国。他是个柔弱的男孩,有着强烈的食物好恶。他的童年记忆里全是学校老师和家长在口味培养方面实施的"暴行"。"我因为不吃那些会让我呕吐的萝卜、卷心菜、大麦、细面条,还有其他有益健康的食物挨过很多打,更不用提产生过多少次恶心的感觉了。"[16] 傅立叶回忆说,在和学校老师一起吃饭的日子里,他常被要求吃讨厌的萝卜。有一次,他企图把萝卜扔掉,结果被老师发现了,还强迫他把萝卜吃掉。

傅立叶在家也常被父亲强迫吃不喜欢的食物。有一次,父亲强迫他吃韭菜,结果导致他生了场大病,父亲这才不再强迫他。这次的事在他的记忆中留下了伤疤。傅立叶成年后做了一名行商,但他会在闲暇时写一些社会理论方面的书。他的哲学基础就是任何人都不该被迫去做违背个人意愿的事。他构想出一个乌托邦,一个和谐的世界。那里的主食不再是面包,而是更符合孩子口味的水果和糖。在他看来,强迫孩子吃他们无法接受的食物是一种虐童行为。

但傅立叶的姐姐卢比的记忆却略有不同。傅立叶是家里的老幺,他有四个姐姐。卢比说,傅立叶是父亲最爱的孩子。她回忆说,父亲严格要求查尔斯不能剩饭是特别喜欢查尔斯的表现。她觉得弟弟"非常挑食",父亲让弟弟习惯"不剩饭"是因为他觉得"没人能料到自己会身处怎样的境地"。[17]父亲强迫弟弟吃饭是希望他能变得更强壮,以便应对这个残酷的世界。父亲"对他的爱就像所有人对独子的爱一样"。卢比说,父亲看到自己最爱的孩子吐了就很后悔自己的所作所为,并保证说以后让弟弟"在吃什么这件事上自己做主"。但对幼小的查尔斯来说,这样做为时已晚。他永远都无法忘记父亲的残酷,而且他以后都不会再吃韭菜了。

有多少父母和孩子多年来为了吃饭这事斗得难解难分。一开始是孩子挑食不肯吃东西,这会让父母担心孩子吃的健康食物不够。比如在上面的例子中,父母就会担心孩子吃的萝卜和韭菜不够,于是他们就会强迫孩子吃这些食物,结果反而加剧了孩子的抗拒情绪,对健康食物的态度也从怀疑变成了厌恶。在这场斗争中,无论最终孩子吃没吃这些食物,谁都不会是赢家。

父母这种做法看起来的确很疯狂,但这往往源于他们对食物稀缺的真切恐惧。只见过战后富足的幸运儿们很难体会到前辈们有多害怕浪费。看到有人把营养的食物推到盘子一边,从来都不会让人高兴,不过这种行为在两次世界大战及大萧条时期更受非议,甚至被视为一种近乎犯罪的自私行为。1940年,《泰晤士报》发表的一篇社论呼吁将浪费食物定为"一种违法行为"。我的祖母出生于1908年,我们每次在她家吃烤土豆时,她就会半开玩笑地背诵这样一首儿歌:

> 最亲爱的兄弟,
> 吃一块烤土豆
> 却扔掉土豆皮

> 这不是罪行吗？
> 土豆皮养活了猪
> 猪又养活了我们
> 最亲爱的兄弟们
> 一二三

幸运的是，我觉得烤土豆中最好吃的部分就是土豆皮了。如果有很多黄油流进酥脆土豆皮的缝隙中，那就更美味了。我是那种从来都不用别人强迫就不会剩饭的孩子。但如果没人跟我说不吃土豆皮是一种罪行，我可能会更爱吃它。

让孩子不要剩饭是一种传统的喂养技巧，它主要源于担心随时可能会出现的食物短缺。这些技巧都是缺乏耐心的办法，是那些没时间坐下来为孩子的食物好恶烦心的家长发明的。但讽刺的是，如果下定决心等孩子把盘子里的食物都吃完，那么这顿饭可能要吃上一整天。在尼日利亚的农村，妈妈们常常会用手给孩子喂食一种被叫作"eko"的发酵玉米面糊。[18] 妈妈们会用手喂食是因为这样比用勺子更快。如果妈妈一天里有八个小时都要在市场做小商贩的话，给孩子喂饭可不是件容易的事。如果孩子不吃手喂的食物，妈妈就会进行强制喂食。观察人员曾目睹一位母亲把手窝成杯状，捂住孩子的鼻子，不让他们呼吸，然后强迫他们吞下玉米面糊。

使用这类技巧的前提是父母比孩子更了解孩子需要吃什么。心理学家利恩·伯奇（Leann Birch）发现，一系列"传统喂养方法"都是为了防止孩子吃得不够。这些方法包括：

1. 频繁地喂孩子吃东西
2. 给孩子吃大分量的食物
3. 对孩子哭闹的第一反应就是给他吃东西

4. 在有食物的时候强迫孩子们吃 [19]

在食物短缺时,这些方法可能是保证孩子茁壮成长的方式。但当肥胖比饥饿的危害更大时,这些方法就不再适用了。

利恩·伯奇牵头进行的很多实验都已经证实,这些传统喂养方法在当代社会中的破坏力很大,会导致"过度饮食和体重增长加速",还会造成孩子在吃饭时情绪不佳。频繁地喂孩子吃东西会让他们忘记饥饿的感觉;大分量的食物会导致孩子过度饮食;用食物安抚伤心的孩子会导致他们认为不开心是吃东西的理由。最后这一点能说明很多问题。如果妈妈认为你所有的哭闹都是因为想吃东西,而不是想要玩耍或睡觉,或是要换尿布了,那么等你长大后,当然也会想用同样的方式来对待自己,你会选择用糖来消解悲伤。

强迫孩子不剩饭让孩子学会了很多东西,但没有哪一样是有用的。如果你被迫吃的食物让你觉得恶心,那你以后就会害怕这种食物,以及给你吃这种食物的人。针对140名大学生开展的一项调查研究发现,他们最讨厌的食物常常源于"被强迫吃东西"的经历。[20] 即便你不觉得这种食物恶心,强制喂食也会训练你不顾自己的食欲就把盘子里的所有食物都吃完。于是,你学习判断什么时候该停止进食并不是靠自己的身体感受,而是靠外部因素。

人们并不是没意识到强制喂食这种方式不好,至少育儿专家们是有这种意识的。育儿手册中反复告诫大家,不要强迫孩子吃他们不想吃的食物。儿科医生 L. 埃米特·霍尔特(L. Emmet Holt)在1923年强调,"如果在平常或在孩子食欲不振的情况下,孩子不想吃东西,就不要继续逼他们吃东西,永远都不该强迫孩子吃东西"。[21] 霍尔特说,强制喂食的后果就是孩子"越来越不想吃这种食物,甚至还可能导致孩子呕吐"。此外,1944年发表的,关于喂养的一篇心理学文章指出,强制喂食,以及在儿童进食方面"大人给予的关注过多"都会"阻碍孩子在饮食方面取得进步"。[22]

但强制喂食确实是一种很诱人的策略。我这么说是因为我对自己的孩子就用过这种策略，为此我感到非常惭愧。埃米特·霍尔特说，家长这么做是源于孩子食欲"不振"导致的"绝望"。他说的是对的，至少我面临的情况就是这样的。我的第三个孩子患有唇腭裂，吞咽比常人要困难。在他很小的时候，我每次给他喂饭都要花上至少一个小时，结果却是大部分牛奶常常涌到他的鼻子上，就白白浪费掉了。在他6个月大接受唇腭裂修复手术以前，我在对他进行哺乳的同时，也会用有特殊橡皮奶嘴的瓶子喂他吃挤出的母乳。尽管我一整天都感觉在喂奶和挤奶，但他还是没长够分量，治疗唇腭裂的护士们都为此感到担忧。我现在回头去看他三四个月大时候的照片，也会被他当时瘦弱的样子吓到，一颗苍白的小脑袋上挂着一双充满信任的大眼睛。

当他开始喝母乳又吃配方奶粉之后，体重又增加了一些。根据护士的建议，在他接受手术前两个月，我们开始用勺子喂他吃食物泥。他吃这些食物会比较容易，吃比牛奶浓稠的东西似乎能让他感觉放松些。他爱吃胡萝卜、捣碎的香蕉，还有各种泥糊状食物。他6个月时进行的手术很顺利。上颚的精细缝合让他现在能像其他人一样正常吞咽。护士说，等他吃的东西够多了就可以回家了。他开始学着喝粥，吃西兰花和炖牛肉，还有各种木豆做的菜。他那时的状态很好。

我才是那个有问题的人。回想起来，我在喂养他的过程中一直有一种焦虑情绪。他18个月大时出现了大多数婴儿都会有的典型挑食问题。当时因为丈夫工作，我们全家到国外出差十周，结果他这种状态就变得更糟了。他比哥哥姐姐都要更挑食，原来他爱吃的东西现在也会吐出来。他变得非常爱吃甜食，会求我给他吃含糖的鲜奶酪和姜饼人。因为《姜饼人》的故事中讲道："跑，能跑多快就跑多快"，所以他管这些饼干叫"跑跑小人儿"，这也可能是因为他很羡慕那些姜饼人能逃跑，避免被人吃。他要躲避的不是被人吃，而是被喂饭。我没能遵照育儿书上的指南，更没有根据自己的常识让他靠自己度过这个阶段，而是开始强制喂他吃东西。

一开始，我会让他"只吃一小口"，往他嘴里塞一小勺我"知道"他会喜欢的食物，然后用表演哑剧的声调说："嗯，真好吃。"这个办法刚开始是管用的，他尝了一口意大利肉酱面或其他东西之后会记得这个味道还不错，于是就自己吃起来了。但我渐渐发现，他越来越多地在尝过一口之后就拼命摇头。我一想到他有一顿不吃饭就觉得很可怕。我想，也许我该对他采取点别的喂养方式了，比如用我的勺子撬开他紧闭的牙关。"记得你爱吃胡萝卜呀！"但他却不记得。

在一次午宴上，有人见我把食物硬塞进他嘴里，就对我说"我觉得你是个很差劲的妈妈"。我强迫他吃东西的次数越多，他吃的食物种类就越少，他后来甚至连蛋糕都不吃了。想到他摄入的蛋白质那么少，摄入的糖分那么多，我就感觉异常的焦虑。他有个阶段只吃香蕉、姜饼人、松饼、干麦片还有酸奶。这几样是我没强迫他吃的东西，也是他还能安全享用的几样东西。现在想想，如果有个高大有力的人逼近你，用一支坚硬的勺子撬开你的牙齿，那是多让人讨厌的事啊，一想到这里我就觉得不寒而栗。杰曼·格里尔（Germaine Greer）在1989年的一次演讲中说："我认为断奶最糟糕的部分就是得适应冰冷的钢铁。"[23] 假装勺子是一列火车或一架飞机只会把事情变得更糟：你想让自己的嘴巴被当成飞机跑道吗？大人们提到自己被强制喂食的经历时，都提到了愤怒、羞辱、背叛这些情绪。强制喂食是一种激情犯罪，犯罪动机是父母想看孩子吃东西。

这跟其他激情犯罪一样，罪犯都忽视了自己爱的人所享有的自主权。

给孩子进行强制喂食的父母总觉得他们这么做在一定程度上来说是有道理的，我曾经就是这么觉得的。2001年，心理学家们让一组学生回忆童年时被迫吃东西的经历。[24] 三分之二以上的学生都有过至少一次这样的经历。在几乎所有的例子中，学生们都提到家长"说这样做都是为了孩子好"。家长对强迫孩子吃东西给出的最常见理由包括避免浪费；让孩子的饮食更丰富；保证他们吃健康食品等。家长会说："你不吃东西的时候，我们很担心你的健康。"在少数几个例子中，强制喂食的理由是要遵循传统。邻近达拉斯的南卫理公会大学学生中，至少有五名曾在新年时被迫吃黑眼豆，因为他们生活的那个地方，新年吃黑眼豆是能带来好运的习俗。还有一名学生就因为不想在7月4号吃热狗被人说"不是美国人"。孩子们最常被家长强迫吃的东西是蔬菜（有49.5%的学生提到）和牛羊肉（有15.9%的学生提到）。

我后来改掉了强制喂食的习惯，儿子也慢慢接受了更多的食物。几个月后，他又开始吃胡萝卜了。当时我蒸了一些短棍面包，跟胡萝卜一起放进了童车里推到他面前，把它们当作是给他的惊喜，他如果喜欢就吃，而不是把它们当作是要逼着他吃的饭。我像点烟火似的站在童车后面一点的地方，他就主动抓起一些胡萝卜吃了。

我想你一定不会用这种愚蠢残忍的方式对待孩子，但还有些强制喂食的方式看起来好像正常，不那么容易被察觉。2011年，针对一组学龄前儿童母亲的采访发现，为了让孩子吃东西，86%的妈妈会用"言语鼓励"，54%的妈妈会用"肢体语言鼓励"。[25] 言语鼓励包括"不吃完就不能离开饭桌"这样的话。肢体语言鼓励包括：当孩子已经不再需要用勺子吃饭了，还用勺子给他们喂食，或是把食物放到叉子上给他们吃。另一项研究发现，很多家长认为，强迫和哄骗孩子是能让孩子吃饭的一种积极策略。所有人都觉得鼓励孩子多吃几口与威胁孩子吃完盘子里的韭菜是完全不同性质的行为。

但研究表明，即使是非常温和的强迫性语言也会改变孩子对食物的看法。利恩·伯奇和同事进行了一项长达11周的实验。他们选择了南瓜汤和玉米汤，让宾夕法尼亚州的学龄前儿童分别在有压力和没压力的情景下进行喝汤实验。[26] 他们强迫其中一半的孩子喝南瓜汤，强迫另一半的孩子喝玉米汤。在有压力的实验情景中，一个大人会心平气和地提醒孩子四次，"把你的汤喝完"，每分钟提醒一次。没压力的实验情景也是一样的，但大人不会提醒孩子把汤喝完。研究人员之后计算孩子喝了多少汤，并记录下孩子们的所有评价。压力对孩子的影响是不同。其中一小部分孩子很喜欢这个挑战，他们说："哇哦，黄色的汤！我觉得我能喝黄色的汤！"喝完后还会骄傲地向研究员炫耀喝空的杯子。但在有压力的情景下，孩子对汤的大多数评价（157个评价）都是消极的。有的孩子说："讨厌，又是黄色的汤。"有的孩子说："我已经跟你说了，我不喜欢这个汤。"当大人让孩子把汤喝光的时候，一个孩子说："你总这么说，但我不想喝它。这个味道很讨厌。"[27]

在没有压力的实验情境下，孩子无论喝到哪种口味的汤都不会产生消极的情绪，而且喝的量也更多。一段时间之后，孩子们就更不愿意喝那种被迫要喝完的汤了。

换句话说，压力在育儿方面的影响往往与我们希望的正相反。我们想看孩子好好吃东西是因为爱他们，但这种欲望常常太过盲目，导致我们无法认清自己才是那个导致孩子不能好好吃饭的人。北京的祖父母认为，尽可能多地给孙子吃东西就能让他们保持健康。强制喂食者们认为，他们能让孩子学会不那么挑食。但在这两个例子中，大人们使用的喂养策略都起的是反作用。

那什么才是喂养孩子真正有效的方法呢？

家长的喂养方式对孩子饮食影响的问题太复杂了，已经超出了能用科学衡量的范围。外人无法真正理解别人家餐桌上的事。每家每户都有自己独特的饮食法则和奇怪的饮食潜规则。孩子会学习区别"零食"和"正餐"，会知道再要一份吃的是会让父母开心，还是会惹他们生气。这些问题都很难跟外人解释，更不用说量化了。

但人们针对喂养方式与孩子健康状况的关系进行了大量的研究工作，研究结果也非常明确。有些研究让孩子描述父母的喂养方式，有些是通过一系列清单和调查问卷让父母自己描述他们是如何喂养孩子的，还有些是同时研究父母和孩子的。研究人员接着将实验数据与孩子是否超重，蔬菜摄入量等健康状况进行比对。这些研究充分表明，一些喂养方法的确比另一些更好。

为了让喂养方式与孩子健康状况的关系变得更简单，研究人员往往会根据父母对孩子需求的反应度或敏感性（有时也被称为温情度）将父母的育儿类型基本分为四种：

忽视型：低温情度、低要求

专制型：低温情度、高要求

纵容型：高温情度、低要求

权威型：高温情度、高要求

父母的育儿类型显然不止这四种，育儿类型也不一定会转化成喂养类型。有些父母每顿饭的态度都会不同：早餐时，第一杯咖啡还没起作用，他们会对孩子采取专制的态度；而在晚餐时，他们喝过第一杯葡萄酒后会变得柔和，会对孩子采取纵容的态度。

在上面的四种类型中，忽视型显然是最糟的。如果你的父母属于忽视型喂养者，他们就无法给你提供身体需要的食物，也不会要求你进行健康饮食。我们说的忽视型，不是父母偶尔从橱柜后面翻出来点罐装食物当晚餐,而是孩子几乎每顿饭吃得都没规律,回家打开装着乱七八糟食物的冰箱,父母不会出现,也完全不在乎你吃什么。一些纵向研究发现,这种育儿类型下成长起来的孩子,体重可能会比较高。[28] 如果没人在乎对你的喂养,你就很难学会用健康的方式来喂养自己。

其他三种育儿类型就没这么容易理解了。专制型的父母属于强制型喂养者。这样的父母会严格要求孩子好好吃饭。他们会说,把你的汤喝完!尝尝这些西葫芦!不能吃糖果!但他们却并不了解眼前这个孩子,不知道他们真正喜欢什么或需要什么。相反的,中国祖父母这种纵容型看护者对孩子想要什么,爱吃什么了如指掌,也很善于回应孩子的饥饿。专制型的父母会傲慢地觉得自己知道什么才是最好的,而纵容型的父母会表现出高温情度和高反应度,但纵容型的父母在吃饭时不会要求孩子试着吃新的蔬菜,不会要求他们饱了就别再吃了,不会要求孩子晚饭前不能吃东西,也不会跟孩子说不要在三明治上抹蛋黄酱和黄油。他们会给孩子做各种烘焙蛋糕,更多情况下是去买这些蛋糕,看见孩子露出开心的笑容他们才能满意。

有的人可能会说,纵容型喂养是一种双向交流。在一些家庭中,孩子很小的时候就学会在食物问题上跟大人兜圈子了。他们发现,吃,可以成为谈判的筹码,也可以成为引起注意的方式。他们还发现,如果你用哭腔要一种东西,只要次数够多,就能得到自己想要的好吃的。现在好吃的东西到处都是,铺天盖地的全是为孩子专门设计的食物,父母比以前更容易变成纵容型喂养者了。

有越来越多的证据表明,纵容型的育儿方式更容易导致孩子肥胖。雷切尔·沃尔默(Rachel Vollmer)和埃米·莫布利(Amy Mobley)对 2013 年以前关于喂养方式对孩子健康影响的文献进行综合回顾后发现，纵容型育儿虽然本意是好的，但却是肥胖的重要诱因。[29]一项针对近400个拉美裔移民家庭的研究发现，在对父母身体质量指数的差异进行控制后，纵容型喂养方式导致孩子体重变化的比例为26%。[30]此外，这种纵容型育儿方式是接受实验调查研究的妈妈们最常使用的方式，1/3以上的家庭都采用这种方式。有七项独立研究发现，纵容型育儿方式（有时也被称为"放任型"）养育的孩子体重会比较高。[31]纵容型喂养风格下的孩子吃的低营养、高糖、高脂食物会更多。正如我们所料：纵容型的父母会放任孩子这么做。

更令人惊讶的是，专制型喂养风格也会导致孩子体重偏高。这种风格的特点是家长会严格要求孩子好好吃饭，但又对孩子自己的感受很不敏感。一项针对美国近千名从出生到54个月（四岁半）的婴儿进行的研究发现，专制型父母导致孩子肥胖的风险最高。[32]专制型父母的孩子到上学的年纪体重超标的概率比纵容型父母的孩子高五倍。至少有五项研究已经证实，专制型育儿方式与孩子体重增加是相关的，但这种相关性不像纵容型育儿方式会导致孩子体重增加那么容易理解。[33]

在一些情况下，专制型喂养风格可能也有好处。有迹象表明，对年纪小的孩子来说，严格要求他们吃水果和蔬菜，别吃太多垃圾食品是有积极作用的，能让孩子培养起终身的健康饮食习惯，这一点在低收入家庭中表现得更为明显。[34]专制独裁的喂养风格也会因为家庭价值观不同而产生不同的影响。在纽约开展的一项研究发现，专制型喂养风格在美籍华裔家庭中所起的负面作用要比在美国白人家庭中小很多。在美籍华裔家庭中，这种专制型育儿方式对孩子的体重没什么影响。但在非亚裔家庭中，严格控制的方式会导致孩子体重偏高。[35]对孩子的喂养要求太严格总会有适得其反的风险。

专制型喂养的最大弊端是会造成吃饭时餐桌上的气氛不愉快，

还会导致孩子无法判定自己的饥饿感和饱腹感。[36]利恩·伯奇还进行过另一项具有启发性的实验，共有192名女孩参与。[37]研究人员在这些女孩5岁和7岁时分别对她们进行了一次调查研究。他们请女孩的妈妈们填写问卷来判定她们对女儿饮食的控制程度。问卷中涉及"如果我不引导或规范孩子的饮食，她可能会吃太多垃圾食品"这类问题描述，每个描述都有从1（不同意）到5（同意）的选项。女孩们在午饭后可以自由选择椒盐饼干、薯片、爆米花和巧克力饼干等一系列零食。那些受到最严格控制的孩子往往也是在不饿的时候吃东西最多的，到了7岁的时候，这些孩子也最有可能超重。伯奇总结说，对孩子限制太多会导致他们做出会引起体重增加的事情。我们都想要那些别人说我们无法拥有的东西。

这些研究发现很容易让父母们感到沮丧。纵容会造成孩子发胖。约束也会导致孩子发胖，而且还会让他们不高兴。于是，你很容易两手一摊，抱怨不断，就像我妈妈有时压力大了就会说："我知道，我做什么都是错的！"

但有个好消息是，如果你的孩子还没长大成人，你就还有机会学习用有益的方式喂养他们。不过，比较难的是这样做你就得放弃很多能从喂养中获得的回报。你必须要放弃或至少减少纵容孩子带来的快乐，就是那种看小家伙像吃豆人一样，狼吞虎咽地吃掉美食带来的喜悦感。你也不得不放弃对权力的幻想，放弃那种把孩子的胃当成自己胃的延伸的感觉。不能再认为你知道什么才是最好的，所以可以决定让孩子开始吃或停止吃东西。

研究表明，最有益于儿童健康的喂养风格叫作"权威型"喂养。属于这种风格的父母会严格"要求"孩子吃得健康，他们也会对孩子给出的暗示表现出高"反应度"，不会强制喂食或强迫孩子吃东西。这种方式也被描述成"高温情度，高控制度"。孩子最理想的成长环境应该是家里没有太多垃圾食品，但也不会把糖和脂肪妖魔化。针对美国家庭开展的四项大规模研究发现，在"权威型"喂养风格下成长起来的孩子，即便是在青春期时也会比别的孩子吃的水果和蔬菜更多。他们会摄入较多的奶制品、较少的糖果和甜汽水。他们在家吃饭比较多，在快餐店吃零食比较少。他们体重超标的可能性比较低。最重要的是，这些幸运的孩子长大后变成情绪化进食者的可能性比较小。[38] 在2009年的一项研究中，研究人员采访了450对母子，其中孩子的平均年龄为7岁。如果母亲属于温情又不失控制的权威型的，孩子就不会因为生气而去吃东西。[39]

喂养孩子的最终目的不是吃饭时匆忙混乱中呈现出来的状态：父母们拼命地想把孩子喂饱，收拾干净，接下来去做别的事。它的真正目的在于让孩子独立，也就是让孩子能控制自己摄入的食物，选择那些对他们有益的，又能给他们带来快感的食物。让孩子断奶是父母的一项任务，但父母的真正任务在于让孩子独立。营养师、家庭理疗师埃琳·萨特（Ellyn Satter）说到了喂养中的"分工负责制"。在孩子的幼儿期到青春期，父母要负责的是孩子"吃什么，什么时候吃，在哪儿吃"，而孩子要负责的是"吃多少，吃不吃"。萨特认为，经过一段时间，那些在家吃健康饭菜，根据自己的需要决定吃多少的孩子，长大后就能成为一名"合格的饮食者"。[40]

成年人学习更好地喂养自己，也可以借鉴"权威型"喂养的方法。我们很多人喂养自己时要么是疏忽大意的，要么是过于严苛的。下次你再坐下来吃东西时，就把自己想象成一位正在喂养孩子的完美家长。如果你能用一种温情而规律，又不大惊小怪的方式喂养自己，那不是很好吗？你不会疯狂地用节食惩罚自己，也不会允许自己吃太多垃圾食品。你选择食物的首要原则是让自己获得好的营养，而且你会选那些能让你保持情绪稳定的饭菜。你想让自己享受吃这件事。食品储藏柜里存放的也都是健康食品,而且你相信自己能从中做出明智的选择。

事实证明,无论食物多么健康,喂养的艺术从来都不是逼别人"再吃一口",也不是专制地要求孩子远离所有零食,而是应该像克拉拉·戴维斯在喂养实验中做的那样,营造出一种良好的就餐氛围,提供的所有选择都是真正的天然食品,让孩子自由地培养自己的口味。

儿童喂养的一场新运动证明,孩子可以开始学习"自律"的年龄比我们以为的要小得多。吉尔·拉皮利(Gill Rapley)是一位英国助产士兼家访护士,她对让孩子一开始先吃食物泥的传统观念很不满。拉皮利提倡在婴儿六个月大时引入一种叫作宝宝主导式断奶的新体系。[41]别再给孩子吃那些用制冰盒精心做成的冷冻有机食物泥了,你可以把清蒸蔬菜、软梨等食物切成大块直接放在宝宝面前,过段时间还可以放些烤面包片,甚至小羊排。所有的东西都变成了"方便用手抓着吃的食物",甚至连意大利肉汁烩饭这种抓起来会凌乱不堪的食物也可以用手抓着吃。婴儿可以选择抓起这种食物吃,也可以选择不去拿它。如果他们决定不吃,父母也不要"介入",不要用勺子喂他们。这个体系的想法是要模拟哺乳时的情境,让婴儿根据自己的需要决定吃多少。

毫无疑问有些父母一直在用这种方式喂养孩子。但作为一项官方运动,宝宝主导式断奶是在十几年前才发起的,发起的原因是世界卫生组织提出的,宝宝6个月以前不要吃辅食这一建议。宝宝在4个月时还无法自己抓食物吃,但到6个月时,很多宝宝就已经具备这种能力了。拉皮利认为,既然如此,就可以连同"用勺子喂食"这个阶段一起跳过,让宝宝通过"自己的事情自己做"来学习饮食。这是"合乎逻辑的"。[42]

"宝宝主导式断奶"背后的重要观点是，从发育的角度来看，我们其实只有先学会了咀嚼，才能学习从容地吞咽。拉皮利说，婴儿在学会咀嚼前并不具备把食物送到喉咙后面的能力。拉皮利的想法是让婴儿先学会咀嚼。很多时候，进行"宝宝主导式断奶"的第一顿饭会让宝宝恶心到把食物吐出来，但拉皮利并不觉得这是坏事。防风草被宝宝吐出来不该成为家长绝望的理由，因为这表明宝宝正在探索不同的味道和口感。人们担心"宝宝主导式断奶"会导致孩子被食物噎到。但拉皮利指出，实际情况并非如此。她表示，我们有理由认为，宝宝"如果是自己控制把什么放进嘴里吃，那么被噎到的风险反而会比较小"。

"宝宝主导式断奶"发起后的 10 年里，很多中产阶级妈妈们成了它的狂热追随者。她们说，这种方式消除了她们喂养孩子的压力和担忧。有人曾跟我说，这种方式让吃饭成了父母和孩子之间一种更平等的互动。他们可以在餐桌旁并排而坐，相互陪伴。但就像人们关于哺乳和瓶喂的争论一样，"宝宝主导式断奶"的教条主义倡导者在育儿网站上提出，任何用勺子喂饭的形式都是在阻碍孩子发育，这迅速导致其倡导者和反对者之间产生了矛盾。

在关于"宝宝主导式断奶"的文献中，最引人注目的一个问题是，它是如何剥夺父母作为喂养者这一传统角色的。父母不再把自己看成是发放美食的慈善家，也不再把自己当成将虫子带回鸟巢的母鸟。拉皮利说，当父母看到婴儿努力想把食物放到嘴里时，必须抵制想"帮"他们的冲动，也不该决定什么时候让宝宝停下来不要继续喝奶了，或宝宝一次该喝多少奶。拉皮利建议，在给孩子吃便于手抓的辅食的同时，仍要继续对孩子进行哺乳，因为喝母乳的孩子"能控制住"饮食，会根据自己的需求决定喝多少母乳。"母亲无须替孩子做这些决定。"[43] 她不能催促孩子或吓唬孩子，也"不用把食物都切成一口大小"。父母的主要任务就是购买和烹饪食物，还有就是观察。当然，这些食物不能是快餐、即食套餐或坚果这种可能会引起窒息的东西。

"宝宝主导式断奶"并不是完美的喂养方式，但它的优点在于，采用这种方式的妈妈要比采用传统勺子喂饭方式的妈妈受到的限制更少，承受的压力更小。用这种方式喂养的孩子跟家里其他人吃同样饭菜的可能性更高。如果这家人的饮食方式很健康，那么采用这种喂养方式可以算得上是额外收获了。然而，针对美国妈妈采用"宝宝主导式断奶"方式的一项研究发现，这些妈妈摄入的糖和盐都是过量的，摄入的微量元素不足，叶酸的摄入量尤其不足。这也就是说，她们宝宝的饮食也会有同样的问题。[44]

还有人担心婴儿是不是只要到了6个月就都能发育成熟到抓得住大块的食物。格拉斯哥的儿科医生夏洛特·赖特（Charlotte Wright）教授以600个家庭为样本的研究发现，事实上只有40%的婴儿在6个月大时能自己吃东西。[45]90%的婴儿到8个月大时才能自己伸手拿食物。赖特认为，这表明，期待孩子在刚开始吃辅食的时候就能完全靠自己吃饭是"不切实际的"。"宝宝主导式断奶"还有一个问题，我们在第一章中也提到了，如果孩子到6个月时才开始吃辅食就会错过4个月到7个月之间最关键的味道窗口期这个宝宝最容易接受新口味的阶段。

"宝宝主导式断奶"并不是喂养孩子的不二法则，从来也不存在这样的法则。但这种方式确实说明了，宝宝需要的帮助远比父母认为的要少，如果父母给孩子的大多数"帮助"起到的都是反作用，那就更没必要了。传统喂养方法教孩子们学会的饮食技能，在当前的食品环境下并不适用。我们只有经过多年的饮食调整才会发现，在已经吃饱的情况下，"再来一口"或是把盘子里的饭菜吃完都没什么好处，我们才会意识到那些教我们怎么去吃的人，其实并不一定是喂养方面的大师。我认识一个成年男人，他是家里四个孩子中最小的。他妈妈在他上学后还在给他吃婴儿罐装食品。现在他已经人到中年了，但还是会想吃那些婴幼儿食物。既然我们迟早都不再需要靠父母喂养，那么独立得越早就越好。

午餐盒

艺术家里奇·高尔德（Rich Gold）曾说过，我们可以把午餐盒看作"被带到学校恶劣环境中的'家的护身符'"。[46] 它是个强大的防护罩，装饰着你最爱的蜘蛛侠或 Hello kitty 等卡通形象，里面会装满家里做的食物，让你感觉父母就在身边。

我们可能过于相信午餐盒能给我们带来的安全感了。通过午餐盒的问题通常也就能看到我们喂养方式中存在的问题。家长们相信放进这个神奇盒子里的所有东西都是对孩子有益的，因为它承载着他们对孩子的爱。2013 年，一份关于校餐的报告指出，在家里自备的午餐中，仅有 1% 达到了对学校食堂现做午餐的营养要求。[47] 但报告指出，大部分家长还是认为家里自备的午餐更健康。

午餐盒里的食物会以一种奇怪的方式教我们认识什么是"午餐"。2014 年，一项以 1314 个美国小学生午餐盒为样本的研究表明，在家中自备的午餐中，糖分和卡路里的含量都会更高，里面的加工零食和含糖饮料也更多，蛋白质、纤维及钙含量反而更少。[48]

孩子们在吃午餐盒饭时，除了偶尔会互换食物吃（"用我的巧克力换你的麦片棒可以吗？"），大多数时候都是在互不交流的状态下，吃着营养非常不均衡的饭菜。家长给孩子带家里自制的午餐，可能是因为他们觉得孩子太挑食，不吃别的东西。但 2009 年的一项调查表明，在学校食堂吃饭的孩子要比吃午餐盒饭的孩子更愿意尝试新食物。[49]

但这个魔力午餐盒还有其他可开发的潜能。成年人在喂养自己时可以用午餐盒当作训练自己进行健康饮食的工具。日本便当在20世纪早期率先使用了铝饭盒,还为吃健康午餐专门设计了完美的饭盒结构,在长方形的小隔间里装满各种味道的食物,还会进行艺术摆盘。便当里有米饭、蔬菜、蛋白质、豆腐或鱼、炒鸡肉、肉丸或日本煎蛋,还有漂亮的水果。即使不计算热量,这种饭盒也很容易控制食物分量。《只是便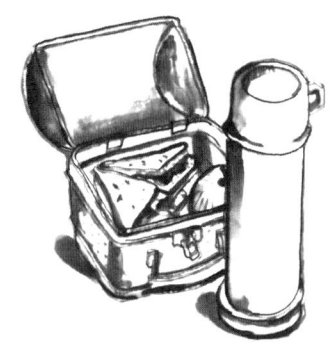
当》一书的作者伊藤牧子利用便当午餐减掉了将近14公斤体重,因为便当盒把她的注意力都转移到了食物的"丰富性和分量"上。[50] 小孩子的便当分量是300ml,胃口不大的成人是600ml,胃口大的成人是900ml。如果你只吃便当里的食物,你应该不会饮食过量。

第五章
兄弟姐妹

> 现在最好的食物都会给可怜的汉塞尔吃,而格雷泰尔只能吃到螃蟹壳。
>
> ——摘自《格林兄弟童话》故事《汉塞尔和格雷泰尔》

我们家第一次国外度假时,在法国北部的布列塔尼待了一周,我姐姐喜欢上了吃青口。她能发现每个青口的细微差别,会把饱满的青口一个个挑出来,并用法式长棍面包蘸着浓香的葡萄酒味汤汁吃。我比她小两岁,不允许自己跟她喜欢相同的东西,所以选了田螺作为那个假期里自己最喜欢的食物。你从来都没吃过田螺吗?那也没什么可惜的。田螺有时被叫作"可食用的海蜗牛",但这实际上曲解了"可食用的"这个词的意思。田螺的小黑壳使它们成了法式海鲜拼盘中漂亮的装饰物。它们的口感像软骨,味道像咸咸的泪水。虽然田螺吃起来让人毫无快感,但那个假期的每顿午餐,我都顽强地吃着这些冰凉又有嚼劲的贝壳,还大声坚持说,田螺比姐姐那碗气味芬芳的青口好吃多了。

兄弟姐妹会用食物划分自己的地盘。在家庭晚餐中,为了得到最好食物所发生的争吵是人们最开始学习竞争资源的主要方式。分吃披萨是关于公平的艰难的一课，这需要我们能睁一只眼闭一只眼：让你来切，我来选。跟兄弟姐妹分东西吃很早就给了我们一个警示，那就是每个人都觉得自己值得拥有的东西更多。这不只是给谁吃碗里剩下的最后一只鸡翅膀或最后一颗樱桃的问题，这关乎胜利。你总希望自己能老谋深算，先于别人再多拿一块薄饼。我最小的孩子今年 5 岁，他哥哥 10 岁，做什么都比他快。他会因为哥哥吃光了他最爱的麦片被气哭。他脸上颤抖的表情在说：又没比过他。如果吃光这包麦片的是他爸爸，他就没那么在意了。

随着人慢慢长大，兄弟姐妹在食物上的竞争会变得越来越复杂，反正我和姐姐之间的竞争就是这样的。我们一开始争的是谁得到的最多，比如谁舔到蛋糕配料的次数更多，谁从乳酪蛋奶酥盘子边上刮到的碎屑更多。后来我们的竞争变得更奇怪了，也更不光明正大了。我一直都知道她很聪明，因为我比她晚两年到了她的那个班级，表现得没她聪明，老师会跟我说，你姐姐很聪明。但直到蛋挞事件发生那天，我才真正发现她有多聪明。我们俩都爱吃蛋挞，就是所有英国蛋糕店都有卖的那种边上褶皱、上面撒了一层厚厚豆蔻的蛋挞。我们做的游戏是比谁吃蛋挞的速度慢。我们先从周围的干面皮开始吃，然后吃美味的稀溜溜的奶油，最后吃湿软的蛋挞底当作奖品。我姐姐一般都是最后吃完，赢得比赛的那个，因为我会因为贪吃输掉比赛。有一天，我们每人拿了一个蛋挞，我像往常一样开始慢慢地吃。我姐姐先是离开了房间，后来回到房间的时候说，她已经把蛋挞吃完了。我兴奋地觉得自己总算赢了，于是狼吞虎咽地几口就把自己的蛋挞吃完了。这时候，她从另一个房间里拿出了一口都没吃的蛋挞，在我面前慢慢地吃起来。

最后，由于我们在同一事物上的竞争过于激烈，就开始把所有东西都划分成属于我的东西和属于她的东西。她有的,我就不要。她养一只兔子,我就养豚鼠。她搞艺术,我就听音乐。她读《芭蕾舞鞋》和《铁道儿童》这些伟大的儿童著作,我就只能去读漫画和伊妮德·布莱顿的作品。她吃青口,我就吃田螺。她成了素食主义者,我就喜欢吃烤肉大餐。她吃小扁豆和坚果饼,我就吃妈妈做的炖牛肉和香芹馅饺子。我觉得我吃的东西比她吃的好,因为20世纪80年代的素食可没有现在的素食这么风味十足。家里人都知道她吃饭有多快。不吃蛋挞的时候,她能在家里最后一个人还没拿到饭时,就把自己盘子里的所有东西都吃完了。我吃饭的时候则是慢悠悠的,而且会尽情地吃第二份、第三份食物。她对做饭不感兴趣,这倒是给我创造了一个在厨房里尽情发挥的机会。我会做芝士条,还有松软的奶油面包,做好了我还会劝她也吃一点,但大多数情况下她都不会吃。

  等我们到了青春期,游戏就变了。我有时候会非常怀念曾经那些愚蠢的战斗。看到没人再跟我抢一盘热乎乎的松饼时,我会很伤心。她开始不吃饭了,最开始是早餐,后来连午餐和晚餐也不吃了,主要靠吃青苹果活着。她说自己不饿,不想从房间里下来。我们的父母似乎也接受了她这种状态。我看到妈妈脸上担忧的神情,还有桌上空着的餐具垫,我就吃得更多了。有时候姐姐会跟我们一起吃饭,但也只是从自己的盘子里挑点食物吃。我很乐意把她吃剩的东西都吃掉。她越是忍饥挨饿,我就越是大吃大喝。我们又变成了以前那种一个养兔子、一个养豚鼠的状态。我们只是在用自己知道的唯一方式扮演被分配到的角色罢了。

  兄弟姐妹对我们饮食习惯的影响不可小觑,但我们却很少谈到这种来自家庭的影响。青少年时期,兄弟姐妹的数量要比性格对我们是否吃早餐的影响更大。一项研究数据表明,无论家庭收入如何，青少年的哥哥姐姐越多，他们吃早餐的可能性就越小。[1]家里孩子越多，早上就越乱。我家最小的孩子还发现，哥哥姐姐有个讨厌的习惯，那就是他们会吃掉家里所有的麦片。

就连那些独生子女和一群人吃饭时也会扮演起类似兄弟或姐妹的角色。这就像有的孩子用茶壶倒茶时，会说："我可以做妈妈吗？"事实上，吃东西时想当兄弟或姐妹，这通常表明我们想让别人根据性别给我们分配不同分量的食物。在不同国家和文化背景下，我们在成长过程中形成了一些根深蒂固的观念，认为男孩和女孩应该吃不同类别和不同分量的食物。这些观念导致我们会用一些对身体有害的方式喂养自己和孩子。

童年时一起吃饭的小伙伴们即使已经不再跟我们一起吃饭了，也还是会对我们的饮食习惯产生持续的影响。几十年后，当你走进一家卖三明治的商店时，你会选金枪鱼三明治还是火鸡三明治，还是会走出商店什么都不买，这一定程度上取决于那些曾经每天都跟你在一起吃饭的人。研究发现，2岁到8岁小孩的饮食偏好往往更像他们的兄弟姐妹，而不是父母。[2]现实生活中的情况也的确如此，因为父母往往会给孩子们吃同样的食物，给自己单独做些饭菜，在父母和孩子分开饮食的家庭中更是如此。并排坐着吃烘肉卷和冷冻豌豆的兄弟姐妹会成为彼此效仿的对象。彼此可能会让对方觉得这东西好吃，每看别人吃一口都会加深你对它的喜欢。但如果跟你一桌吃饭的兄弟姐妹一直抱怨豌豆的味道"恶心"，还用刀子把豌豆当子弹射你，你恐怕很难淡定地坐在他旁边继续吃东西。

随着兄弟姐妹慢慢长大，他们的饮食习惯也会变得各不相同。2002年至2003年，一项针对415对13岁到16岁的荷兰兄妹（姐弟）开展的跟踪调查发现，他们的饮食行为只是"一般相似"。[3]这种相似度很大程度上取决于他们之间的关系质量。那些关系亲近，在一起相处"愉快"的兄弟姐妹要比那些关系疏远或敌对的兄弟姐妹在饮食习惯上的相似程度更高。真正令人惊讶的是，在兄弟姐妹模仿彼此饮食习惯的案例中，竟然是年长的孩子模仿年幼的孩子，而不是反过来。如果是一对姐妹，那这种情况就更明显了。这跟我们预料的情况正好相反，难道不该是年长的孩子为年幼的树立榜样吗？在我们这种混乱的饮食文化中，实际情况并非如此。研究人员认为，这个原因在于年长的孩子正值青春期，他们不再像小孩子那么瘦了。年龄大点儿的女孩进入青春期后身体开始发育，看到妹妹的大腿又细又瘦，她在潜意识里就会认为，像妹妹这样吃东西就能避免青春期对身体产生的影响。最让人担心的是，在年幼的孩子存在情绪化进食问题的情况下，年长的孩子如果还模仿他们，就会学着通过吃东西来缓解压力、愤怒或恐惧情绪。我们以为瘦的人之所以瘦是因为弄清了该怎么吃，但其实他们只不过是还没到一定年龄罢了。

我们最先认识到遗传的不公平也是通过兄弟姐妹：有的人好像可以想吃什么就吃什么，而且还能不长肉；有的人却永远都得注意少吃。兄弟姐妹的不平等还体现在肠道上：我们体内的微生物群生来就是不同的，它们的数量是我们细胞数量的10倍，其中一些会影响我们以后是不是会成为胖子，另一些会影响我们的消化程度。我们吃的东西会不断改变这些微生物群，但我们体内微生物的特点也会影响我们的饮食习惯。就连双胞胎的微生物群也存在这种差异。马拉维的研究人员发现，如果给分别患有严重营养不良和恶性营养不良（蛋白质不足）的一对双胞胎提供同样的紧急援助粮食，可能其中一个孩子的身体会康复，而另一个却不会，这是因为他们肠道内的微生物群是不同的。[4]科学家们从这些肠道内微生物群"不一致的"双胞胎中提取粪便样本，转移到小白鼠身上。那只被转入健康微生物的小白鼠即使只靠低热量的饮食，也能轻松地茁壮成长，而那只被转入恶性营养不良症患儿体内微生物的小白鼠瘦了很多。

所以，兄弟姐妹生来就是不平等的。但这种不平等常常会因为父母在吃饭时对待他们的方式不同而进一步加深。

吃饭的时候会是家长表现出偏心或者孩子们感觉到的偏心的场合，因为大部分家长都觉得自己能做到不偏不倚，公平合理。吃饭的时候会涉及：先给谁吃？谁分到的是西兰花的花部，谁分到的是西兰花的根部？谁会因为"不在乎"而被分到烤糊的面包片？谁会用那个特别的酒杯？轮到谁来收拾碗筷？如果照顾不到所有的孩子，家长的这些决定难免会让至少一个孩子觉得不公平。在有些情况下，这些决定对有些孩子来说肯定是没有好处的。

如果父母是因为你生"错了"性别而在喂养上偏心，那就会特别明显。男孩应该比女孩吃得多、吃得好的观念常常会表现在很多方面。在最极端的情况下，这种喂养上的性别偏见会造成严重的影响，而且这些影响在孩子长大后仍会持续。

如果你出生在印度农村，特别是印度南部地区，千万别是女孩。5岁以下的印度女孩比同龄男孩的死亡率高75%。《印度时报》在2012年的报道中提到：印度是"世界上儿童死亡率性别差异最大的国家"。[5]性别选择性堕胎导致印度出现一种人为的性别比例失衡。1901年，印度总人口中，每103名男性对应100名女性。一百年后，这一比例变成了每107.2名男性对100名女性。[6]这种情况在亚洲其他国家也存在，它被叫作"性别屠杀"。

那些存活下来的女孩过得也通常不如男孩好。在很多非常贫困的家庭中，女孩得到的所有东西都更少：更少的食物，更少的药物，更少的衣服。父母认为女孩不如男孩的经济作用和社会作用大，因此，对她们的投入也就会比较少，连分到她们盘子里的米饭都会更少。当然也不是所有的家庭都这样,但这样的家庭数量已经多到具有统计意义了。早在 1901 年印度普查时,人们就已经发现了这种对女孩营养的忽视:"她穿得没那么暖和……她接受的喂养可能没男孩那么好,当她生病的时候,父母也不会像救儿子那样尽力保证她康复。"[7]

女孩权利被剥夺的程度并不相同。如果你是个出生在印度农村的女孩,那你最好有个哥哥,而不是姐姐。2003 年,印度经济学家罗希妮·潘德(Rohini Parde)开始着手量化兄弟姐妹对女孩营养不良程度的影响。[8] 她通过数据衡量哪些女孩是"严重发育不良的",换句话说,也就是身高低于正常身高 3 个标准差的。这是孩子长期营养不良的显著特征。

潘德分析了 14715 名 6 个月到 47 个月大的农村孩子的数据。其中大部分孩子的母亲都是文盲,很少有外出赚钱补贴家用的。其中 1/3 的孩子家里都没有任何消费品。他们家里的东西确实很少,每天都要对为数不多的食物进行残酷的分配。在这些印度村落中,没人能获得我们觉得"足够的"食物,即便是家里最得宠的孩子也不行。这些孩子中有一半都生活在没有可全天候通行公路的村庄里。

在这些家庭中,孩子的饥饿程度取决于他们有什么样的兄弟姐妹,还有自己是什么性别。总的来说,严重发育不良的女孩数量要比男孩多 6%,这与"性别屠杀"的情况相一致。但潘德发现,有些女孩可能比其他女孩吃饱的概率大一些。那些有几个哥哥的女孩实际上比至少有两个哥哥的男孩出现严重发育不良的可能性更小。最惨的女孩是那些有好几个姐姐的。姐姐们的存在使这些女孩失去了可能具有的独特性价值,所以她们在家吃到的食物是最少的。那些至少有两个姐姐的女孩有 38% 的概率会出现严重发育不良,这说明她的父母是多么不重视她的存在。男孩如果只有姐妹的话会比较幸福。潘德发现，这类男孩发育不良的概率最低，而且对疾病的抵抗力也是最高的。这是因为他们作为家里唯一的男孩非常特别，值得获得额外的食物。[9]

幸好我们再也不用做这种残酷的选择了，现在我们餐桌上的食物不会不够，只会太多。无论是在印度，还是在西方国家，当餐桌上放满食物的时候，家庭动力关系中要考虑的就不再是谁最该挨饿的问题了。在这种情况下，不幸的孩子是那个被迫扮演食物垃圾桶的，他会吃掉别人不想吃完的食物，让那些剩饭的人减轻罪恶感。

但潘德描述的这种残酷的食物分配听起来还是会让孩子们觉得非常熟悉。我认为，这是因为兄弟姐妹争夺食物仍然是现在我们给孩子讲的睡前故事中的重要情节，也是我们雨天午后，相互依偎着窝在沙发里一起看的迪士尼电影中的经典桥段。我们都知道白雪公主是好人，因为她会把食物平均分成七份，放到七个小矮人的小碗里，没有任何保留，也不存在任何偏袒。另外，在《灰姑娘》这部电影中，让我们印象深刻的是继母生的姐姐们分到的所有东西都比被忽视的灰姑娘多。在原著故事《灰姑娘》中，继姐们阻止灰姑娘去参加一场被称为"盛宴"的舞会，这说明可恶的继姐们并不只是想阻止灰姑娘去跳舞，她们也不想让她去舞会上享用美食。

在困难时期同时喂养几个孩子，这种可怕的困境是1812年格林出版的第一本童话故事书《儿童与家庭童话集》中的重要主题。故事中的邪恶主要集中在继母不愿意给继子女分同样多的食物。《汉塞尔和格雷泰尔》的故事发生在"大饥荒"时期。故事中的继母并不像姜饼屋里的女巫那么残忍，但她是自私的，而且很怕死。她想把孩子们丢到森林里，因为她担心如果不这样做，"我们四个都得饿死"。

传统弗洛伊德理论认为，邪恶的继姐妹和继母们都是虚构出来的。弗洛伊德学派认为，一个女人不可能明目张胆地让继子女挨饿，这一定是孩子感到被抛弃后内心焦虑，导致了噩梦般的心理映射。但在 1981 年发表的一篇具有开创性的文章中，法国历史学家厄让·韦伯（Eugen Weber）反驳说，童话故事确实反映了 18 世纪欧洲的真实生活里的"饥饿、贫穷、死亡、危险、恐惧、机会"。[10]那些最先讲述这些童话故事的农民曾经被认为不如他们的继兄弟姐妹重要，因此分不到面包吃，这都是非常真实的状况。韦伯写道："考虑到死亡率，特别是产褥期女性的死亡率"，"会把继子女逐出家门的继母并不是虚构出来的。"

在著名的吉卜力工作室于 1988 年制作的动画电影《萤火虫之墓》中，一对小兄妹的经历与童话故事中汉塞尔和格雷泰尔的经历一模一样。他们的母亲去世后，哥哥清太和妹妹节子被迫开始独自生活。一个阿姨收留了他们，虽然他们已经把自己的食物都给了那个阿姨，但她还是每次吃饭时都会让他们觉得自己不配吃东西。那个阿姨埋怨他们不像自己的孩子，已经长大能出去工作，责怪他们无法为家里，也无法为国家战争作出贡献。但我们认为，她的这些怨气源于这两个穷孤儿跟她的关系不够亲近。科学家约翰·桑德森·霍尔丹（J. S. Haldane）就曾宣称："我愿意用自己的性命来换两个亲兄弟或八个表兄弟的性命。"在饥荒时期，与提供食物的人稍微有点关系是远远不够的。

在童话故事中，很多不幸的继子女被迫靠发霉的面包皮为生。就像《汉塞尔和格雷泰尔》故事中讲的那样，有时候匮乏会迫使兄弟姐妹成为盟友，团结起来，共同去寻找更好的生活。在格林童话《兄妹俩》这个故事中，哥哥牵着妹妹的手说，既然继母打他们，又给他们吃"硬邦邦的吃剩的面包皮"，都不如狗吃的碎肉，所以他们必须"要一起到外面的世界去闯荡"。童话故事中，如果孩子要去寻找出路，他们想得到的东西主要是食物。

韦伯发现，如果童话故事里的人物可以许三个愿望，他们的野心都不大。他们不会想统治世界，控制思想或获得飞行能力，而只是想过上一种再也不用和兄弟姐妹抢食物的日子："他们首先会梦想拥有一个能不断煮出粥来的饭锅，或梦想能拥有一张自动摆好各式饭菜的餐桌或桌布。"[11]

在法国，有一个古老的民间传说讲到一种叫作"神仙面包"的奇妙东西。它是一种永远都吃不尽的食物，但前提是绝对不能和陌生人分享。正如韦伯说的，"慷慨止于家门"。童话里的梦想——从此过上了幸福的生活，就是要达到一种富足的状态，父母在同时喂养好几个孩子的时候不用再做残酷的选择。家里永远都有吃不完的面包，再也不用害怕继姐妹们，她们还可能成为你的朋友。你唯一需要担心的就是那些真正的怪物，比如巫婆或食人魔这些在家外面想吃掉你的妖怪。

还有另一类人，他们从来都不用担心兄弟姐妹会偷走父母精选出的食物，这类人就是独生子女，他们永远都不会经历在餐桌上跟兄弟姐妹进行的那些争吵。我们这些一直都要生活在另一个人的影子中或庇护下的人常常会想，成为餐桌旁唯一的小孩会不会让人觉得是一种解放。如果能安静地吹灭生日蛋糕上的蜡烛，没有人盯着你，生活会是什么样子呢？想想看，如果你永远都不用跟别人分享自己的糖果，又会是什么样子呢？中国在20世纪70年代引入独生子女政策时宣传强调的是，独生子女不仅能获得更多家里的财富，还能分到更多的国家资源，这些孩子就会拥有更健康的身体，得到更优质的教育，也会被喂养得更好。[12]

但独生子女给人的负面印象就是他们被宠坏了，总是以自我为中心。富商乔治·赫斯特（1820—1891）发现儿子威廉·伦道夫在饮食上很自私。威廉是家中的独子，后来成了美国最伟大的新闻记者之一，也是电影《公民凯恩》中主要人物的创作原型。"关于我的儿子比尔，有件事是我非常确定的。我一直在观察他，我发现如果他想吃蛋糕，就一定要吃到蛋糕，而且是马上就要吃到。我还发现，过不了多大工夫，他确实就能得到自己想吃的蛋糕。"[13]

赫斯特的个性要比他是家中独子的身份对饮食行为的影响更大。几项关于独生子女或"独胎"的大型研究有力地推翻了缺少兄弟姐妹会导致人们不擅社交这一普遍观点。研究表明，独生子女与其他孩子的行为和观念都很像。[14]关于独生子女不擅与人分享食物这个观点，《独一无二》一书的作者劳伦·桑德勒（Lauren Sandler）表示，独生子女可能会比其他孩子更好地学习如何分享食物，因为他们模仿的对象是学过互相谦让的成人，而不是那些尚未成熟的兄弟姐妹。[15]

但身为独生子女，在饮食上确实也存在弊端。在食物充足的情况下，没有兄弟姐妹的人在童年时患肥胖症的风险会更高。在一项研究中，同样是11岁，独生子女超重人数要比至少有一个兄弟姐妹的孩子超重人数多一倍。[16]这是为什么呢？最明显的原因是，所有好吃的都给了他们自己。一位很享受做独生子女的成年人曾回忆起复活节醒来得到12颗巧克力蛋的快乐，"只有我，还有爸爸妈妈一起吃"。[17]还有证据表明，由于没有兄弟姐妹一起打球，独生子女往往会运动得比较少。

但这些都只是倾向性，并非定律。良好的家庭动力关系能让"独生子女"身份对健康可能产生的所有负面影响都变成积极的影响。或许你的运动量可以变得更多，而不是更少，因为父母可以花更多的时间带你去体育俱乐部，或者带你去公园玩飞盘。或许你能养成"更好"的饮食习惯，因为你的父母每天早上都会给你做健康的早餐。我们永远都不知道，如果有或没有兄弟姐妹会对我们的饮食产生怎样的影响。

另一个我们永远都不知道答案的问题是，如果我们生来是另一种性别，吃饭时会有什么不同。我出生前，父母都以为我会是个男孩，于是给我取名叫加布里埃尔。如果我真的是个男孩，家里吃的饭菜会有什么不一样吗？他吃那些东西的时候痛苦会少一些吗？我和姐姐的饮食失调问题最严重的时候，我有时会希望能有个弟弟。我想，饮食对他来说可以是更简单的事，而不是无尽上演的内心戏。他能吃加了培根肉和鸡蛋的丰盛饭菜，永远都不用担心食物会对身材有什么影响。我当时还不知道男孩也会出现饮食失调问题，也从来都没想过，餐桌上男孩的出现可能会让姐妹们上演更多关于食物的内心戏。

鼓励男孩多吃点会让女孩觉得自己应该少吃点，这不仅是在印度农村的贫穷家庭中才会出现的问题，在富裕社会中也有同样的问题。不同的是，富裕家庭采取这种做法并不会被认为是对女孩的忽视，反而会被认为是为了女孩好。很多女孩都会觉得自己的食欲是个问题，必须加以控制。我们会说"男孩正在长身体"，以此来夸他们有男子气概，但我们几乎不会说"女孩正在长身体"，这也许是因为女孩长高或变胖都让我们感到害怕和尴尬。这就难怪有些青春期的女孩会想在饮食上效仿还未进入青春期的妹妹了。

在大多数情况下，孩子长大后父母就会学着不再干涉他们的饮食了。如果孩子自己能赚钱了，我们就不能再把自己当成是食物总管了。我们就能重新做自己爱吃的饭菜了，也不用再担心如果菜里放了胡椒，有个孩子不能吃，如果不放胡椒，另一个孩子又会抱怨。简单来说就是，孩子长大后，我们就能放松下来了。但如果父母觉得让孩子，尤其是女孩子减肥仍然是自己的任务，那即便是孩子成年以后，父母在饮食问题上需要承受的压力也可能会持续，甚至会变得更大。

我曾经和一个成年的孩子，还有他的父母一起吃饭。这个男孩其实已经是一位30岁的男人了，而且他并没有瘦到让人担忧的程度。但他母亲总觉得他需要吃双份饭菜，而他妹妹只吃个土豆就遭到父母一脸嫌弃。正如皮埃尔·布尔迪厄描述的，在20世纪70年代的法国工人阶级中，这种双重标准是文化的一部分。[18]那时候的规则是男性要吃大量的食物，而女性就该有所节制：男人就要大口吃肉，女人就该小口吃沙拉。男孩成为男人的标志就是被赋予吃双份饭菜的特权，而女孩成为女人的标志则是能做到自我节制。她必须学习像其他女人那样，把一份食物分成两顿吃。当男人懒洋洋地躺在椅子上时，她们还要站在一旁侍候着。

人们最初鼓励男孩比女孩多吃是因为，男人比女人在外工作更多，需要充足的食物来支撑他们进行体力劳动。但在欧洲悠闲的上层阶级中，人们认为女孩应该比男孩吃得多，因为多吃能让她们变得更漂亮：维罗纳画作（1555—1585）中女人那丰满雪白的肌肤，或者两个世纪后，鲍彻画中女孩那饱满粉嫩的手臂都是很好的证明。现在，人们认为肥胖是由于贫穷造成的，因为高能量、高碳水化合物的食物一般会比新鲜健康的食物更便宜。但在几个世纪前，女人看起来"营养充足"是富有的表现，而且根据当时扭曲的逻辑来看，胖是美的代名词。《味觉生理学》（*The Physiology of Taste*，1825）一书的作者，法国美食家和哲学家琼·安泰尔姆·布里亚·萨瓦兰（Brillat-Savarin）表示，他为那些身体太瘦、"面色苍白"的女人感到难过。他还极力劝她们多吃些营养的饭菜，让自己胖起来。他说的这些饭菜包括"足够的面包"、热巧克力、黄油炒蛋、大量的肉类、鱼和汤、"用米或通心粉做的菜"、萨瓦饼干、松软的蛋糕、甜水果、葡萄,[19]还有啤酒。

对大众来说,啤酒、咸奶酪、香肠以及第二份饭菜仍是男人的专属食物,男人可以自由地吃东西。布迪厄说,"吃,并且吃好是男人地位的体现",但这并不能说明为什么人们觉得女人并不需要营养支撑她们完成侍奉、打扫、清洗、煮饭这些工作。[20]人们认为,女人就该满足于吃比较少的食物,就该有"精致的"口味,甚至不应该想喝烈酒,也不该想吃难消化的肉类。看到兄弟和父亲吃饱,她们就该感到满足了。如果男人的胃口很小或者不爱吃肉,也会被认为"有问题"。

从20世纪80年代开始,随着越来越多平等工作的出现,人们摒弃了女孩应该比男孩吃得少这种观念。但社会开始推崇苗条的身材,这就决定了女孩还是需要吃得少才行。1994年,研究人员针对欧洲儿童的饮食习惯展开了一项研究。一名11岁的小女孩伤心地对他们说:"如果男孩变胖了,他们会说那是肌肉。"[21]人们现在仍然认为,女孩就应该满足于比她们的兄弟吃得少,在餐桌旁边占的地方比较小。但现在强迫女孩瘦下来的父母觉得,他们这样做是在帮孩子,因为他们担心在现实生活中,女孩子超重会比男孩子超重的后果更严重。他们这种看法有一定的道理。近期在纽约开展的一项研究发现,女性超重的程度与她们的预期收入、找工作的能力,甚至拥有美满家庭生活的概率都呈负相关关系,[22]但这些相关性并不会体现在男性身上。让人觉得不公平的是,肥胖女性会比同样肥胖的男性生活得更惨。有趣的是,研究人员无法确定这是因为社会真的歧视肥胖女性,还是因为肥胖女性会更自卑,以至于她们在求职或加薪方面不及男性。

如果她们真的感到自卑也没什么好奇怪的，因为无论女孩是不是真的超重，周围的人都会让她们觉得自己应该比兄弟们更注意节制饮食。母亲会在体重上给孩子施压，可能是因为她们对自己的身材感到焦虑，这也是为什么她们对女儿施加的压力会比对儿子的更大。一项研究表明，不管女儿是不是超重，有贪食症的母亲对女儿进行"操控性喂养"的概率都会更大，[23] 父亲可能会对与自己同性别的儿子有同样的偏见。一项研究发现，对自己身材不满的父亲可能会对儿子"而不是女儿"的食物摄入情况进行监控。但在大多数情况下，家里都是妈妈负责饮食，所以女儿会承受大部分的体重控制压力。

父母们发现，要充分了解如何应对餐桌旁的青少年是件很难的事，不管是对儿子还是女儿。明尼苏达州的"饮食项目"对将近5000名青少年进行了为期5年的跟踪研究。[24] 其中一些研究对象是年龄较小的青少年，他们在研究期间的年龄为12岁到17岁，另一些是年龄较大的青少年，在研究期间的年龄为15岁到20岁。凯瑟琳·鲍尔带领研究人员对这些青少年进行采访，评估他们在5年里的所有变化，包括父母督促他们吃健康食品、锻炼身体和减肥的程度。随着时间的推移，男孩的父母们在这三个方面的督促都变少了，这说明青少年渐渐独立了。如果去问一个比你块头还大、体格更壮、体毛更浓的人，今天是不是吃够了五种蔬菜，这感觉有点奇怪。这也可能是因为家长优先关注的事项发生了变化。如果你首先需要担心的是青春期的儿子会不会吸毒，你就不会那么在意他会不会喝奇怪的汽水了。那些儿子处在青春期的父母都不太想严格要求孩子在家吃饭，因为他们担心这样会把孩子吓跑。但这很遗憾，因为有数据表明，让青少年一直吃营养均衡的家常菜是最有益于他们健康的事情之一，能在家规律吃饭的孩子吃的水果和蔬菜会比较多，看起来也会更开心。[25]

但青春期女孩的情况不大相同。虽然女孩们也说到，随着年龄的增长，父母们不再那么拼命地督促她们多吃健康食物，多锻炼身体了，但有些年龄较大的青春期女孩从青春期中期到晚期，也就是从 15 岁到 20 岁时，家长反而会开始给她们施加更"多"的压力，让她们吃减肥餐。这些女孩本来已经到了能独立决定自己吃什么，能自己开车，有权结婚和投票的年纪，但她们的父母却还会跟她们说，吃什么还是要由家里决定。

童年的饮食经历可能会导致我们养成永远都摆脱不掉的不良饮食习惯。在一些家庭中，父母给女孩施压，让她们减肥就是这样的例子。我最近跟一位年近 50 岁的职业女性聊天时，她说自己节食失败的次数已经多到数不清了。她每次打电话回家，不管在生活中或在事业上有什么新鲜事，她妈妈的第一个问题永远都是："你减肥成功了吗？"她的朋友跟她开玩笑说，恐怕只有她母亲过世后她才能彻底结束这种"溜溜球节食"的状态。她觉得自己陷入贪食问题的困境已经很多年了，她小时候曾把贪食当作对父母育儿方式的反抗，但结果现在却变成了一种自我惩罚。她终于在 40 多岁的时候找到了一种能坚持下去的健康饮食方式。这种方式不是妈妈希望她采取的节食方式，而是常吃美味的沙拉、烤鱼还有浓汤，不让自己产生被剥夺感。她找到这种方式竟然花了这么长的时间。她认为，如果不是脑海中每天回响着父母让她少吃点的提醒，没准她能更早些找到这种方式。

父母给女孩施压减肥就像他们出于爱对孩子做的很多其他事一样，不但没有产生什么好的效果，反而出现了很多副作用。人们已经反复证实了，被施压减肥的女孩更容易对自己的身材不满，对体重过于焦虑、抑郁，更容易出现贪食或饮食失调问题。一项针对

15 岁女孩的研究发现，曾在母亲的鼓励下进行减肥的女孩中，有 1/3 实行过极端的体重控制行为，包括服用泻药、呕吐减肥、节食减肥、用吸烟代替吃饭、吃减肥药等。其中不曾被母亲鼓励减肥的女孩仅有 5%。[26] 家人嘲笑超重女孩的体重也会造成严重的后果。一项研究发现，那些"总是"因为胖而被亲戚嘲笑的女孩要比家人态度更礼貌的女孩更容易暴饮暴食。[27] 如果这还不足以让你停止暗示女儿减肥，那么请想一想：你这么做可能是无济于事的，因为在父母强迫下进行减肥的孩子，五年后超重的可能性会更高。[28]

女孩需要承受的体重压力仅仅是一种更广泛心态的表现之一。男孩和女孩的饮食世界是不同的。无论我们是不是真的有兄弟姐妹，我们的文化都会强烈地暗示我们，要选择适合自己性别的食物。美食作家奈杰尔·斯莱特（Nigel Slater）在他的自传《吐司》中写道："有些东西是男孩绝对不能吃的。"当斯莱特还是个 8 岁孩子的时候，他感觉自己因为零食的选择被贴上了娘炮的标签。"爱心糖和漂亮雪糕是女孩专属的东西……男孩 6 岁以后绝对不能再玩会发光的儿童玩具。"[29] 大部分针对男孩和男人推出的食品广告都在宣传男子汉气概，比如肯德基双层汉堡的广告语是"男人雄起！"，这就好像在说，男孩如果觉得自己吃不下夹着两大块鸡肉、培根条、奶酪、生菜和蛋黄酱的面包，那就可能是性格懦弱的。

女孩们同样也会收到一些强烈的信息，告诉她们一些食物会比另一些更适合她们。《经济学人》写道："日本商业女性在与老板一起应酬的时候，可以用掺大量苏打水的梅子酒代替啤酒。"好像比起啤酒，女人一定会更爱喝用水冲淡的梅子酒似的。[30] 食物分性别的观点要追溯到运动场上，人们认为男孩就"应该"吃夹满肉的大号三明治，而女孩就应该爱吃糖、香料，还有漂亮的食物。女孩在十岁之前就已经知道有些食物是她们"不该"吃的，知道"骨感"

是一种赞美。她们产生了一种意识，认为女孩如果不喜欢巧克力会显得有点奇怪。

认为男孩和女孩的饮食不同，这个想法并不全是荒谬的：男孩和女孩与食物的关系确实会有生理差异性的影响。在运动强度和体型都大致相当的情况下，男孩的确比女孩需要摄入的能量更多。最近的育儿指南提出，7岁男孩每天需要比同龄女孩多摄入约100大卡的热量：男孩每天需要1630大卡热量，而女孩每天需要1530大卡。到他们18岁时，男孩和女孩每天分别需要摄入的热量为3155大卡和2462大卡，差额拉大到将近700大卡，相当于一顿额外正餐的热量。[31] 给女孩吃小分量的食物并不等同于强迫她们少吃。如果我给中等身材的12岁女儿和两米左右的16岁儿子提供同样多的食物，她恐怕吃不掉多少。这不是小气，这是数学。

另一个更令人惊讶的生理差异是，男性和女性在吃东西时的大脑活动也是不同的。比如吃柠檬酸时，女性要比男性的脑岛和丘脑反应更大。总的来说，女性对气味和味道要比男性更敏感，而且她们更善于记住气味和味道。[32] 这种更强的敏感性也导致女孩更挑食。很多研究表明，女性会对食物表现出更多的消极态度，而且更可能会因为食物味道不好就不吃了。为了进行食品研发，市场营销专家布赖恩·乌尔比克对几组儿童进行了多年研究。他平均每年会采访4000名来自欧洲、北美、中美、亚洲和中东地区的儿童。乌尔比克发现，在不同文化下生活的男孩和女孩对食物的反应存在着"强大而反复出现的模式"。通常男孩比女孩的味觉和触觉敏感度低。乌尔比克发现，"女孩喜欢的味道，男孩可能也会喜欢"。但在食物品牌的问题上，情况刚好相反。乌尔比克建议，如果食品研发人员要推出同时针对男孩和女孩的产品，食品的包装和品牌设计都应该更倾向于男孩喜欢的类型，因为"女孩更愿意接受'男孩'的产品，而男孩更可能会拒绝一些太'女孩子气的'东西"。[33]

有人认为食物有"女孩子气的"和"男孩子气的"。仔细想来，这种想法真是荒谬。谁决定《男人爱馅饼，女人喜欢吃鹰嘴豆泥》（大厨西蒙·里默于2013年出版的一本食谱的书名）？我们虽然坚持说自己没有这种幼稚的想法，但却很容易认为一些食物更适合某一性别，而且还会相应地做出选择，比如我们往往会自动认为，丰盛的肉菜是男人的食物，清淡些的沙拉和甜品是女人的食物。这些刻板印象在法国、日本等不同文化中都存在。当美国大学生们被问到他们觉得哪种食物适合哪个性别时，他们很快就回答说：牛排、炸土豆、洋葱和硬糖更适合男人吃，奶酪、桃子、蛋奶酥和法式薄饼更适合女人吃。[34]研究还发现，一些青春期的男孩会谨防自己吃那些有女性含义的食物，有朋友在的时候更是如此：男子汉大丈夫是不会吃蛋奶酥的！

关于男孩食物和女孩食物的看法必定会对我们的饮食偏好产生影响。2003年，一个研究小组通过调查数据分析了不同性别对"安慰食物"的观念差异。[35]研究小组发现，"男人更喜欢温热的、丰盛的、正餐类的安慰食物，比如牛排、炖菜和汤等，而女性更喜欢小吃类的安慰食物，比如巧克力和冰淇淋等"，大量女性也会把蔬菜视为一种安慰食物。研究人员认为，男性能从热腾腾的正餐中得到安慰，这可能是源于他们童年时"习惯吃家里为他们做好的饭菜"。男性和女性在吃"安慰食物"时还有个差异：男性吃完牛排等安慰食物后往往会产生"身体健壮的"感觉，而女性吃完冰淇淋、饼干和巧克力之后却会产生"愧疚感"。所以，女性的安慰食物并没能安慰她们，全都浪费了。

我们应该选择适合自己性别的食物，这种社会压力要比表面上看起来更大。它会减弱我们的饮食快感，这可不是什么好事。女人常常会因为感觉"不合适"就不点自己真正想吃的菜。[36] 据说日本女人非常爱吃寿司，但她们却不能想吃就吃，这可能是因为寿司被认为是一种容易让人产生饱腹感的男性食物。[37] 一项关于英国餐饮消费者就餐行为的研究发现，在餐馆里就餐的女性可能会说自己爱吃牛排，但实际上选择吃牛排的频率并没有男性高，因为牛排对女性来说似乎太奢侈了。[38] 绝大多数女性在外面吃饭时都会选择白肉，而男性都会选择红肉。我们不会觉得这有什么问题，因为我们会习惯性地认为，男人在饮食上就应该是"血气方刚的"。

有人可能会反驳说，我们并不需要吃红肉。但如果说真的有人需要吃红肉，那也不该是男人，而是青春期的少女。根据性别判定人们适合吃什么会导致男孩和女孩在喂养自己时采用不利于满足身体需要的方式。我们完全搞错了。女孩其实比男孩更需要补充富含血红蛋白的食物，男孩比女孩更需要吃沙拉和蔬菜。女孩食物和男孩食物的概念是一种危险的谬论，它导致我们看不到在喂养男孩和女孩时真正面临的问题。

现在最严重的单一营养缺乏问题并不像健康类报纸宣传的那样，并不是因为我们吃的"超级食品"不够。女孩缺铁就是个例子。全球有数百万青春期女孩患有贫血症，其中贫富胖瘦的女孩都有，但都是因为在月经来潮后没有摄入足够的含铁食物来满足身体骤然增加的铁元素需求。她们的铁元素需求会从每天 8 毫克增加到每天 15 毫克。还有更多女孩会出现体内储存铁耗尽的问题，这导致她们容易感到疲倦、头痛以及认知功能受损。[39] 世界卫生组织的数据表明，全球有 20 亿人受到缺铁困扰。很多男人和男孩也会出现贫血问题，但年轻女性受到的影响更大。贫血在发展中国家造成的危害最严重，每五名产妇中就有一名会在分娩过程中死亡，通常是因为大出血造成的。孕妇需要的铁元素量是年轻女孩的两倍。但在那些营养充足的国家，女孩缺铁也是非常普遍的现象。认为女孩可以靠吃生菜叶子和巧克力活着的陈旧观念不利于改善这种情况。

2001 年起开展的一项欧洲调查研究发现：在瑞典十五六岁的女孩中，有将近 40% 出现了体内贮存铁减少，男孩的相应比例为 15%；在丹麦十六七岁的男孩中，有 7% 出现了贮存铁减少，同龄女孩的相应比例为 20%。[40]2007 年，一项针对中国 1037 名青少年女孩的取样分析发现，其中 40.4% 的女孩缺铁，19.5% 患有缺铁性贫血。[41] 孩子如果缺少营养补充剂（可能造成便秘和反胃）和强化营养麦片，就很难摄入足够的含铁食物。目前，含铁最丰富，最具"生物有效性的"铁元素来源是肝脏：85 克鸡肝中铁元素含量为 11 毫克。其次是红肉：170 克牛腰排中铁元素含量约 6 毫克。[42] 喝茶或喝咖啡都会阻碍铁元素吸收。

如果你是个青少年女孩，突然把早晨喝果汁改成了喝咖啡，还变成了素食主义者。你因为鸡蛋是男孩的食物，所以在早餐时，也不吃鸡蛋了，那你恐怕就有麻烦了。女性比男性更容易成为严格素食主义者或素食主义者：在美国大约 100 万名严格素食主义者中，有 79% 为女性；在素食主义者中，有 59% 为女性。素食主义者其实可以从大量食物中摄入铁元素，比如南瓜子、坚果、香料、绿叶菜、甘蔗、干果、蛋黄、芸豆等豆类、麦麸及全麦面包等。但问题是，一时冲动想成为素食主义者的孩子并没有从这些食物中摄入均衡营养的习惯，而且非肉类食物中的铁元素也比较不易吸收，所以素食主义者要比吃肉的人摄入更多的铁元素才能满足身体需要。最容易出现贫血的女孩是那些既节食减肥又是素食主义者的群体：20 世纪 90 年代，在 11 岁到 14 岁的英国素食主义女孩中，过去一年努力减肥的女孩，有 43% 的人血红蛋白偏低；没进行减肥的，有 15% 的人血红蛋白偏低；既没进行减肥还会吃肉的，这一比例仅为 8%。[43]

令人惊讶的是，超重的人也容易贫血，原因不是他们吃的食物太少，而是质量太差。针对伊朗青春期女孩进行的一项抽样分析发现，尽管超重女孩摄入的热量比实际需要的多，但她们还是会比其他女孩更容易贫血。超重女孩和正常女孩的贫血人数比例分别为34.1%和27.8%。[44]超重女孩并没有从高碳水化合物且营养失衡的饭菜中摄入足够的铁元素。披萨、冰淇淋或炸薯条这些德黑兰街上新流行的食物中铁元素含量并不高。

缺铁和超重可能是互为因果的关系。缺铁似乎会导致肉碱这种参与脂肪代谢的化合物水平下降，进而导致新陈代谢减缓。[45]贫血的女性进行有氧运动的能力会比较差，但可以通过服用铁补充剂来改变这一状况。患贫血症的青少年不愿在跑步机上运动是有原因的，因为缺铁会让他们感觉头晕目眩，很难向前迈步。我生完第一个孩子后就贫血，脸色白得像纸一样，当时我就有那样的感觉。

很多超重的青少年女孩会被家里强迫减肥，但其实她们真正需要的是摄入更好的营养，这也能顺便帮她们减肥。有句老话说，不管女孩的身材如何，如果缺铁就要"增强体质"，她们应该吃水煮鸡蛋、全麦面包、深色蔬菜、烤牛排、羊腿、烤沙丁鱼、丰盛的意大利蔬菜浓汤，还有豆豉香辣酱。简单来说就是，这些女孩应该吃些男人的食物。如果她们还是想吃巧克力，那就不要吃那些便宜的牛奶巧克力棒，因为里面几乎全是糖和植物脂肪，吃些可可含量70%以上的黑巧克力对她们是有益的，因为一小根30克的黑巧克力棒中会含有5毫克铁元素。

但几乎没有人说要增强女孩的体质。人们认为女孩这种小口吃蛋奶酥的精致生物应该可以靠空气和赞美活着，所以会更注重增强她们兄弟的体质。这会导致女孩对自己需要多少食物产生危险的错觉。在当下的食品环境中，让男孩吃得太饱和不让女孩吃饱都不是什么好事。

超重或肥胖的孩子减肥的一个最大阻力是，他们的父母看不到孩子存在的问题。劳拉·斯图尔特博士（Dr. Laura Stewart）在苏格兰泰赛德区经营着一家儿童肥胖症门诊。泰赛德区有一些全欧洲最严重的儿童健康问题。斯图尔特在2013年10月召开的一次健康专家会议上说，"很多家长并不觉得自己的孩子存在体重问题"。[46]斯图尔特认为，这是因为在讨论这个话题时，媒体只向公众展示了"极度肥胖儿童"的照片，这导致轻度肥胖儿童的父母认为，他们的孩子完全没问题。如果周围都是超重的人，那么看多了也就觉得见惯不怪了。

斯图尔特跟我们讲述了她2010年在泰赛德区做的一个实验，实验目的是要找到一种方法，让父母看到孩子存在的体重问题。研究人员向家长们展示孩子的照片，让他们把照片中的孩子分成"正常的"和"超重的"两类，就好像他们看不懂眼前的东西似的。结果，这些父母只认为那些"非常肥胖"的孩子是超重的。照片中那些虽然超重，但还没到肥胖程度的孩子都被认为是"正常的"。在孩子体重问题上，我们有一种集体否认的态度，甚至连那些本职工作就是要解决孩子体重问题的医生和护士也是如此。现在受雇于英国国民医疗服务体系的近半数工作人员都是超重或肥胖状态。因此，他们已经看惯了超重或肥胖的孩子。斯图尔特在会上结束发言后，观众中有一名医务工作者举手发言，他批评斯图尔特对孩子进行评估时使用体重指数体系。"你的孩子可能是肥胖但却健康的！如果根据体重指数体系来看，健美运动员也会被认定为是肥胖的！"斯图尔特微笑着回答说："被送到我诊所的孩子没有一个是健康又肌肉发达的。你确实需要擦亮眼睛仔细看看了。"

"对体重的感知错觉"一直都在男孩身上表现得更明显。大量研究表明，父母更容易认为女孩超重，这可能是因为男孩的身材并没有女孩的身材那么受关注。如果有护士或营养师根据身高体重比例表判定他们的孩子是肥胖的，家长常常会为其极力辩护。他们会坚持说孩子是"骨架大"，吃的都是健康食品，一定是表格出了某种问题。男孩和女孩的父母都会进行这种辩护，但男孩的父母似乎还会为儿子的高大体格感到骄傲。他们会用"结实"或"敦实"这些比"肥胖"听上去更健康的词语来形容自己的儿子。一位收入不高的妈妈有个肥胖的学龄前儿子，但她告诉研究人员说："我能看到，他可能确实很重，但那都是肌肉。"因为他是个强壮的小孩。[47]

如果父母低估男孩的体重，高估他的食物需求，可能会让男孩形成自我形象认知偏差和终身的不良饮食习惯。针对16000多名美国成年人开展的一项体重感知研究发现，男性低估自己体重的常见度要比女性高出2—3倍。[48]有将近43%的超重但不肥胖的男性认为自己的体重是"正常的"，超重女性中这一比例为12%。针对澳大利亚超重男性和女性的实验也得出了相似的结果。大多数"在生物医学上被认定为肥胖的"男人都认为自己只是"有点超重"。[49]这种情况非常令人担忧，因为如果你都意识不到自己存在体重问题，就不可能会做出任何努力去解决问题。

还有一个也很令人担忧的趋势，那就是很多体重正常的或体重过轻的女性，往往会误认为自己的体重超标，或者错误地给自己贴上肥胖的标签。2003年，一项针对美国六所高校，2000多名本科生的研究发现，有72%的女生认为自己的"大腿太胖了"，而男生中只有11%的人有相同的想法。[50]这说明不论实际体重如何，在公共场合称重都会让女大学生比同龄男生感觉更不自在。[51]女性身体变形障碍是一种精神焦虑，是对自己身体缺陷的夸大和完美主义的执念，这种焦虑不只是饮食失调症患者才有的问题。研究表明，多数已经过了青春期的女孩也被这种焦虑折磨着。[52]

男性和女性的这种自我形象认知偏差都是有问题的。这意味着大部分"肥胖危机"的公共健康信息,还有健康饮食的方法可能都被不需要它们的人听进去了,而真正需要从中受益的人却当成了耳边风。这就像老师对捣蛋的学生发火时,觉得最好是当着全班同学的面说,以便让捣蛋的学生认识到自己是在挥霍未来。但安静的好孩子听到老师生气的训斥后会感到很沮丧,因为他们以为这是在说自己,但事实并非如此。坐在后排的捣蛋学生却以为老师说的不是他们,所以他们还在打瞌睡,或者会继续捣蛋。当反肥胖宣传说,我们正不知不觉地走向可怕的未来时,大量体重正常的女性认为这些话是在批评她大臂上的肉太多了,而大量肥胖的男性则认为宣传里说的和他们无关。

一般来说,女人似乎更容易遵循饮食指导。即便是最终没成功,但至少她们更愿意尝试更健康的饮食方式。[53]我们整个童年的饮食趋势是,男孩吃的蔬菜和水果越来越少,而女孩会略微增加水果和蔬菜的摄入量。近期针对英国儿童开展的一项研究表明,在4岁到6岁的男孩中,有70%的男孩会吃苹果。等他们到了15岁到18岁,这一比例就下降到了39%。正如我们已经看到的,父母不愿意在饮食问题上强迫长大的男孩。[54]而女孩吃的沙拉更多了:4岁到6岁的女孩中,只有一半的人吃沙拉,到了青少年时期,有66%的女孩会吃沙拉,这可能因为她们认为沙拉是自己应该吃的东西。总之,很多男孩如果能学习女孩的饮食方式会很受益。在泰国,女孩要比男孩吃的蔬菜和水果多得多,男孩的肥胖率则比女孩的肥胖率高一倍。[55]但研究数据表明,泰国妈妈们并不觉得儿子吃的蔬菜不够算是个问题。

如果认识不到男孩的肥胖问题跟女孩的肥胖问题一样严重,我们就看不到肥胖会让男孩生活得多么不开心。科威特是全球青少年肥胖率最高的国家之一，在14岁到19岁的青少年中，有近半数是超重或肥胖的。科威特的青少年比其他阿拉伯国家的青少年胖得多。一项研究发现，在科威特，15岁到18岁的男孩中，肥胖或超重的人数是叙利亚或利比亚的两倍。[56] 科威特比中东其他国家更快地实现了"营养变迁"，这就意味着科威特迅速地适应了西方快餐。比起邻近的黎巴嫩等阿拉伯国家，科威特的传统美食中，肉和脂肪的含量都高很多。黎巴嫩人家里的饭菜主要是以蔬菜为主的开胃拼盘，比如烤茄子沙拉、阿拉伯蔬菜沙拉、香草面包沙拉之类的，而科威特的一道经典家常菜叫作 Makbous Dajaj，做法是先将整只鸡煮熟，之后用油炸，再配上油腻的水煮过的米饭吃。[57] 当美国的炸鸡和汉堡被引入科威特时，当地人的味蕾已经准备好享受它们了。

科威特的肥胖危机是传统喂养观念在当代食物供应充足的环境下水土不服的又一案例。在科威特，热情好客是非常重要的传统观念。人们有时会说科威特人的每次家庭聚会都像过感恩节。著名的中东地区食品专家克劳迪娅·罗登指出，在传统的阿拉伯国家中，"如果你吃饱了，也应该再小口地吃些别人还在继续吃的菜，因为如果一个人不吃了，其他人可能也都会被迫停下来"[58]。石油收入使科威特成为世界上人均最富有的国家之一。它有大型的商场，还形成了下馆子吃饭、开豪华轿车的文化，民众有大量可支配的钱买零食。科威特的富有意味着很多人有钱买过量的食物，因此，与叙利亚、阿尔及利亚这些相对贫穷的国家相比，科威特国民的长胖速度也要快得多。

科威特也普遍存在着"饮食失调"问题，男孩更容易出现这些问题。阿拉伯国家著名营养学家阿卜杜勒拉赫曼·穆塞格发现，饮食失调在整个阿拉伯地区都非常普遍，但饮食态度问题最严重的青少年群体是科威特男孩。[59] 穆塞格用 26 项进食态度测试对饮食失调程度进行判定。测试中涉及的问题包括"你感觉无法停止过度进食"这类行为发生的频率,还有"我觉得食物操控着我的生活""我吃完东西会觉得非常有罪恶感"这类想法产生的频率。在参与测试的科威特青少年男孩中,有 47% 被测出存在"饮食态度失调"问题,43% 的科威特女孩存在这一问题。穆塞格认为,这可能是因为科威特男孩存在"文化适应困难"。虽然科威特的经济已经现代化了,但它的社会仍然比其他很多中东国家都更保守。2013 年一项针对 2000 名科威特大学生开展的调查研究发现,在科威特年轻人中,只有 70%(男女生都有)认为男女平等。[60] 研究还发现,很多学生表示不喜欢西方的"消费文化"。科威特男孩听亲戚们说起 1990 年的海湾战争,就可能会把美国视为敌人。

虽然科威特的年轻人公开声讨美国文化,但他们在必胜客(在科威特有 49 家分店)吃超级至尊披萨或在苹果蜂餐厅吃麻辣排骨的时候,其实已经参与到了美国文化中。很多科威特男孩每天都在吃敌人的食物,喝敌人的汽水。穆塞格教授分析,这些年轻人被夹在东西方价值观之间左右为难。"一方面,他们受到西方文化下饮食行为和体型偏好的影响;另一方面,他们又受到传统文化提倡的饮食习惯以及崇尚正常丰满体型的影响。"[61] 传统观念认为,想吃多少就吃多少是男孩的特权。在科威特家庭中,所有男孩都是肥胖的。他们周围大多数成年人也都是肥胖的,他们的父母可能觉得自己的儿子身体没问题。但通过穆塞格的研究可以判断,这些男孩无论是在身体上,还是在精神上都是不健康的。

造成科威特肥胖危机的因素很多,性别只是其中一个。但无论我们生活在哪里,要学习更健康的饮食方式都要摒弃掉食物分性别这种想法。如果男孩和女孩能互相学习彼此饮食习惯中好的方面，那他们的饮食状况就都能变得更好：男孩能更注意吃蔬菜，会更诚实地看待自己的体型。女孩能像男孩那样爱上丰盛的主菜，而不是甜甜的粉色纸杯蛋糕和巧克力。她们应该像男孩那样，知道自己饿了是可以吃东西的。

如果拥有兄弟姐妹或亲如兄弟姐妹的朋友，我们吃饭时就不会觉得那么孤单了。我们会学习他们的饮食口味和习惯。他们会让我们发现，只吃一小碗脆玉米片当早餐是不够的，也能让我们觉得爽脆的芹菜非常好吃，如果再加上花生酱和葡萄干，味道就更好了；如果他们疯狂迷恋摩洛哥外卖，铁锅烹饪或种植草药，我们也能跟着大开眼界。如果不吵架的话，他们的陪伴会让我们觉得所有的东西都变得更好吃了。

兄弟姐妹不一定要做餐桌上的竞争对手。现在我和姐姐生活在两个不同的大洲：她抢占了美洲，那我就只能选欧洲了。我们不能再像以前那样常聚在一起吃饭了。我们见面时，两人的饮食状态已经跟以前大不一样了。我们现在都已人到中年，有了自己的孩子，平静下来之后，饮食偏好竟然也有些趋同了。我从没想过会有这种可能性。现在我们并排坐着吃饭的时候，感觉并没有那么不一样了：我们都爱喝特别浓的咖啡，都爱吃加黄油的烤面包圈，而不是加奶油芝士的，都爱吃牛油果寿司卷和水果，特别是秋天的酸脆苹果，还都爱吃成熟多汁的梨，因为这会让我们想起母亲。我去看望姐姐时，我们有时会去她家附近的一家越南料理店吃美味的三明治。她会点一份越南豆腐三明治，那是把酱油腌制的豆腐、脆香菜叶、腌胡萝卜、白萝卜夹在松软的大个长面包卷里做成的三明治。我本来想点香烤牛肉黑麦面包来证明我的饮食我做主，但我最后跟姐姐点了同样的食物。

巧克力

市场营销专家布赖恩·乌尔比克（Bryan Urbick）写道："由于某些原因，女孩和巧克力之间有一种特殊的关系。"[62] 电视上几乎所有的巧克力广告都是针对女性的，而且广告中的女性都是一副无力抗拒巧克力诱惑的形象。

巧克力这种东西，女性都想吃，但吃了又会后悔。它作为女性食物的地位如此稳固，以至于人们容易觉得，女性体内深处一定有某种导致她们爱吃巧克力的化学物质。女孩自己常常会解释说，这是因为她们经期时"需要"摄入巧克力中让人快乐的血清素。

巧克力中确实有些能影响人身心的化学成分，比如苯乙胺（一种安非他命类物质）、咖啡因和花生四烯酸乙醇胺（一种大麻素）。但大部分女性爱吃的并不是黑巧克力，而是上述化合物含量低、糖分和脂肪含量高的牛奶巧克力。如果说"巧克力狂热者"想要从巧克力中得到某种东西，那可能会是吃糖时大脑受刺激释放出的多巴胺。近期的一项研究推翻了经期荷尔蒙导致女性爱吃巧克力这个观点。[63] 研究人员发现，女性经期过后对巧克力的食欲只是有略微下降而已。研究人员总结说，促使女人想吃巧克力的不是荷尔蒙，而是压力。

女性与巧克力建立起了一种特殊的关系，这主要是因为我们的文化告诉她们应该这样做。以前人们在讨好女性时常常会说，甜食是"淑女"的食物，而咸味食物该让男人吃。巧克力确实是一种有吸引力的东西，它浓郁的香气、甜美的味道、在体温下融化的方式都很诱人，但并不存在一种生理需求会促使女性比男性更想吃巧克力。

2006年，研究人员针对西班牙学生和美国学生开展了一项有趣的研究。[64] 在美国学生中，只有59%的男生承认自己爱吃巧克力，而女生的比例为91%。

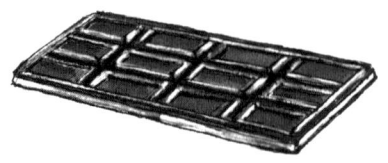

西班牙爱吃巧克力的男女生比例相对均衡，有78%的西班牙男生和90%的西班牙女生都说自己爱吃巧克力。这清楚地表明，女性爱吃巧克力是一种

文化产物，并不是先天决定的。

女性爱吃巧克力是一种典型的习得行为。女孩从童年开始就意识到巧克力是特别的，是"我们专属的"。在过生日、庆祝节日或被安慰的时候，我们都会得到巧克力。所以，我们接收到的信息是：郁闷时，巧克力能抚慰我们的心灵；开心时，巧克力能让我们更开心。我们会告诉自己，我们并不只是想吃巧克力，而是需要它。但在买巧克力时，女性似乎会比男性产生的罪恶感更强。[65]

从生理上来说，女性并不需要每个月都吃一块巧克力，也不需要吃棉花糖、杏仁饼和咸焦糖泡芙。如果说吃巧克力的习惯是后天习得的，那我们也可以不去学这种习惯，或者至少我们可以把它淡化一些。

第六章
饥　饿

"所以，当我写到饥饿的时候，我实际上是在抒写热爱……"
——《吃的艺术》(The Art of Eating)，玛丽·弗朗西丝·肯尼迪·费雪（M. F. K. Fisher）著

有的孩子感觉晕眩，会滑到桌子底下，摔倒在地上；有的孩子每天早上都要打好几个小时的哈欠，午饭后才能真正清醒过来；还有的孩子甚至在最简单的课上都无法集中注意力，就好像没带脑子似的。

这种饥饿状态本不该出现在现代食物充足的文明社会，但慈善机构的工作人员说，在富足的西方国家，每天仍然能在一些学校中看到这样的场景。鉴于孩子早上不吃东西，无法好好学习[1]，"儿童不挨饿"运动在美国各大州，各大城市的25000所学校中开展起来，为低收入家庭的孩子提供免费早餐。从一方面来看，给每个孩子提供一碗麦片、一些水果，还有一盒牛奶只是件小事。但从另一方面来看，如果考虑到每个孩子的未来，让他们早上吃饱其实是件意义非凡的事，这可能会决定他们能否打开教育之门，享受教育带

来的所有好处。"儿童不挨饿"运动的工作人员发现，与其他低收入家庭的小学生相比，吃到学校免费早餐的孩子数学成绩会更好，出勤率会更高，中学毕业的可能性也会更大。更重要的是，他们成年后挨饿的可能性会更低。一旦养成了早上不空腹的习惯，一生的饮食方式也都将改变。

吃东西的最基本作用是充饥。如果食物充足的话，似乎并不是所有人都需要学习如何应对饥饿。但现实是，食物并不总是充足的，食物银行的存在和校园早餐计划的实行就证明了这一点。饥饿感与食欲不同，它是一种动物本能。但在当代的食品环境中，饥饿感却不再是本能这么简单的东西。过了婴儿期之后，掌握一种能够消除饥饿，又保证不吃过量的能力已经成了一项复杂的任务，无论是在饥饿的发展中国家，还是在过于肥胖的西方国家都是如此。

适度饥饿感和无聊一样，也是中产阶级的孩子们在现代育儿方式和极大富足状态下再也无法体会到的痛苦。孩子和大人都会用各种零食把肚子填饱，保持心情愉悦。我的手提包隔层里就装满了腰果、麦片棒和干果，随时准备应对孩子们"我们饿了"的呻吟，所以，我的孩子们从来都没体会过真正饥饿时肚子里空空如也的痛苦。现在，我们都是还没等到肚子开始第一声咆哮，就已经把饥饿扼杀在摇篮里了。但说到真正的儿童营养不良问题，我们倒是希望饥饿真的不存在。在一些贫穷国家中，营养不良仍然是导致儿童死亡的首要原因。这也让我们更加密切地关注到饥饿在我们国内产生的影响。

肥胖症儿童数量增加导致我们产生了一种幻觉，认为我们的饮食问题只有过度喂养。营养不良的问题就在眼前，我们都很难发现它。但是，据美国致力于消除饥饿的最大慈善机构"赈饥美国"估计，美国有1580万儿童生活在"食品不安全"的家庭中，他们有时候还需要同饥饿做斗争。截至 2014 年,"赈饥美国"慈善机构的食物银行救济过的家庭平均年收入仅为 9175 美元。[2] 84% 的家庭不管食物是不是健康,都会去买最便宜的食物。我们并不能说,便宜的食物就一定是不健康的,是无法让人满足或缺乏基本营养元素的,但大部分便宜的食物的确如此。现在很多富足国家的孩子都处于一种体重超标,但又营养不良的矛盾状态,这被称为"隐性饥饿":他们从便宜的碳水化合物中摄入了太多的热量,却没能获得足够的身体所需的微量元素。另外,还有很多人正遭受着传统意义上的饥饿,还在因为吃不饱而感到头晕目眩,特别是缺乏儿童成长所需的蛋白质类食物。儿童饥饿是所有饥饿中最可怕的。

老师们说,有的孩子会晕倒在运动场上;有的孩子早餐吃的是甜品、汽水或剩下的油炸外卖;在少数情况下,有的男孩和女孩会像电视新闻中的非洲儿童那样,出现腹部膨胀的现象。慈善组织"魔法早餐"是由曾经的女商人卡梅尔·麦康奈尔(Carmel McConnell)于 2001 年创立的。当时,她为了写一本书到伦敦内城的学校进行调研。听到小学生们抱怨饥饿时,她深感震惊。目前,"魔法早餐"已通过早餐"俱乐部"为 8000 多名孩子提供了健康早餐,包括冷牛奶泡麦片、新鲜水果,还有配黄油和果酱吃的蛋白质含量丰富的特殊面包圈,有时候还有粥。孩子们只要肯吃这种早餐,这些食物就能喂饱他们。

7 月里一个明媚的上午,我到基沃思小学吃了一顿魔法早餐。这是一所位于伦敦南部贫困地区的"著名"学校。这里 4 岁到 11 岁的学生都在吃抹黄油的面包圈,还有切成三角形的苹果和橘子。屋子里有一种好闻的烤面包味。这里的气氛很平静,一群痴迷足球的男孩坐在餐桌的一端,一群女孩坐在餐桌的另一端聊着天。校长苏西·惠托姆回忆说,引进早餐俱乐部之前,孩子们到校后常常会感到瞌睡或"心神不定",很多孩子在课上会不守纪律或开小差,其实这些都是饥饿的表现。现在,孩子们不再饿肚子了,行为上有了很大改善,学习成绩也有了很大提升。惠托姆希望孩子们毕业后能成为"社会正义大使"。如果他们饿着肚子的话,这个希望可不大容易实现。

长期饥饿的症状很恐怖,也很复杂,在孩子身上表现得会更加突出。除了身体会消瘦下去,孩子可能会一直感觉疲惫、寒冷,感到担心、沮丧或精神涣散。他们会情感脆弱,缺少目标,皮肤可能会暗淡,一直有鸡皮疙瘩,而且嘴唇会干裂。马尔温·戴维斯观察到,"黑皮肤的孩子出现白嘴唇"是饥饿的表现。马尔温是一位社会工作者,也是一名教师,他曾于20世纪60年代在佛罗里达与农场农夫及他们的家人一起工作过。[3] 长期慢性营养不良会影响孩子以后的生活,因为它会同时影响孩子的智力发育和身体发育。全球每四个孩子中就有一个会因饥饿发育不良,而且饥饿的很多后果都是不可逆的。[4] 但从短期来看,食物有一种能快速消除营养不良症状的力量。营养不良的孩子只需要经过三四周合理喂养,身体就能恢复到正常状态。发展中国家的反饥饿慈善组织也提到过,通过喂养干预措施能让孩子迅速康复。"魔法早餐"慈善组织表示,他们发现,孩子们第一次吃过面包圈后就能打起精神了,有足够的能量在上午的课上保持头脑清醒,但饥饿给他们造成的心理影响会更持久。

我坐下来和基沃思小学的孩子们一起吃东西时,我问他们最喜欢早餐哪一点,我以为他们会说是食物,因为他们正津津有味地嚼着面包圈,但大多数孩子说的却是社交方面的事。有个孩子说,"早餐很有趣"。还有个孩子说,"最好的一点是能做游戏"。孩子们吃完早餐,清理过碗筷之后就可以去做家庭作业了,还可以玩大富翁棋或四字连珠等棋盘类游戏。当时就有三个女孩正坐成一排,开心地大笑着。

这些孩子家里的房子大多是非常狭小的，没有空间能让他们围坐在餐桌旁吃饭。当我问其中一个女孩周末早餐吃什么的时候，她说，"随便吃点"。他们生活中缺少的不只是食物，还有分享食物的空间、放松的情绪，以及有计划的聚餐带来的安全感。2011年，针对22000多个有小孩的低收入家庭开展的一项调查研究发现，那些住房拥挤家庭的孩子更容易受到不安全食品的威胁。[5]早在一百年前的格拉斯哥，调查研究人员就已经发现，孩子居住的房子大小与他们营养不良的程度直接相关。家里有四间屋子的孩子平均体重为58.9斤，家里有三间屋子的孩子平均体重为54.4斤，只有一间屋子的孩子体重仅有47斤。[6]家里房子的大小和孩子的体重可能都与贫穷有关：那些只住得起一间屋子的家庭也正是那些最没钱买食物的家庭。总之，狭小的居住空间是一家人进行健康饮食的一大障碍，因为一顿饭能不能让人产生满足感既要取决于食物，也要取决于场景布置和陪伴。

早餐俱乐部给这些孩子提供了他们拮据的家庭无论如何都无法给予他们的东西，那就是坐在一张宽敞的餐桌旁，跟朋友一起吃饭的机会。显然，吃正确的食物是避免饥饿的必要手段。高蛋白面包圈就属于这样的食物，孩子们如果不吃面包圈，肚子就会咕咕叫，脑袋也会迷迷糊糊。但我同基沃思小学这些孩子交谈后发现，他们想要的不只是吃到吐司。早餐俱乐部之所有能这么有效，就是因为它在填饱孩子们肚子的同时，还满足了孩子们对社交的渴求。

饥饿背后有着深层的原因。你需要了解自己真正渴望的是什么，才能真正消除它。

在饮食方面，能根据自己的需要调节食量或许是一项最重要的技能，也常常是我们掌握得最不好的一项技能。饥饿与跟它关系密切的食欲正相反，它看起来像是人的一种基本冲动，一种身体对食物有生理需求的表现。但你越是认真地检视它，就越会发现，饥饿根本就不是简单的冲动，它始终都是一种空虚，一种营养缺乏，但我们还不知道如何才能填补这种空虚。在我们小时候学习的应对饥饿的方式中，只有一部分是为了满足身体的食物需求去吃东西。我们可能会抑制自己的饥饿感，以便少吃点东西能减肥；我们也可能会假装自己饿了，以便能多吃点东西；我们还会因为想接着玩而忽视饥饿感。在现代社会，很少有人会纯粹因为饿而吃东西。对大多数人来说，最大的挑战其实是学习如何判断自己吃饱了。

生理学家安东·卡尔森（Anton J. Carlson）说，"新生儿哭着要吃东西"是一种"最纯粹的"饥饿，是一种靠喂食就能立即缓解的痛苦。[7]在我们之后的生活中，饥饿永远都不会这么纯粹了。要知道动物饿不饿，只要看它们对食物的渴望程度就知道了。但同样身为动物的人类却有很多怪癖：我们有时候明明已经快撑爆了，但还是想吃东西；厌食症的存在表明，人类还可能明明感觉饿，却又不想吃东西。孩子们会说自己吃饱了，多一口也吃不下了，然后把主菜推到一边，但当你端上来一盘小蛋糕的时候却会发现，他们其实感觉"非常饥饿"。许多人很快明白了一点，那就是"饥饿"是吃东西的最佳理由。我记得自己在青少年时期，每当感觉有点孤单和无聊的时候，就会说自己饿了。如果孩子说肚子饿了，你很难不让他们吃零食。成年人可能差不多也是这样的。我已经记不清有多少次，服务员为了推销菜单上的甜品，面带微笑地跟我们说，人有两个独立的胃，一个是用来吃咸食的，另一个是用来吃甜食的。

即便不考虑我们为了安心吃芝士蛋糕跟自己说的那些小谎，饥饿也是很难衡量或定义的。恶心或胃疼的感觉一开始跟饥饿的感觉非常像：胃肠道里会发出咕噜噜的声响，小腹有刺痛感，会有种身体出了毛病的不安，需要来点什么东西消除这种感觉。但其实恶心或胃疼的感觉应该是与饥饿感完全相反的。我们还可能会有饿过劲了就不饿了的感觉。救助工作者对严重营养不良的孩子进行了一项"食欲检测"。如果孩子虚弱到了连父母喂给他的少量食物都吃不下时，那他可能随时都会有生命危险，必须马上送进医院治疗。营养学界并没有衡量饥饿的公认标准。[8] 根据常识，我们可以根据与上次吃东西间隔的时间来判定饥饿：假如食物是一种燃油，我们应该会在距上次加满油后，时间间隔最长的时候感觉油箱最空，这通常会是在早晨。除非你半夜还起来吃一份大餐，否则两顿饭之间的最长间隔就是早餐前的一整个晚上。但大量实验表明，虽然这个时间间隔很长，但人的饥饿感往往并不是在早上表现得最强。[9]

大多数人饥饿感最强的时候，并不是工作日的早餐时间，而是在周末的早餐时间。这也再次表明了，饥饿是一种社会冲动。[10] 有些人必须得别人哄着才肯在早上多吃点东西，这让我很费解。我人生中最后悔的一件事就是在 17 岁时，曾经假装自己是这样的人。当时，我到一个法国家庭进行语言交流学习。第一天早上，他们问我早餐爱吃什么。我用蹩脚的法语说，我早餐只爱喝黑咖啡，以为这样说会让自己看起来成熟些。我可能也是在骗自己，如果这样的话，回家时我就能瘦得像法国女郎一样了。一天又一天，我偷偷地羡慕着他们大口吃抹了鲜奶油和杏酱的硬皮法棍，喝着牛奶咖啡和热巧克力，而我只能独自啜饮苦涩的黑咖啡，但我的自尊不允许承认自己有多饿。

除了两顿饭之间的间隔，还有一种能通过各种激素的"生物标志物"衡量饥饿的办法。这些标志物似乎能以一种更客观、更科学的方式来判定我们是不是饿了。不过，研究人员也证实，对饥饿的判定永远不可能完全客观。20 世纪 50 年代，人们认为低血糖是造成饥饿的主要原因,根据是已故哈佛营养学家琼·梅耶(Jean Mayer)提出的"血糖稳衡理论"(glucostatic theory)。如果你和一个婴儿待一下午,你有时会觉得自己好像能看到他们的血糖水平在飞速下降。如果你能及时给他们吃一根香蕉,那就什么事都没有了。否则,他们就会大发脾气。

血糖确实与饥饿感相关。我们通过糖尿病患者可以看到,血糖过低时,身体反应会很强烈,会出现心慌、恶心、出汗等症状。但这并非意味着血糖可以被用作衡量饥饿感的简易办法。实际血糖水平对饥饿感和饱腹感的指示性作用非常弱。[11] 葡萄糖注射往往不会让人减少太多食欲,而且奇怪的是,血液中高浓度的葡萄糖并不能转化成小肠中的高浓度葡萄糖。[12] 真正会引起饥饿感的是血糖快速下降。在实验室条件下,几分钟内的血糖下降确实会使实验对象产生食欲,但这并不能完全证明通过血糖可以衡量饥饿感。一项研究要求 15 名超重男性待在一个单独的房间里,那里没有钟表,也没有任何关于吃饭时间的提示。他们的血糖情况会一直被监控,[13] 他们可以随时吃饭。当他们处于"吸收后状态",也就是上一顿吃的所有食物都被消化道吸收后的状态时,他们一共吃了四十顿饭。但这些男人感觉饿的时候,血糖并没有随之降低。

饥饿的另一个"生物标志物"是肠道中一种叫作胆囊收缩素(CCK)的激素。当身体检测到脂肪或蛋白质时,这种激素就会释放到血液中。目前已经有至少 16 项独立学术研究证实,胆囊收缩素能够抑制饥饿感。但由于胆囊收缩素主要是在饱腹状态下才能起作用,所以它并不能作为判定饥饿的方法。12 名健康男性接受缓慢胆囊收缩素静脉注射后,主动减少的食物摄入量平均为 122 克,其中包括乐之饼干的草莓酱。但这一平均数背后其实存在着巨大的个体差异。接受胆囊收缩素注射后,其中 3 个人实际上比原来吃得

"更多"了。2003年的一项研究发现，胃胀时胆囊收缩素抑制食欲的作用会大幅提升。[14] 但我们知道，无论有没有胆囊收缩素，胃胀时我们往往都会有饱腹感。

在科学界引起巨大轰动的还有其他两种激素，那就是共同影响我们食欲的瘦体素和饥饿素。从理论上来讲，瘦体素会减轻我们的食欲，而饥饿素会增强我们的食欲。瘦体素是一种能向大脑报告身体脂肪水平的激素。如果动物体内的瘦体素水平高，它们的食量就会减少。但人类的情况却比较复杂。有极个别非常胖的孩子体内会缺乏瘦体素，他们会饿到去垃圾桶里捡腐烂的食物吃，或从冰箱里拿生的手指鱼条吃。注射瘦体素能让他们的食欲和体重都恢复到正常水平。但体重正常的人，体内瘦体素的含量在饭后并没有太大变化。只有当他们饿了很久之后，比如说24小时左右，他们体内的瘦体素含量才会大幅减少。[15]

既然瘦体素会向大脑报告身体脂肪水平的相关讯息，所以它能否成为判定饥饿的有效方式，还要取决于身体发生的其他变化。贪食症患者跟胖人一样，体内瘦体素水平通常会比较高，但这并不意味着他们永远不会感觉饿。[16] 研究表明，肥胖可能会引起脑内瘦体素抵抗，瘦体素也就会因此失去向大脑发出信号、控制食欲的作用。[17]

相比之下，刺激食欲的饥饿素倒是更可能成为食欲的生物标志物。罕见的肌张力减退—智力减退—性腺功能减退与肥胖综合征患者会产生极强的、无法缓解的饥饿感。他们体内的饥饿素含量会比常人高4.5倍。但饥饿素存在与否并不是引起饥饿的必要因素。吃饭规律的人往往会在体内饥饿素含量增多"之前"就产生饥饿感。[18]

科学家在判断人们饿不饿时，最常用的办法还是简单询问，把你的答案限定在一定范围里。比如研究人员会问，"你感觉有多饿?",他们会让你从"一点也不饿"到"从来都没觉得这么饿过"等各种程度中选择一项。我们的身体需要补充食物时,会发出一些非常明确的信号,包括胃部发紧、肠胃咕噜噜响、肚子有种空虚感、头晕、嘴巴或喉咙发干等,有时还会有种莫名的兴奋感。如果将鸽子大脑中的端脑移除,饥饿就会导致它们不安地跑来跑去。吃几粒小麦后,它们就能立刻停下来。[19] 人类不是鸽子,我们对饥饿会有主观的感受,所以不同的人在食物短缺时的感受也是截然不同的。

我妈妈是 1941 年战争期间出生的,她跟我和姐姐讲过很多次战后 40 年代后期的饥饿故事,那时还在实行食物配给制。这种食物紧缩状态导致她终生都害怕小分量的食物。配给制让她觉得,食物分量越大越好。很多年后,全家开车去长途旅行,她不愿意在高速公路上一家名叫"小厨师"的餐馆吃饭。虽然那里的食物确实不好吃,但她不去那家餐馆并不是出于这个原因,而是因为"小"这个形容词让她坚信那里给的食物不够吃。她反复给我们讲起一个配给制下的饥饿故事。那时她还是个孩子,有一天她饿急了,于是就冲进储藏室,吃掉了一整块人造黄油。当时就是感觉饿到那种程度!但有一天,她的哥哥,也就是我舅舅来我们家吃午饭。母亲又讲起了黄油的故事。她问舅舅,你还记得战时那些年可怕的饥饿感吗?舅舅说,他并没感觉特别饥饿,之后便聊起了别的话题。

关于饥饿对身体到底会产生怎样的影响,人们进行的最著名的实验是 1944 年到 1945 年在明尼苏达大学进行的明尼苏达州饥饿实验。[20] 在长达 24 周的时间里,36 名魁梧健康的年轻男性每天仅摄入 1560 大卡的低热量餐食,这差不多相当于现在大多数减肥餐的热量。他们平均减掉了四分之一的体重,同时也承受着强烈的生理和心理痛苦。其中一些人变得痴迷于阅读食谱,很多人发现自己的性欲下降了,不愿参与社交活动,常常感觉头脑眩晕,喜怒无常,精神紧张。他们还会咬自己的指甲,大量地嚼口香糖或喝咖啡。有些人偏执地认为自己分到的食物比别人的少,还有的人做出了把饭菜泡进水里或调料里的奇怪行为。[21] 虽然他们吃的食物分量都是相同的,但饥饿给他们造成痛苦的程度和特点各不相同。其中 2/3 的人说自己一直都觉得很饿,另外 1/3 的人却说没什么饿的感觉;其中一些人饿的时候会感觉腹部有轻微的不适,而另一些人饿的时候却会产生强烈的、难以忍受的刺痛感。实验结束后,这些人判定饥饿的功能紊乱了。他们可能会一次摄入多达 6000 大卡热量的食物,狼吞虎咽地吃到胃部饱胀不适了才肯停下来,但却还是感觉不满足。

我们曾经以为饥饿是种简单的身体机制,但它其实是一种复杂的身体冲动。充饥不同于给汽车加油。我们无法通过内在或外在因素直接判定饥饿程度。饥饿也不是轻易就能被消除的东西。我们说饥饿是件简单的事,但事实表明,我们并不了解怎样才能控制它。

当我的孩子把吃剩的土豆泥推到盘子一边,想方设法地要些更好的东西时,我会对他说:"如果你真的饿了,就会把它吃掉。"当我那个贪食的孩子晚餐吃饱后,又吃了布丁、酸奶、水果、蜂蜜和烤奶酪三明治,现在又说要最后再吃点零食才能睡着时,我会恶狠狠地对他说:"如果你真的饿了,有一块面包吃都会觉得很开心了。"我非常讨厌自己说"如果你真的饿了"这句话时的腔调,我只有感觉无能为力时才会这么说。这么说就像在责怪孩子,说他们不如其他"真正"饥饿的孩子更应得到食物,隐含的意思就是,"如果你真的饿了",你就应该什么都吃。但实际上这是不可能的。

饥饿确实能教我们接受更多种食物。在 2009 年的一项实验中,一组实验对象在 15 小时里什么都不能吃,而另一组可以吃到充足的食物。[22] 15 小时后,当饥饿的人看到菠菜泥这种类似呕吐物的食物图片时，恶心触发的口角提肌活动会比较少。当饥饿的人看到意大利面、披萨这类好吃的食物图片时，微笑触发的颧肌活动会比较多。饥饿令难吃的食物变得没那么难吃了，好吃的食物变得更好吃了。

但这种改变是有限度的。即便是在食物严重匮乏的情况下，有些食物你也是不会吃的。饿到吃人的情况是极其罕见的。无论饿不饿，在发达国家中，很少有人把昆虫、眼球或狗当饭吃。在大多数涉及不寻常食物的情况下，恶心的感觉都能轻松地战胜饥饿感。所以，认为孩子们在饿的时候就什么都会吃，这种想法是不对的。对于世界上最饥饿的孩子来说，饥饿也是具体的，而不是抽象的，不是随便拿什么东西都能消除的。

过去10年，人们发明并发放了一种名叫"胖坚果"（Plumpy'Nut）的、以花生为主料的糊状食品，彻底变革了儿童急性营养不良的治疗。儿童急性营养不良是一种会威胁生命的饥饿。[23] "胖坚果"是一种能量密度很高的调和物：它是一种能快速补充能量的花生酱，外面包着一层铝箔纸，可以直接喷进嘴里吃。这是法国儿童营养学家安德烈·布里安（André Briend）的创意。在此之前，安德烈试过用甜甜圈、松饼等无数种食物来治疗营养不良，但都效果不佳。据说布里安是看到了一瓶"能多益"牌巧克力酱后才有了想做一种营养糊糊的"顿悟时刻"。他有一次去盛产花生的马拉维，那里，饥饿儿童很多。他从当地餐馆借了一台电动搅拌机，用花生、奶粉、维生素、矿物质、糖和油做了一份坚果味的调和物。

在"胖坚果"出现以前，如果被送到喂养中心的5岁以下儿童可能患有急性营养不良，最安全的办法是把他们送到医院进行管饲营养治疗。但即便是采用了这种办法，也还是有大部分患儿会死掉。在一些喂养中心，这种死亡率高达75%。因为让妈妈跟孩子分开实在太难了,她们常常会耽误把孩子送进医院的时机,等到送去的时候就已经太迟了。还有一种办法是给这些家庭发放一种叫作"F100"的脱水强化奶粉调和物。父母可以在家给孩子喂食这种调和物。但这种调和物需要用水调和后才能服用,大多数发展中国家缺少可靠安全的饮用水,所以采用这种办法是存在风险的。此外,还有个问题是,奶粉的用量与稀释程度也由这些家庭自己决定。很多家庭为了能让奶粉喝得久一些,会过度稀释奶粉,以此保证除了死亡风险高的孩子之外,家里其他孩子也能分到奶粉喝。

胖坚果的最大优势在于,它是一种糊状物,不需要被稀释,在家就可以给患儿安全服用,摆脱了必须住院治疗的限制。它被称为RUTF,也就是治疗性即食食品。刚开始用胖坚果进行的一系列实验效果堪称神奇。2001年,在马拉维工作的美国儿科专家马克·马纳瑞就用它进行了现场实验。[24] 他抛开正统的医学理念,把自己病房中的所有患儿都送回了家,进行为期6周的花生糊糊治疗。结果,其中有95%的孩子实现了完全康复,而在医院接受营养不良治疗的孩子中,完全康复的比例仅为25%。6个月后,那些接受胖坚果治疗的孩子身体仍然很健康。现在,这种花生治疗性即食食品已经成了全球治疗儿童急性营养不良的主要方法。在非洲国家,这些甜糊糊受到孩子和妈妈们的广泛喜爱。孩子喜欢它黏黏的坚果味,妈妈喜欢它食用起来的方便性。医生和救助人员喜欢它带来的高康复率。

但胖坚果并不是在所有地方都这么受欢迎。虽然它风靡非洲,但在印度和孟加拉的孩子和妈妈中却得不到好的反响。这不是因为他们饥饿程度较轻。印度有约800万儿童因严重急性营养不良面临着死亡威胁。孟加拉也一样,它是全球儿童饥饿程度最严重的国家之一,有46%的五岁以下儿童发育不良,15%的儿童患有消耗性疾病。[25] 在印度，女孩发育不良意味着多年营养不良会导致她们无法成长或不能正常发育。消耗性疾病是一种几周内就可致人丧命的饥饿。它是由于突然的食物短缺或突发性疾病引发的，也是胖坚果需要解决的严重饥饿。但在孟加拉，花生酱在当地人的观念中算不上"食物"，更算不上能消除孩子饥饿的食物。

乔斯·路易斯·勒瓦雷斯·莫兰（J. L. A. Morán）是"反饥饿行动"慈善组织的一员。该组织已救助过 40 多个国家的营养不良儿童。勒瓦雷斯·莫兰亲眼见证了胖坚果在该组织帮助过的大多数国家中治疗急性营养不良的效果。但在印度和孟加拉，胖坚果并没有发挥作用。不管我们饿到什么程度，饮食文化观念都不会消失。印度妈妈在孩子们饿的时候，基本上都是宁愿给他们吃用扁豆或大米做的食物，也不愿给他们吃花生，因为花生并不是他们平常会吃的东西。勒瓦雷斯·莫兰说："在孟加拉，他们就是不喜欢吃花生。""他们只吃当地产的食物。"[26]

2001 年，研究人员在孟加拉达卡市一处贫民窟进行调查时发现，那里的父母和孩子对胖坚果的接受程度非常低。[27] 如果说孩子"真的饿了"就什么都会吃。那么，孟加拉贫民窟的孩子应该会很开心地接受这些免费的小袋高能量胖坚果，但事实并非如此。在孟加拉，照顾营养不良患儿的大多数是妈妈，10 位妈妈中就有 6 位会认为胖坚果不是食物。很多人讨厌它的花生味，还有些人讨厌它的甜味和浓稠口感。其中有 3 位家长认为，棕褐色让胖坚果看起来很像粪便。有 20 位父母说，他们的孩子需要在鼓励下才能吃胖坚果，而 50 个孩子要在强迫下才肯吃胖坚果。他们好像不太愿意给孩子吃这种能充饥的奇怪棕色糊糊，因为它太不像正常食物了。在调查对象中，有 37% 的人说胖坚果会导致孩子呕吐，13% 的人说它会导致孩子腹泻，但也有 112 位家长承认孩子吃了胖坚果后体重有所增加。

拒绝吃胖坚果的行为是"反饥饿行动"这类慈善组织开展工作的一大难题。该组织提到要把握饥饿儿童的"机会窗口"。它们的任务不是发放救济口粮,而是在孩子大脑和身体发育最迅速的阶段给他们提供大量的营养。救助人员要缓解儿童饥饿,就得先从他们的母亲入手。首先要在女性怀孕前给她们补充营养。怀孕也是导致贫血女性面临严重健康威胁的原因。机会窗口到孩子2岁左右就会关闭。如果能在孩子3岁以前消除饥饿,就能为他今后几十年创造出很多机会。否则,饥饿的后果可能会影响几代人。

1944年到1945年,荷兰"饥饿冬天"时期,德国占领军切断了食物供应,荷兰有2.2万人被饿死,还有450万人严重营养不良。在饥饿冬天时期,怀孕的妈妈们每天只能摄入400—800大卡热量。她们的孩子出生时体重很小,之后还出现了糖尿病和肥胖症等很多健康问题。这些孩子出生时体重也很小。不论他们以后吃什么,出生前母亲经历的饥饿都会导致他们一生都备受困扰。采用治疗性即食食品对孕妇和孩子进行早期干预,就是为了防止这种"不可逆的伤害"发生。

但治疗性即食食品要发挥作用,只有妈妈和孩子都认为它有助于改善饥饿才行。如果有人让你吃胖坚果,那说明你已经到了严重饥饿的程度,需要快速补充大量的热量。乔斯·路易斯·勒瓦雷斯·莫兰说:"人们忘了营养不良是种病,而不只是缺乏食物。在营养不良的孩子中,很多患有腹泻,因此他们比正常孩子需要摄入更多的食物。"实际上,只有极少数的营养不良是完全因食物缺乏引起的。勒瓦雷斯·莫兰说:"这些家庭一般都能吃到谷粉和粥。"在印度和孟加拉,能吃到大米和豆类,"但这些食物无论是从数量上,还是从质量上来看都是不够的。"谷粉中的碳水化合物含量丰富,但缺少必要的微量元素和蛋白质,这一点与发达国家肥胖儿童吃的食物相同。

印度和孟加拉的儿童生长发育专家和制药公司迫切地想研发出能代替花生糊糊的治疗性即食食品，以便解决当地儿童的饥饿问题。有人提出，相较于依赖大制药公司生产治疗性即食食品，教孟加拉妈妈们在家做哈尔瓦甜食或牛奶布丁等高能量食物是更有效的办法，效果也能更持久。但在家制作治疗急性营养不良的食物会面临很多困难，比如缺少干净的水源，没有厨房和基础卫生设施等，这也是胖坚果之所以被发明的原因之一。人们也在试着用当地生产的黑芝麻或鹰嘴豆等为主要原料来做治疗性即食食品。勒瓦雷斯说，孟加拉腹泻疾病国际研究中心正在试验一些"潜力巨大的"治疗性即食食品。这些食品是用大米、扁豆、鹰嘴豆、油、奶粉和糖做的，具有和胖坚果同等的营养价值。

真正的检验要在社区中进行。当地社区的妈妈和孩子能否接受用这种大米、扁豆和糖做成的混合物来缓解儿童饥饿呢？这种混合物会不会起反作用呢？这都很难说。儿童饥饿是无法随便靠什么食物就都能消除掉的，这很大程度上要取决于这种食物是什么。

难以消除饥饿的一个原因在于，饥饿是一种消极观念，是一种缺失，不是通过用食物填饱肚子就能消除的。我们通过各种方式想获得的是一种充实感：就是那种吃饱喝足后的幸福状态。身体的充实感至少有两种表现：一个是短时间内，摄入足量食物后产生的，能让我们停止进食的饱足感。二是长时间内，在两顿饭之间的几个小时中，能让我们不感觉饿的饱腹感。饱腹感更有利于避免过度饮食，它会阻止你想吃零食的冲动，阻止你刚吃完早饭半小时就产生迫切想吃午饭的冲动。至少从理论上来说，饱腹感能起到这样的作用。现在很多节食减肥的人痴迷于这种饱腹感，总在寻找那些热量最少，又能产生最强饱腹感的食物。我小的时候，不会因为哪种食物能让我3个小时都不感觉饿就选它,我只关心它是不是能马上让我吃饱。

我们小时候不会去想饱腹感能持续多久。孩子会以为饱腹感就是"饱足感",就是吃饱喝足后的满足感。他们会指着身体不同的位置说自己吃饱到什么程度了:食物都到肚脐了,都到脖子了,都到头顶上了。从理论上来讲,饱足感可以让我们停止进食,但实际情况却要复杂得多。在家里食物短缺时,我们可能还没吃到产生饱足感就没得吃了。在食物充足时,我们即使已经产生了饱足感,可能也很难说服自己停下来不再吃了。我们可能会有吃饱了,但感觉好像又没饱的情况,可能已经感觉腰带发紧了,但还能听到桌上的烤土豆在呼唤。饭吃八分饱是儒家的行为准则,它要求吃饭时吃到八分饱就不能再吃了。这个准则自中世纪时期开始便在日本流行起来,一直以来也都得到了营养学家们的支持。营养学家们发现,我们吃完东西后大脑要延迟一段时间才能接收到身体已经吃饱的信号。如果吃完第一份食物之后感觉没吃饱,产生了想再来一份食物的冲动,等过20分钟后,这种冲动可能就会消失。如果继续吃,吃到很饱了才停下来,那我们其实就已经吃多了。

全世界的孩子都会用摸圆肚皮的动作来表示,这顿饭他们吃得很满足。这个动作的意思就是:我吃饱了。孩子们认为饱足感是在胃里产生的,这个想法是对的。当食物进入胃部时,迷走神经就会向大脑报告说,你开始感觉饱了。[28] 胃部有"膨胀"感是饱足感产生的一个关键因素,也是体重一旦增加就很难减掉的原因之一,因为肥胖会导致胃容量变大,胃会需要更长的时间才能感觉到饱。所以,如果是因为贪食导致体重增加,那就更难减肥了。如果我们的胃还没感觉到饱的话,大脑也就不会产生饱足感。一项研究发现,用管子将西红柿汤注入实验对象的胃部时会让他们产生满足感。但把汤送入他们的肠道时,虽然身体摄入的营养物质是相同的,但却不会产生相同的满足感。这是因为营养物质的释放过程是,先从胃到肠道,之后肠道才会释放激素信号,告诉大脑何时停止进食。

我们在饮食上最常犯的错误是,总想吃那种能马上让人产生饱足感的食物,而不是选那些能让人产生更强饱腹感的食物。记得在饮食失调的那段时期,我一直觉得吃沙拉这种菜根本吃不饱。对饱足感的幼稚渴望导致我们去选那些吃了就能饱的食物,比如枕头般柔软的蛋糕、小圆面包、果酱馅饼、法棍、黄油般柔软光滑的面条、面团般松软的披萨等。我们会想象这些食物能像泰迪熊玩偶填充物那样填满我们的肚子。从很大程度上来说,我们想吃它们是因为预测到它们能带来强烈的饱足感,吃完后我们的血糖也的确会迅速升高。这些食物的吸引力会一直持续到我们成年。它们对低收入群体的吸引力更大。没钱买食物时,你就不会冒险去买西兰花这种看似无法充饥的东西,而是会花钱买一包方便面或加工麦片,因为其中的淀粉质能保证我们迅速获得满足感。有充分证据表明,比较贫穷的家庭往往倾向于购买高热量、低纤维、高碳水化合物和高脂肪的食物,因为它们看起来"能填饱肚子"。

但矛盾的是,这些"能填饱肚子"的食物并不能让我们产生持久的饱腹感。高度精制的淀粉和糖会引起血糖迅速升高,但之后血糖又会急速下降。营养学家往往对马上就能产生的饱足感并不怎么感兴趣,他们更感兴趣的是饱腹感,就是那种饭后仍会持续的、缓慢减弱的胃部充实感,它能让你一段时间内都不觉得饿。最能让人产生持久饱腹感的食物正是那些被很多孩子认为无法带来饱足感的食物,比如高蛋白质食物,尤其是鱼、汤类、全麦等高纤维食物,还有被认为是低升糖指数食物的蔬菜。低升糖指数食物是指那些食用后只会引起血糖轻微升高的食物,比如豆类、三文鱼和鸡蛋等。高升糖指数食物包括白米饭、含糖麦片、面包片等所有精制碳水化合物。

在研究人员1994年进行的一项儿童食物调查研究中,一个11岁孩子的母亲绝望地说:"我只是希望她能多吃点水果和蔬菜,但她好像只爱吃薯条和饼干这类有填充效果的食物。"[29]这种"有填充效果的食物"对我们有一种普遍的吸引力。女演员、美食作家格温妮丝·帕特洛(Gwyneth Paltrow)写到,她家坚持以叶菜、豆类和鱼等低碳水化合物食物和高蛋白质食物为主,但她女儿还是每天都会求她做土豆泥。[30]

寻找一种食物,让人产生更强更久的饱腹感,已经成了近些年来营养研究领域的"圣杯"。大部分研究都是在实验室里,用"餐前负荷"营养的方法进行的。[31]"餐前负荷"是"前菜"的专业叫法,是在正餐前吃的、能降低食欲的东西。实验对象会在饭前先吃一份特殊食物,之后再接受监测,看这份食物会对他们之后的能量摄入和饥饿程度产生怎样的影响。这些研究表明,蛋白质是最能给人带来饱腹感的食物之一,它比碳水化合物和脂肪带来的饱腹感更强。如果实验对象食用的是蛋白质含量较高的餐前负荷,不管是豆腐、肉、鸡蛋,还是健身人士食用的乳清蛋白,一小时后再吃午餐时,他们普遍都会吃得更少。另一个能让餐前负荷增加饱腹感的因素是食物的黏稠度。人们研制出一种新的纤维,它能在胃里形成黏稠凝胶,从而将饥饿感推迟几个小时。[32]获得这种纤维的方法就是喝一种从海草中提取的海藻酸液,这种液体与胃酸接触后会在体内形成一种凝胶,从而让人产生饱腹感。我个人觉得这个办法听上去有点吓人。

有研究指出,高纤维谷物也是易让人产生饱腹感的食物。食用燕麦或水果这类纤维食物的一大好处在于,它们需要我们花更长的时间咀嚼,这样身体就会有足够的时间发现它已经饱了。大人总会大声对孩子说,不要"狼吞虎咽地吃东西",这确实是个有益的建议。要做到这一点,多吃纤维食物不失为一个好办法。想想看,要狼吞虎咽地吃糙米和甘蓝沙拉这些纤维食物可是比这么吃白面包火腿三明治难多了。

但令人惊讶的是,在用来做餐前负荷、制造饱腹感的成分中,最有效的两种竟然是空气和水。这表明,饱腹感并不只是简单的营养问题。[33] 让一组"28名精瘦的男性"用奶昔做餐前负荷,如果在奶昔里加上空气的话,他们午餐时就能吃得更少。尽管这两种奶昔的能量是相同的,但喝掉600毫升奶昔的人会比喝掉300毫升奶昔的人产生更强的饱腹感,这可能是因为增加的空气让他们感觉胃部更胀了。但研究人员说,只是"看到更大容量"的奶昔,都会让他们感觉自己喝得更多。[34]

如果你想欺骗自己的身体,让它产生更强更久的饱腹感,最好的办法之一就是喝汤。[35] 当我们摄入碳酸饮料等饮品形式的液体热量时,无法产生饱腹感,这可能是因为这些液体从嘴里经过的速度太快,还来不及发送信号,告诉胰腺、肠道和大脑,我们正在摄入营养成分。如果我们慢一点,一勺一勺地摄入液体热量,并把它当成食物来看,它就能让人产生很强的饱腹感,甚至往往比固体食物带给人的饱腹感还要强。[36] 一项研究已经证实,喝鸡汤比吃烤鸡胸更能让人产生饱腹感。还有一项研究表明,虽然芝士和饼干的热量比汤的更高,但选择汤为前菜的人要比选芝士和饼干做前菜的人吃的主菜少。汤给人带来的饱腹感可能与它的大容量有关,这就跟混入了空气的奶昔一样。有证据表明,低能量密度食物更能让我们产生饱腹感,汤正好就属于这类食物,只要不是那种加了200多毫升奶油的龙虾浓汤或维希奶油浓汤。我们通常不会考虑食物的能量,每天都会吃重量大致相同的食物。这也就是为什么稀汤比其他食物

第六章 饥 饿

的热量更少，却更能让我们产生饱腹感的原因。

但汤能让人产生饱腹感，并不全是理性的结果，更重要的还有汤的"概念"。这也是有些书会被称为"心灵鸡汤"的原因。它们也可以被称为"心灵的越南河粉"或"心灵的蛤蜊浓汤"，因为所有的汤都是精神食粮。世界上几乎所有国家都认为，用锅煮，用碗盛的热肉汤是特别有营养的东西。汤对饮食者的要求不高。它对你就像对待孩子一样，你会不会用刀叉都没关系。喝汤时，不用切割，甚至也不用咀嚼。每当我们生病时，妈妈都会给我们煮汤喝。辛勤工作了一天后，我们只想像胎儿那样蜷在沙发里。汤就是我们回家的动力。

家里用骨头汤、豆子、什锦蔬菜、橄榄油和意大利面自制的美味意大利蔬菜浓汤是一道非常有营养的菜，富含纤维和蛋白质，难怪它会让你产生饱腹感。而我们的心灵只需要更少的汤就能得到满足。我妈妈像20世纪80年代的很多职业女性一样，做饭时常常会使用袋装汤面。她有时间的时候就会做蘑菇汤，上面会放上醉人的奶油、香菜和小葱，就像一个宠溺的拥抱；她特别忙的时候，就给我做一碗袋装鸡肉面，里面有马铃薯淀粉、盐、调味剂、味精、黏糊糊的意大利面，还有少得难以置信的一点儿"鸡肉"。我以前看过袋装鸡肉面的营养价值，如果现在没有变化的话，这碗面仅有43大卡的热量，比一个苹果的热量还要少。但我记得自己吃完后并不觉得饿。它能填饱我的肚子，因为它是汤，还因为被盛进了皇家道尔顿兔兔系列瓷碗里，摆在厨房餐桌上，承载着妈妈的爱。

汤能给我们带来饱腹感是因为我们认为它有这种能力。在关于汤和饱腹感的实验中，最有意思的是科学家于2004年在美国普渡大学进行的实验。科学家们发现，如果把苹果汁加热成"苹果汤"再放到碗里用勺子吃，会比放到玻璃杯里凉着当饮料喝带来的饱感更强。苹果汁和苹果汤的热量和体积都一样，但在 15 分钟和 1 小时后，苹果汤带来的饱腹感会比苹果汁的更强。研究人员发现，热汤比凉果汁给实验对象带来的饱腹感更强，因为我们认为汤是能填饱肚子的东西。他们总结说，汤能让我们产生这么明显的饱腹感主要是因为我们的"认知"。[37]我们认为它是一种能充饥的食物，事实也的确如此。苹果汤的实验表明，在食物中寻找"饱腹感"，其实是找错地方了。

我们寻找那些特殊的、能引起饱腹感的食物，预设的前提是如果我们吃饱了，就会停下来不再吃了。虽然这种假设相当合理，但我们的饮食方式几乎都是不合理的。卡罗来纳州人口中心肥胖问题首席研究员巴里·波普金（Barry Popkin）指出，在食物实验室外，饥饿感和饱腹感其实已经不再是驱使我们吃东西的主要动力了。我们很少会让自己或孩子再体验饥饿的感觉。我们大多数时候都处在一种半饱状态，我们饭前就会时不时地吃一小口，但几乎都没意识到这是在吃东西。

波普金用追踪调查数据分析了美国从 1977 年到 2006 年膳食模式的改变。[38]他发现，在这期间，不管美国成人还是儿童，"进食机会"之间的时间间隔都缩短了 23%。18 世纪的欧洲，两餐之间的标准时间间隔是 6 到 7 小时。而 1977 年，美国儿童两餐之间的平均时间为 4.1 小时，成人为 4.4 小时。[39]2006 年，这一时间间隔缩短到了儿童 3.1 小时，成人 3.5 小时。换句话说，"进食机会"的时间间隔缩短了整整 1 个小时，热量摄入不断增加就是一个表现。对全美国两岁以上各年龄段人群的统计数据表明，1977 年，每天人均热量摄入为 2090 大卡。2003 年到 2006 年，这一热量增加到了 2533 大卡。有趣的是，自 1977 年以来，实际上儿童进餐时摄入的热量每天减少了 62 大卡。儿童和成人热量摄入增加主要是因为吃零食造成的。如果波普金的数据能准确地反应膳食模式，现在每个成人平均每天从零食中摄取的热量要比三十年前多180大卡，更不用说从饮料中摄入的额外热量了。成人平均每天从饮料中摄入的热量从290大卡增加到了422大卡。波普金认为，这些数据都还是相对比较保守的。"两餐之间吃零食"这种做法在过去是不被赞同的，而现在却得到一些饮食权威人士的积极鼓励。他们认为，每三四个小时吃一些零食就能让我们的血糖更稳定。如果我们吃的零食是一把山核桃或一个梨，这个观点还说得通。但如果吃的零食是人们最常买的薯片、糖松饼和糖果，这个观点就有些站不住脚了。

有时候，我们无论吃多少都还是会觉得饿，这是因为我们很容易把饥饿和其他情绪混淆在一起，比如过生日时，你就会忍不住想吃蛋糕。"情绪化进食"通常指悲伤情绪引起的贪食，但其实快乐情绪也会导致我们吃得更多。我们习惯了用过剩的热量来庆祝。研究人员发现，让实验组观看一段时长两分半的、熊猫宝宝打喷嚏的暖心视频就会给他们带来好心情，进而引发他们庆祝式的贪食行为。对照组观看的是沙漠中鸟类故事这种无聊的视频。结果，实验组比对照组多吃了100大卡的零食（玛氏巧克力豆、花生、酒味软糖等）。[40]

我们吃东西的次数这么频繁，还吃得这么多，主要是因为我们几乎接收不到身体发出的饥饿信号。我们会从很多地方得到关于吃的提示，但其中与大脑和肠道饱腹感生物标志物有关的却很少。知道应该吃什么，是随着年龄增长和阅历积累，逐渐培养起来的一项技能，而知道该吃多少，却是婴儿比年龄更大的孩子甚至成年人更擅长的事。孩子在三岁以前都有一种吃饱了就能停下来的强大能力。[41]不管你给他们提供多大分量的食物，只要不强迫他们吃，他们就都能做到吃饱了就停下来。但过了这个年龄之后，我们就会丧失一部分这种自我调节能力，而且有时候永远都无法再恢复了。

无数研究已经证实，小孩子能准确地知道自己什么时候吃饱了。2000年开始的一项研究中，研究人员将宾夕法尼亚州32名学龄前儿童分成了3岁组和5岁组，给他们喂食奶酪通心粉。[42]3岁组儿童无论拿到的是小份、中份，还是大份通心粉，吃的量都差不多。他们并不关注食物的分量，而是会关注自己的身体感受。但在5岁组儿童中，拿到大份通心粉的孩子会吃得更多，他们看到这么多食物就觉得应该忽视饱腹感接着吃。孩子过了4岁就会失去自动调节饥饿的能力，生活在各种文化中，各个大洲的孩子都是如此。2013年，在中国昆明进行的实验再次证实了宾夕法尼亚州实验的结论。昆明实验中使用的是不同分量的米饭、蔬菜和蛋白质。[43]这一次，两组儿童的年龄分别为4岁和6岁。4岁组儿童拿到大份食物时，吃得比较少，他们好像不知道该拿这么多食物怎么办了。而6岁组儿童中，拿到大份食物的孩子就会吃得更多。开展这一实验的中国科学家说："在饥饿感和饱腹感的问题上，孩子发育到某个程度就会开始回应分量大小这样的情景提示。"[44]

我们大多数人长大后都会继续回应这些情景提示，而不是回应真正的饥饿感。在著名的"无底深潭"汤碗实验中，餐桌上的一部分成人用装有导管的碗喝西红柿汤，他们喝的同时，导管会把碗重新自动注满。[45]其他人用普通碗喝汤。研究人员问他们饭后感觉吃得有多饱，并让他们估计自己喝了多少汤。那些用自动注汤碗的人觉得自己只比用普通碗的人多喝了一点，也就4.8大卡左右。实际上，他们多喝了76%，相当于将近一整份的汤，但他们并没有感觉比其他人吃得更饱。

从童年时期开始，食物分量就严重影响着我们对饱腹感的认识。大包装使我们吃大量食物成了理所当然的事。我们会认为，吃"一份"东西是不够的，只吃一个三明治、一个苹果或一块饼干是吃不饱的。所以，当我们感觉特别饿的时候，就会想再吃一份东西。以前的饼干只有咖啡杯口那么大，再吃一份也不会吃多，但现在的饼干却像小吃盘那么大。吃到大分量食物的时候，如果我们只摄入自己需要的热量，往往在吃到一半，甚至是 1/4 的时候就得停下来了，在快餐店里吃东西的话更是如此。而孩子和大人似乎都不喜欢看到杯子或盘子里会剩一半东西没吃完。

我最小的儿子常常会一次跟我要两块饼干吃，他会用两只手各拿一块。如果是在家做的新月形奶油杏仁饼干，吃两块也不算多，因为一块饼干还没硬币大。但咖啡厅的烘焙饼干都很大。我会把饼干掰成两半，然后对儿子说："看，你现在有两块了。"但这样通常糊弄不了他，而且即便是把这个巨大的饼干掰成两半给他吃，对他来说也太多了。

过去几十年，纽约大学的马里昂·内斯特（Marion Nestle）教授都在批评"食物分量定律：眼前的食物越多，就会吃得越多"。她的一位同事有一天走进办公室，手里拿着一大块披萨。大家从没见过那么大的披萨，它有 35.5 厘米长，将近一斤重，有 2000 大卡，这相当于从事中等体力活动的女性一天应摄入的热量。[46] 购买这种披萨的顾客可能会跟自己说，"这只是一块"，吃完它没什么问题的，这又不是一整个披萨。因此，现在我们需要采用一些新的饮食方法，这些方法要考虑到新的饮食供应方式。

布赖恩·万辛克（Brian Wansink）是一位市场营销专家，也是一位营养学家。他通过实验证明了，孩子和大人的食量都非常容易受到影响。[47] 我们可能会认为，吃饱了就不会继续吃了，但实际上有无数种诱因会妨碍我们按下停止进食的按钮。万辛克通过厨具尺寸控制等一系列实验说明了他称为大小错觉的现象：一只大碗会导致你吃太多冰淇淋；过大尺寸的盘子会导致你吃太多土豆；一只矮宽的杯子会导致你倒过量的果汁。在判断液体的总量时，几乎所有人都会关注它的高度，却忽略它的宽度，甚至连经验丰富的酒保也会犯这样的错误，他们倒入矮玻璃酒杯中的酒通常会比倒入高球杯中的多。

根据周围环境提示决定吃多少东西是件危险的事。万辛克发现，有时候只是看到食物就足以让我们无视饱腹感。一旦你和身体发出的饥饿信号失去了联系，就难免会有想吃东西的冲动。我们就像在仙境中梦游的爱丽丝一样，被写着"吃掉我"的蛋糕和写着"把我喝掉"的饮料牢牢控制着。如果你去问正在减肥的人，他们什么时候会吃东西，什么时候不吃。有些人会简单地说，"我看到食物了"就会吃。[48]

有大量研究证实，当我们被电视、平板电脑或计算机屏幕分散注意力时会吃得更多。一项针对 9 岁到 14 岁男孩的研究表明，他们看电视的时候，不仅会吃得更多，而且吃更多的食物并没有让他们感觉到更饱。[49] 对这些男孩来说，屏幕上发生的事比现实生活中的更有趣。

万辛克列出了一些重建食品环境，让我们吃得更少的简单方式，包括不吃电视餐和电脑午餐这类会让人"分散注意力的"餐食；用水果代替饼干；用更小的容器重新包装食物；在餐厅吃饭时点半份食物；用高而瘦的杯子代替矮且宽的杯子；用更小的盘子等。最后这条对我来说真的有用。有时候，饭快吃完了，我知道自己其实并不饿，就是想吃点甜食给这顿饭画上个句号。这种情况下，我就会拿出家里最小的盘子，就是中国超市卖的蓝白色蘸料瓷盘，然后在里面装满我想吃的东西，比如浓郁的黑巧克力蛋糕、撒着焦糖杏仁碎的香草冰淇淋，还有黏黏的姜饼。这个盘子装得多满都没关系，因为即使再满，这一盘食物的分量也不大，所以我吃起来也不会产生愧疚感或悔恨感。第一次这么做的时候，我还有点怀疑：大脑真的这么幼稚吗？用更小的盘子就能骗过它吗？结果发现，确实如此。

丰富性也是会导致我们吃太多的一种情景提示。在食物研究中，实验对象被问到为什么不继续吃了，他们可能会回答说是因为食物太单调，吃腻了就感觉饱了。服务员说，我们还有个胃是用来吃甜食的，事实证明他是对的，至少可以说这话有几分道理。约翰霍普金斯大学的芭芭拉·罗尔斯教授创造了一个词叫作"特定味觉饱食感"，意思是我们在吃某种食物时，对于这类食物的饥饿感会下降，但对其他新食物的饥饿感依然存在。这也就是为什么吃自助餐容易吃多的原因。尽管对一种食物的饥饿感减弱了，总还会有其他东西诱使你继续吃。罗尔斯认为，在以狩猎和采集为生的祖先中，特定味觉饱食感的进化是为了促进他们的饮食多样性。[50]但在当代食物系统中，特定味觉饱食感可起不到什么好作用，因为这里的饮食多样性可能就是吃不同颜色的糖果或不同口味的爆米花。

如果说无意识进食会导致我们忽视自己的饱腹感，那么我们可能就要从有意识这个最新流行词入手来想办法解决问题。进行有意识的饮食训练能教会你更关注食物和身体的感觉。比如，坐下吃东西之前，先问问自己是不是真的饿了；可以在餐桌上摆上蜡烛和餐巾，把它布置得很精美；关掉分散注意力的电子设备；慢慢品味食物的香气和味道，不再狼吞虎咽地吃东西；注意观察自己是不是爱吃这个食物，如果发现不爱吃，就不要继续吃了。但如果你还是个孩子，吃早餐的时候，父母怒吼着让你快点吃完，免得上学迟到，那恐怕你就很难实现上面那种状态了。

但儿科医生苏珊·约翰逊（Susan L. Johnson）通过实验证明了，孩子也能学会更准确地判断身体的饱腹感。[51] 很多家长认为，孩子无法控制自己的食量，那些还在努力控制自己体重的家长更会有这种想法。因为他们自己都无法接收到体内的饥饿信号，所以他们并不相信孩子能学会只在饿的时候才进食。但是，针对双胞胎进行的研究表明，我们处于饱腹状态时，有没有能力停止进食跟遗传关系不大，这种能力完全是一种对环境的反应，是可以通过学习培养的。

约翰逊的实验证明，通过六个多星期的强化干预，可以训练孩子提升控制食量的能力。参与实验的孩子们都在同一所幼儿园上学，平均年龄为4岁到5岁。这正是他们与生俱来的、能良好控制食量的能力逐渐消失的年纪。约翰逊第一次对这些孩子进行评估时发现，他们应对饥饿的能力差别很大。其中一些孩子吃得太多，一些吃得不够，还有一些能"准确地控制"自己的食量。[52] 那些最不擅长在饿的时候控制自己吃什么的孩子，他们的妈妈要么是正在减肥，要么是也很难控制自己的食量。

约翰逊和同事们用洋娃娃游戏帮孩子们判断自己是不是处在饥饿状态。他们用娃娃告诉孩子们饥饿时、饮食过量时以及肚子从饿得咕噜噜响到撑得不舒服分别是怎样的感受。他们把特殊的娃娃带到幼儿园里，在它们的"胃里"装上不同数量的盐。其中一些娃娃的胃是空的，说明它们是"饥饿的"状态，有些是有点饱的状态，还有些是非常饱的状态。在零食时间，研究人员要求孩子们把手放到自己的胃上，看看自己吃得有多饱，并选出与自己的状态最像的娃娃。在这种强化干预结束前，孩子们开始主动地说出"我已经不觉得饿了，所以我不能再吃了"之类的话。[53] 干预实验进行到快六个星期的时候，孩子们在零食时间的饮食方式得到了"显著的改善"。贪食的孩子吃得更少了,厌食的孩子吃得更多了。约翰逊的研究表明,通过正确的引导和帮助,"孩子们能学会控制吃'多少'东西。他们第一阶段先要学习的是,判断自己的胃是不是空的"。

成人也可以采用这种方法。一项减肥实验发现,教成人实验对象端正对饥饿的认识比单纯让他们节食的减重效果更好。[54] 另一项在荷兰开展的为期 7 周的干预实验中,实验对象为肥胖或超重的成人,实验目的是训练他们通过接受食欲的方式来降低食欲。[55] 当这些人受到食欲折磨的时候,研究人员会教他们不要马上吃东西,而是先观察一下自己身体上和精神上的感受。进行干预实验的心理学家们会教病人一些技巧,让他们更了解自己的饥饿,并观察这种饥饿是身体上的,还是情感上的;会教他们如何对自己进行"身体扫描",系统地关注身体各部分的感受,并通过相关迹象判断饥饿感或饱腹感。这跟胃里装盐的娃娃游戏差不多。在这个实验刚开始的时候,很多实验对象都认为自己无法控制饥饿。他们说:"直到袋子被吃空了,我才能停下来。"结果,干预训练教他们学会了用各种方法体验各种饥饿,但又不被这些饥饿所左右,还教他们学会了接受自己的食欲,但又不总是屈服于这些食欲。

每年 1 月新发行的饮食刊物都会宣称,只要按上面的所有步骤来,你就不会再觉得饿了。但我过了很久之后才明白,要实现健康饮食就要和饥饿做朋友。我们不必忍饥挨饿,但每天有两三次轻微的饥饿感也是件好事,因为这说明你很幸运,能判断马上又该吃饭了。我除了想减肥的时候,一直都认为如果肚子饿得咕噜噜响了,就应该马上吃东西。现在我才明白,肚子饿上一两个小时也没关系的,这反而会让你下顿饭吃得更香,正像那句谚语所说的:"饥饿是最好的调味料。"如果习惯了在不饿的时候吃东西,在不渴的时候喝东西，你就会忘了那种消除饥渴的感觉有多好，那感觉就像通过自己的努力挣来了饭菜。即便这种努力不过只是等待。

这感觉就像我们小时候在街上跟朋友玩到忘了时间，直到父母喊我们吃晚饭，我们才回家。走进家门时，小脸红扑扑的，突然感觉肚子饿坏了。

早餐麦片

打开盒子，倒出麦片，加上牛奶之后吃掉。这个习惯太常见了，所以没有人会对此提出任何质疑。早餐吃麦片的习惯往往是在小时候培养起来的，但它对我们学习如何填饱肚子却毫无助益。它教给我们的是，如果肚子饿了，不用去炉子上做饭，也不要去选择水果这类天然食品，而是去找那些颜色鲜艳的包装。麦片使我们混淆了饥饿感与商家的产品营销。

即食麦片已经成了我们每天早上、睡前以及大部分其他时间里最常用来充饥的食品。1863 年，詹姆斯·凯莱布·杰克逊博士首次推出了一种被他称作"谷兰诺拉"的盒装麦片。吃这种盒装麦片最开始纯粹是美国人的习惯，但其他国家很快也都养成了这种习惯。2013 年，印度、俄罗斯、巴西和中国消耗的早餐麦片价值分别为 34 亿、38 亿、48 亿和 167 亿美元。全球早餐麦片销量的年增长率约为 10%。

早餐麦片通常是父母允许孩子坐在超市手推车里自由选择的第一种食物，这也是父母最不该让孩子自由选择的东西。家长允许孩子自由选择麦片，却要指定他们吃哪些蔬菜。这种情况应该反过来才对。

麦片也通常是我们自己"做"的第一顿饭。我们在一天中任何时候都能拿它来充饥。吃麦片不用开火，也不需要刀具，所以麦片被认为是孩子自己制作起来比较"安全的"

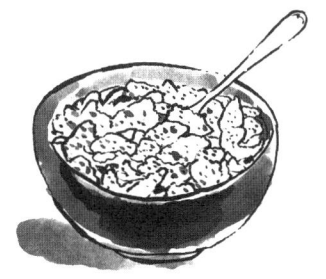

食物。坐在厨房餐桌旁阅读麦片包装背面的说明就能让我们爱上吃麦片，而且这种喜爱能持续一生。虽然我们看到麦片外面裹着一层糖衣，但看过说明后就会安心地认为这种糖衣薄片是健康的食物，因为说明里提到麦片中添加了维生素和矿物质。

在货架上的所有麦片中，儿童麦片一直都是含糖量最高的，也是加工程度最高的。孩子选择麦片的依据不是它们藏在盒子里的特性，而是哪个包装上承诺给他们的东西最多，比如最奇怪的形状，最酷的卡通形象，最好的免费礼物，最大的优惠或最多的巧克力，等等。这导致我们对如何正确选择食物产生了错误的认识，以至于我们在吃燕麦片或炒鸡蛋这些真正能填饱肚子的早餐时，总会觉得好像少了点什么。

第七章
饮食失调

> 瑞贝卡只爱吃院子里潮湿的泥土,还有用指甲从墙上抠下来的白墙皮。她一定曾因为这个习惯被父母或抚养者责骂过,所以她都是偷偷摸摸地、满怀愧疚地在吃这些东西……
>
> ——《百年孤独》(*One Hundred Years of Solitude*),
> 加西亚·马尔克斯(García Márquez)著

黛安娜是一位 48 岁的全职行政主管。她除了超重之外,没出现什么其他的健康问题。她从来都没寻求过,也没接受过任何饮食失调问题的专业治疗。但在 2014 年,一些研究人员注意到了她。他们正在对生活在英国贫穷中部地区的、认为自己是"挑食者"的成年人开展一项研究。黛安娜就是其中一位通过当地图书馆和娱乐中心报名参与这项研究的志愿者。研究人员总共与 26 个家庭进行了充分交流。他们还要求"挑食者"用照片详细记录自己在四天里吃过的所有东西,包括在哪里吃、跟谁吃等内容。研究结果发现,表面上看似正常的人却有着极不正常的饮食方式。所有成年挑食者都说,他们从童年开始就已经是这种饮食方式了。黛安娜已经将近五十岁了,她吃的大多数食物是奶酪、加工的马铃薯、切片面包和麦片。[1]

虽然黛安娜在工作中有技能,也有信心,但对待食物,她却表现得态度消极而且幼稚。她说会因为自己的饮食方式产生罪恶感,而且依然感到自己的挑食让母亲失望了。黛安娜吃的食物非常有限,对食物的成分和温度都有很高的要求。她能吃的蔬菜必须是非常凉爽的蔬菜沙拉,而且其中的菜要切得很薄,不能加沙拉酱,量还得很小才行。[2] 在煮熟的食物中,她只吃热的东西。有一次,她和研究人员去了一家咖啡店,点了鸡蛋和吐司,但吃到一半的时候,她却突然停下来了。她说,食物变凉后"让她觉得反胃"。

黛安娜的饮食方式导致她不能去朋友家吃饭,因为她很可能会拒绝吃朋友做的食物,而且一定会露出厌恶的表情。黛安娜意识到自己的饮食会是个问题,但她觉得试着吃那些不想吃的东西,问题会更多。她说,她讨厌做饭。有时候,她也想试着吃一顿营养更均衡的饭菜,但除了"垃圾食品",她无法说服自己"想吃"别的东西。她说:"哦,我已经48岁了,所以我无法改变自己了,对吧?"[3]

黛安娜的情况跟我们想象中的典型饮食失调症状不太一样。她已经不是青少年了,而且据我们所知,她不爱看时尚杂志,不跳芭蕾,也不会过度关注自己是否拥有更平坦的小腹。她知道如果吃更多种食物能让身体变得更健康,也没有进行节食控制热量摄入,但她就是不能吃某些食物。显然,这种饮食方式给她的生活和健康都造成了严重的困扰。但黛安娜的例子只能说明,我们的饮食可能会变得多么不正常。从临床上来说,她的情况还算不上"饮食失调症"。

我们对饮食失调症存在很多错误的认识。有的人认为,饮食失调症是因为想减肥导致的，跟患上厌食症和易饿症是一个道理。还有的人认为，饮食失调症跟我们其他人无关。但实际上，饮食失调症的形式就像雪花一样多到数不清。我们最好把饮食失调看成在饮食学习过程中所有人都会遇到的困境和陷阱的极端形式。

其实，饮食失调严重到必须接受专业治疗的只是冰山一角，而那些低质的、不快乐的饮食状态就像是深入我们饮食文化的巨大冰山，有着数不清的表现形式。比如上班族会坐在电视机前，靠吃安慰零食来消除一天辛勤工作后的疲惫感；孩子只敢喝带甜味的东西；男人成年后还是不爱吃蔬菜；成年女人不允许自己点甜品，却忍不住从每个人的盘子里都尝一点，结果吃掉的是双份甜点的量；还有最常见的溜溜球节食减肥者，被困在不断减肥和增肥的循环里，他们得准备两个独立的衣橱，一个用来放胖的时候能穿的衣服，另一个用来放瘦的时候能穿的衣服。我们看到太多这种状态，以至于都意识不到这是多么不正常的事了。针对美国2000名大学生开展的一项调查研究中，有41%的女生和18%的男生说自己正在"节食减肥"。[4]

有时候，节食减肥的人会以一种黑色幽默的方式说，他们很嫉妒厌食症患者能有良好的"自律性"。对我们其他人来说，更常见的饮食失调不至于像厌食症患者那样几乎什么都不能吃，所以我们会误以为饮食失调问题跟我们没什么关系，我们既然能花时间幻想美味的蛋糕，谁会愿意去想泻药滥用或饥饿会导致的器官衰竭呢？我们会把目光避开健身房更衣室里的厌食症患者，不想关注他们突出的锁骨和瘦削的大腿，也不知道这是为了避免他们难堪，还是为了免得自己难受。但如果能仔细看看他们（最好能进行眼神交流），我们可能会从这些饮食失调症患者身上得到一些饮食的感悟。这些患者作为活生生的例子在警醒我们，饮食如果出了问题是多么危险的事。还有更重要的一点，康复的饮食失调症患者让我们看到，饮食习惯是可以重新学习的，即便是天生饮食问题比别人多的人也能培养起良好的饮食习惯。

如果有合适的环境，能得到正确的帮助，有些人能够改变那些毁灭性的习惯，逐渐培养起可持续的、快乐的饮食习惯。厌食症的致死率高得可怕，20%的厌食症患者会过早死亡，厌食症患者的自杀概率会比一般人高57倍。[5]但大多数厌食症患者还是活下来了，甚至有些患者还康复了。在一项研究中，研究人员对一群患有厌食症和贪食症的女性进行了为期七年半的跟踪研究。[6]研究快要结束时，有83%的厌食症患者康复到了一定程度，其中33%的患者实现了完全康复，也就是说，他们至少连续8周都"没有症状"。贪食症患者的康复率更高，其中99%的患者康复到了一定程度，74%的患者实现了完全康复。想想这意味着什么？这意味着绝大多数曾经暴饮暴食、会用泻药把食物排掉的人已经学会了如何正常地摄入食物和消化食物。

从饮食失调中康复的第一步是先要认识到问题的存在。不属于厌食症类型的少女饮食失调症患者人数比我们能想象到的要多得多。我的一个朋友出生在20世纪70年代，曾患有饮食失调症却没得到治疗，这让他备受折磨。他7岁左右的时候，弟弟出生了，他开始觉得家里的饭菜让他反胃，每周都有几天吐到不能上学，体重也因此急剧下降。但当地医院表示，他的症状都"只是"精神压力造成的，不是身体上的问题。他的父母由此认定他是在撒谎，所以并没再给他提供帮助。父母离异后，他靠自己的力量逐渐从饮食失调症中康复了。

童年时期的饮食可能会出现很多问题。最常见的儿童饮食失调症不是厌食症，也不是贪食症，摘得这一桂冠的是进食障碍症，即其他未注明之饮食疾患,简称"其他疾患"。我们非常善于展开丰富的想象力,炮制出自己特有的饮食失调,比如先是暴饮暴食,之后再吃点泻药排掉这些食物,然后跳过几餐饭。

有些孩子病态地痴迷于某些食物,还有些孩子却对什么东西都没有食欲。饮食出现问题有可能是因为孩子对食物接触非常敏感,比如有些孩子嘴里长了肿块,碰到食物就感觉很疼;还有些孩子是对气味非常敏感,闻到学校食堂里的味道可能就会导致他们无法进食。有的孩子咽不下去硬的食物;有的孩子一想到新的食物就会觉得恶心;有的孩子患有异食癖,会吃泥土、婴儿爽身粉这些不是食物的东西;还有些孩子爱反刍,他们会反复咀嚼食物,会把咽下去的食物吐出来,然后再决定是接着咀嚼反刍上来的食物,还是把它吐出去。通过孩子的反刍行为,我们能看出他的思维过程:"如果这是块好吃的披萨,我是不会浪费它的。但如果这是菠菜,我当然会把它吐出去。"[7]

饮食问题可以分为两大类:一类是婴幼儿的"喂食障碍",另一类是年龄稍大些的孩子以及成年人的"进食障碍"。[8]厌食症属于典型的进食障碍,而典型的喂食障碍包括新食物恐惧症和严重的偏食症等等。喂食障碍往往没有进食障碍那么被人重视。直到2013年,治疗心理健康的官方指南手册中还认为,如果患者是还不到6岁的孩子,进食上的问题只能算是"喂食障碍"。那时的观点认为,偏食只是儿童发展的一个阶段,随着孩子年龄的增长,自然就能摆脱掉这个问题。喂食障碍看起来像一种极其幼稚的行为,它的一些表现也的确只有还在喝奶或吃婴儿食品的孩子才会有。进食障碍与人们对体重的高度关注有关,看起来像成年人节食减肥行为的扭曲版本,患者常会出现抑郁症、焦虑症、强迫症以及自杀想法。

但我们并不能说"喂食障碍"只会出现在婴儿身上,"进食障碍"只会出现在青少年和成年人身上。研究饮食失调就是要看到，在我们生活的时代，有的孩子成熟得过早，有的成年人却永远都长不大。有些未成年孩子从六七岁开始就因为担心自己不够"瘦"而吃得太少，还有些成年人在辛苦工作，偿还房贷，却只吃烘豆罐头。这些所谓的"成年挑食者"大多数都没被界定为进食障碍患者，也从未接受过专业治疗。

不管患者是大人还是孩子，喂食障碍和进食障碍的症状都是截然不同的。进食障碍患者可能不敢吃葡萄干面包这类法式点心，因为他们觉得其中的黄油、糖和水果会导致他们发胖。挑食者是喂食障碍患者中的主要群体，他们虽然不担心吃葡萄干面包会发胖，但也可能不敢吃这种面包，因为他们害怕葡萄干，一想到它的样子、气味、质感和颜色就会非常害怕。

不同形式的进食障碍和喂食障碍也存在一些共同之处。虽然它们的诱因和症状差别很大，但治疗方法却非常相似。治疗所有饮食失调症的关键都是让患者进行规律饮食，要用坚决的态度、有爱的方式让他们吃各种食物，同时还需要通过谈话疗法和药物等方法治疗患者的焦虑或抑郁。家常饭菜以前是用来让孩子"重新填饱肚子"的，而现在吃家常饭菜已经成了治疗儿童厌食症的黄金法则，前提是患儿不需要住院治疗。治疗喂食失调也需要让孩子通过反复尝试，慢慢增加能吃的食物种类。全家人也要重新考虑食物的分量，比如给暴饮暴食的人提供更小份的食物，给厌食者提供更大份的食物，还要考虑在哪儿吃饭以及怎么吃的问题。饮食失调症患儿通常很难被家里其他成员接受，因此他们会养成独自吃饭的习惯。但只有当这些孩子愿意融入到餐桌社交中，家里其他成员也愿意跟他们一起吃饭时，他们才能慢慢康复。无论我们患的饮食失调症是厌食症还是限制性饮食，想要康复就都得重新学习如何进行健康饮食。

对于饮食失调症患者来说，食物既是毒药也是良药，对我们其他人来说也是如此。食物与我们的生活息息相关，我们每个人都需要寻找一种能与它和平共处的方式。饮食失调症不同于酗酒：酗酒的治疗方法是戒掉。但如果饮食出了问题，解决办法不是不再吃东西，而是要找到新的方式去吃新的食物。

人们常说，饮食失调其实与食物并不"相关"。这种说法真的是非常荒谬，这就像说花粉症实际上与花粉不"相关"一样。厌食症和贪食症的确不只是表面上的饮食行为问题，故意让自己忍饥挨饿或用泻药把吃的东西排出来其实都是深度抑郁或认知障碍的外在表现。这些问题是心理疾病，有遗传因素的影响，也有环境的影响。如果是厌食症，那就与食物非常"相关"了：患者会如饥似渴地读食谱，吃的饭却少到只有一片水果，吃东西还很慢，这是大脑缺乏营养时发生变化的方式。

选择性饮食失调症与食物密切相关。这种饮食失调的表现是：如果你只吃黄色的食物，别人却偏给你橘色的食物吃，就会让你感到非常痛苦；你能接受有些品牌的酸奶味道，却觉得其他品牌的味道反胃。有些孩子对"错的"食物气味非常敏感，甚至当家里人吃这种食物时，他们都不能跟家人一起吃饭。这种极端饮食方式的背后常会伴有自闭症和发脾气、发怒、悲伤等就餐行为障碍，因此人们很容易认为，选择性饮食失调症主要是深层次问题的外在表现，过度关注饮食本身没什么用。但有证据表明，事实恰好相反。不管选择性饮食失调症患儿的主要问题是什么，他们吃饭时的饮食行为障碍都是因为桌上的食物让他们感到痛苦。如果别人一直让你吃那些让你觉得恶心的食物，难道你不会生气吗？

过去二十年，喂食障碍和进食障碍治疗领域的研究取得了一项重大发现，那就是让患者康复的最有效办法就是直接解决食物的问题。当经过治疗师训练，选择性饮食失调症患儿能吃更多种类食物的时候，他们的父母反映，孩子的饮食行为也有了极大的改善，就连自闭症患儿的情况也是如此。饮食从来都不只是与食物"相关"的事。选择性饮食失调症患者和养育他们父母的亲身经历表明，饮食本身可以代表很多其他东西，包括控制、焦虑、孤独和安全感等。如果你能改善饮食，生活的其他方面也就会变得更好。

选择性饮食失调症患者不得不避开那些有的食物不能吃的场合，这样会给生活带来很大的困扰。随着年龄的增长，你可能就不想再出去旅游了，也不想再跟朋友聚餐了，因为在这样的社交场合中，主角大多是食物。你还得为自己编造各种不能吃某些东西的理由，比如我不饿，我有胃病，我已经吃过了，等等。这就像文盲长大以后常常会费尽心思去掩盖自己不识字一样。

对选择性饮食失调症患者而言，食物可能会成为他们在生活中做出重要抉择的依据。一位母亲因为担心十八岁女儿来到喂养门诊求医。她的女儿即将上大学了，但女儿选择大学的依据，不是那里有最好的学术课程，能让她将来找份好工作，也不是她喜欢学校的位置，而是学校餐厅每天中午和晚上都会提供披萨。她还谨慎地到学校尝了披萨的味道，确认了是自己喜欢的那种不加牛至或香料的普通披萨。

正常人很难理解，有人的选择性饮食失调严重到连面包、炸薯条或松饼都不能吃。宾州赫尔希儿童医院喂养项目负责人基思·威廉斯说："这就跟恐惧症差不多。"每年该项目治疗的饮食失调症患儿达上千名。威廉斯和同事们见过一些孩子，他们特别害怕食物，以至于当有人端着一盘食物走进房间时，他们只要知道里面有自己没吃过的东西，连看都没看就会不由地呕吐或反胃。

有时候，孩子害怕食物是因为不知道把食物放进嘴里会发生什么。他们可能是对毒药有种非理性的恐惧感,也可能是经历过一次创伤性事件后对吞咽变得很敏感,担心会被食物噎到,会恶心或呕吐。孩子普遍会对吞咽块状食物感到焦虑。婴儿6个月到10个月期间,咀嚼能力发展最为迅速,但前提是要给他们一些有嚼劲的东西吃。吃口感顺滑的婴儿食物时间太久会延缓婴儿咀嚼功能的发育,进而会导致他们对块状食物特别敏感,这种现象被称为"口腔防御"。实验表明,10个月后才开始吃块状辅食的宝宝更容易出现喂养困难。一两岁的孩子害怕吃硬块食物是很平常的事,但随着年龄增长,有些孩子的这种恐惧感会不断加剧。这种感觉有时被称为"梅核气"或如鲠在喉:患者会把硬的食物视为异物,吃东西时可能会出现剧烈的食管痉挛。他们通常也会因此消瘦下去,所以常常被误认为是患了厌食症。这种感觉还会导致焦虑的恶性循环:他们会极力避免吃块状食物,所以当真的吃到块状食物时,他们就会觉得更难应对。

孩子没有吞咽能力的情况是比较少见的,比较常见的是不吃熟悉的安慰食物就会产生广泛性焦虑的问题。大部分来喂养门诊寻求专业帮助的孩子都有饮食上的"特殊需求",那些因自闭症谱系障碍或口部运动组织问题导致咀嚼和吞咽更困难的孩子更是如此。针对700名10岁以下饮食失调患儿开展的一项调查研究发现,其中有86%的孩子存在身体健康问题,18%存在行为问题,61%患有某种口腔机能失调。[9]看看周围的人你就会发现,真正存在饮食失调问题的人远比医学上认定存在这种问题的人要多得多。

研究人员就饮食方式问题采访了近500名参加过陪审团的美国成年人,其中有大约35.5%,也就是超过1/3的受访者认为自己是挑食者。[10]在为此感到恐慌前,我们应该注意到挑食对于不同的人所代表的含义也是不同的。有时我们会用"挑剔的"这个词来形容

第七章 饮食失调

拥有敏锐的洞察力，这可是一种好的品质。在我暴饮暴食的时候，我就一点儿都不挑食，凡是点心我都爱吃。但现在我已经学会了对甜面包挑剔，只吃那些特别的甜面包。从这一点来看，成为一个挑食的人也是有好处的。

但其他类型的挑食就没什么益处了。在做过陪审团成员的这些成年人中，自称挑食者的人会比不挑食的人在饮食方面表现出更严重的社交焦虑和抑郁。显然有很多人在饮食和生活中都受到挑食的困扰。基思·威廉斯发现，"很多孩子患有选择性饮食失调症，但因为他们其他方面的生长发育都很正常，所以没到喂养门诊就医"。通常，父母只有在孩子因为其他疾病正在接受治疗，或患有严重饮食失调，导致体重偏轻的情况下才会向专业人士寻求喂养方面的帮助。但根据威廉斯的经验，选择性饮食失调症的患者可不只限于来门诊就医的孩子。在有些地方，很多孩子都没机会学习吃到丰富的食物，儿童患选择性饮食失调症也就成了一种"常态"。威廉斯说："我们看到有些家庭每周有五六顿饭，甚至十顿饭吃的都是披萨。"[11] 父母并不在乎孩子只吃糖衣麦片，偶尔才吃维生素片，这让威廉斯感到很失望。他发现，不仅中产阶级家庭会有这种态度，那些低收入家庭也有。"孩子的父母会说，'他以后就会变好的'，但如果没有改变方法，孩子又怎么会突然喜欢上别的食物呢？"

我们以为口味会像花儿一样，随着时间的推移，渐渐地自动盛开。但选择性饮食失调症患者的口味反而会变得越来越有限。我们以为健康饮食是天生的、自然的、容易的事，但选择性饮食失调症的存在无疑是对这个观点的无情反击，来诊所就医的选择性饮食失调症患者几乎都只能吃几样东西。目前来看，他们最常选择的安全食物是碳水化合物，其次是奶制品、肉类、花生酱，还有些水果和蔬菜。在一个典型病例中，有一名 10 岁女孩只吃花生酱三明治、芝士、西红柿披萨和苹果。她的心理医生发现:"特拉西说她想试着吃些新食物,但它们让她感觉恶心。"[12] 一个人的饮食怎么会到这种程度呢?问题在于,父母在要求孩子吃新食物时,孩子的尖叫、恶心或呕吐等表达厌恶情绪的激烈反抗行为对父母来说简直是一种惩罚。[13] 看到因为自己给孩子吃的三明治里放错了花生酱引起孩子恶心,父母就会觉得心里很难受,因此下次就会确保买"正确的"那种花生酱,于是孩子的这种饮食习惯就变得更加根深蒂固了。好心的外人可能会建议你把孩子最爱吃的东西拿走,让他们饿着,饿到一定程度他们就愿意尝试吃新的食物了。但威廉斯发现,如果采取这种办法的话,选择性饮食失调症患儿可能会坚持长达 4 天不吃东西,最后到了需要用食管喂食的危险程度,这种情况显然更糟。

治疗选择性饮食失调症的传统方法设定的目标太低了,它主要强调的是让孩子吃东西,任何东西都行,而不是让他们习惯吃所有正常的食物。选择性饮食失调症患者是非常难康复的,就连医生也常常会因为他们对食物的抗拒而产生挫败感。医生们会根据孩子的其他问题,比如行为问题、焦虑情绪、身体上的饮食障碍等,制订不同的饮食失调症治疗方案。但很多诊所采用的治疗方法只是心理干预,加上一些营养建议和医疗监护。这些方法虽然好过什么都不做,但也没什么显著的效果,因为它并没有解决饮食本身的问题。

有一名 13 岁男孩被母亲带到饮食失调诊所就医。他每天除了吃薯片、早餐麦片、面包棒,还有妈妈逼他喝的益生菌外,几乎不怎么吃别的东西。他脸色惨白,面带倦容,比同龄人体重轻,身高矮,因此在学校常被人嘲笑。他妈妈说他是个"懒惰的饮食者",几乎已经放弃了让他吃其他食物,因为她不想把钱浪费在他不想吃的东西上。经过诊断,这个男孩患有焦虑症。经过一个疗程的认知行为疗法治疗（一种通过谈话治疗帮助人们改变自己行为方式的疗法），加上一些营养建议，他开始能吃"一两种"新的食物了。他的治疗医生说，他出院时能吃的食物还"谈不上多样"，现在已经能吃酸奶、水果沙冰、炸薯条和复合维生素了。除此之外，他的饮食并没什么其他变化，还是会因为食物而焦虑，[14]还是不吃蔬菜，也不吃以蛋白质为主的像样的主菜。但他的治疗医生似乎并不觉得这是一次失败的治疗。他们认为："在很多病例中，让患者形成一种什么都吃、什么都不挑剔的饮食模式是不可能的，也是没有必要的。"

就连医生有时候都会认为选择性饮食失调症是无法治愈的，难怪父母和孩子都会对康复概率抱着宿命论的态度。但在一些病例中，医生已经找到了能帮孩子在较短时间内基本实现康复的办法。这里说的这段时间可能是几个星期，也可能是几个月，但不至于是几年时间。虽然医生们采用的治疗方法各不相同，但都有个共同的思路：大多数最有效的干预措施都要先认识到选择性饮食失调"是"与食物相关的，患者希望找到，也能够找到一种方式，让自己的饮食不再那么痛苦。

有一个名叫迭戈的9岁男孩被送到悉尼一家诊所进行治疗，他患选择性饮食失调症已经7年了。[15]他只吃炸鸡块、炸薯片和白面包，其他什么都不吃，吃东西时还必须得按着一定顺序来，如果发现食物有任何奇怪的地方，比如薯片形状很奇怪，那么这一整盘食物就都得扔掉重做了。迭戈常常会拒绝参加生日聚会，也无法参加体育项目，因为他知道自己就是不能吃这些场合提供的食物。迭戈的饮食问题给父母的婚姻造成了很大压力，因为他们在如何引导孩子尝试新食物的问题上始终无法达成一致。迭戈的每顿饭都得吃上3个小时，他在这个过程中也会变得越来越痛苦，最后就是连一口新的食物都不愿意吃。

迭戈的医生们意识到,他们需要找到一种新的治疗方法,承认迭戈害怕新食物。他们给迭戈的焦虑取了个名字叫"自寻烦恼的野兽"。迭戈的父母现在会跟他说,这头野兽太难对付了,真替他感到难过。这其实是在暗示迭戈,在找到驯服野兽的方法之前,他都不用再试着吃新的食物了。这种提反向建议的方法被称为"矛盾意向法"。在过去的7年里,迭戈吃饭时经历的都是哄骗、眼泪和压力,这个新方法让他松了口气,因为父母现在能和他并肩作战,共同对付野兽了。在一周后的第二个治疗环节中,迭戈带了一张食物清单来到诊所,清单上列着牛排、蔬菜等10种他自愿吃过的新食物。在4个月的时间里,迭戈不断尝试吃新的食物,最后完全康复了。他说,野兽变小了,变得没么可怕了。

这种方法不一定对所有选择性饮食失调症患者都有效。年龄大点的孩子可能会觉得这个方法很幼稚,年龄小点的孩子可能还无法用这种方式描述他们对食物的恐惧。在治疗饮食失调症方面,一种更被认可的、更普遍适用的方式是在短时间内进行集中的味道尝试,直接改变饮食行为。如果孩子的问题是摄入的食物种类不够多,那么解决办法就是让他们吃更多种食物。饮食失调症非常复杂,因此这种方法听起来好像太过简单,但基思·威廉斯和同事们在宾州赫尔希儿童医院已经证明了这种方法的有效性。他们率先对选择性饮食失调症患者实行了"味道曝光"干预措施。威廉斯很熟悉本书前面提到的扎伊翁茨提出的"曝光效应"。他知道,如果足够经常地让患者尝试足够多的新食物,就有可能让他们喜欢上其中一些食物。他说:"诀窍就是让他们去尝试。"

威廉斯和同事们在对选择性饮食失调症患儿进行常规门诊治疗的同时,还会建议孩子的父母在每天每顿饭时给孩子吃一小勺新的食物,并让孩子在食物日记中记下这些食物。不过这种方法是没用的。抛开小孩不愿意写日记这个原因，至少还有两个理由可以说明这个方法没有用。首先，大部分父母都没接受过培训，不知道如何正确地给孩子提供新的食物，他们很难无视孩子的眼泪、愤怒，还有把勺子扔到地上的行为，这一点我们是能够理解的。有些父母在家对患有饮食失调症的自闭症患儿进行了三个月的治疗，却完全没有效果。其次还有个原因是，康复治疗师们发现，他们推荐的方法，家长们实际上只照着做了一半。[16] 但是给家长们进行如何提供新口味的集训后，他们能学会无视孩子的干扰。如果第一口食物被吐出来了，他们就会默不作声地再给孩子喂一小口，孩子们吃饭时的态度也因此得到了极大的改善。康复治疗师们还鼓励家长要对孩子更残忍些，要求孩子必须吃一口新的食物，才能吃自己觉得安心的零食。这样做是为了给孩子一个渴望吃一口新食物的机会。这一小口食物的量是非常关键的。

如果勺子里的食物让你觉得恶心，那么半小勺也嫌多。在第一次给孩子喂食豌豆大小，甚至米粒大小的新食物时，基思·威廉斯诊所就看到了显著的成效。如果新食物的量够小，而且能在计划的味道尝试环节喂给孩子吃，就连患有严重选择性饮食失调症的自闭症儿童也能在一周之内喜欢上很多种食物。一项连续十天的干预治疗通过给孩子喂食豌豆粒大小的食物，竟然让三名自闭症男孩喜欢上了 50 种新的食物。治疗的第 4 天，他们吃饭时基本上就不会有"捣乱行为"了。[17] 他们的父母之后都接受了培训，让孩子在家继续进行味道尝试环节的学习。

威廉斯治疗选择性饮食失调症患者采用的最新味道曝光治疗方法叫作"盘子 A 和盘子 B"。[18] 首先，父母要选出 20 种他们想让孩子试着吃的新食物。盘子 A 里会装上从这 20 种食物中选出的三四种食物，而且都是不超过米粒大小的碎块（比如胡萝卜、鸡肉和橘子）。盘子 B 里会装上孩子现在可以接受的食物（比如馅饼、小面包和咸饼干）。父母每天要让孩子从盘子 A 和盘子 B 里吃四顿到六顿饭，每顿饭都会持续 10 分钟，要用一个计时器严格计时，并且不能给孩子提供其他的饭菜。孩子必须先从盘子 A 中吃一口食物才可以从盘子 B 中吃东西，才能喝东西，"哭泣或拒绝都会被无视"。孩子要持续从两个盘子中交替拿东西吃，直到时间到了为止。当孩子能连续三顿从盘子 A 里拿一种食物吃，不哭也不吐的时候，盘子里食物的量就会从米粒大小增加到豌豆大小，之后再到半勺大小，最后到一勺大小。如果他们能吃一整勺盘子 A 里的食物了，就说明这个孩子已经学会喜欢这种食物了。这种方法的最终目的是让盘子 A 里的食物尽可能多的成为盘子 B 里那种孩子能主动开心去吃的东西。

在严格实行的情况下，盘子 A—盘子 B 这个方法能取得这么好的效果是因为它对孩子提出的要求非常低。米粒大小的食物几乎可以忽略不计。每个盘子里都有几种食物可选，这样孩子的压力就更小了。如果他真的不能吃盘子 A 里的某两种食物，那也总还有第三种选择。威廉斯说，这种简单的干预措施之所以有效，是因为它让那些无法吃新食物的孩子有机会去尝试这些食物，帮孩子翻越了抵触的心墙，进而把食物放进嘴里。

比起小孩，年纪大一点的孩子以及成年人更难从选择性饮食失调症中恢复健康，但也是能够实现的。泰勒是个患有阿斯伯格综合征的 16 岁男孩，[19] 能吃的食物非常有限，所以 9 年来他一直都靠胃管进食。他的身高和 10 岁的孩子差不多，体重和 9 岁的孩子差不多。泰勒只吃火腿扒、麦片和意大利面这三种食物，而且意大利面还只能是蝴蝶面。如果不靠胃管进食，他就无法摄入足够的热量维持生命。以前他也曾试着改善自己的饮食问题，但都失败了。宾州赫尔希医院的治疗师们对泰勒进行了两周治疗后，为他创造出了盘子A—盘子B的升级版方法，其中包括一种象征性的奖励体系。这种奖励就是他可以在笔记本电脑、DVD播放器和游戏机上"打电玩"的时间。泰勒每顿饭都会被要求选6种食物，其中一些是他容易吃下去的，另一些是他接受起来比较"困难的"食物。泰勒吃的食物难度越大，吃得越多，赢得的电动游戏时间就更长。他吃那些难以接受的食物时，都是先从米粒大小的分量开始，然后再逐渐增加。在治疗的最后三天中，他已经能开心地吃正常分量的饭菜了，也就是一份主菜加三四份配菜。

当治疗快要结束时，泰勒已经能吃78种食物了。出院7个月后，他主动要求再吃点其他的新食物。他现在已经不用再靠难受的胃管吃东西了。单从花费上来看，泰勒的康复就是个巨大的成功：以2007年的物价来计算，一年靠胃管进食至少要花费16000美元，而他当时的治疗费用每天不到500美元，治疗总共花费了7000美元。但泰勒的更大收获是健康的身体和幸福的生活。他父母说，现在的泰勒很爱吃家里的饭菜，而且体重增速也比以前靠胃管进食的时候快多了。曾经靠胃管进食的孤独感被消除了，他现在很享受跟别人一起吃饭这种社交互动。

基思·威廉斯认为，只要有正确的改变动机，无论是什么年龄的选择性饮食失调症患者都可以通过味道曝光法康复。这些患者康复的最大的障碍在于，大多数患者和他们的父母都认为，他们的病是治不好的，所以接受治疗是没有用的。他们对新食物的抵触情绪太难消除了，以至于他们宁愿选择以这种饮食失调症为中心来安排自己的生活，也不愿与之斗争来努力过上一种新的生活，这跟那个女孩会选择每天提供两顿披萨的学校是一个道理。治疗选择性饮食失调症的成年患者比治疗儿童患者更难。成年人可能不会像孩子那样哭闹、恶心甚至把食物吐出来，但他们在学习新的饮食方法上却没孩子的思想那么开放。大多数成年患者都更倾向于把自己的病情作为尴尬的秘密藏起来，而不愿意到饮食失调门诊接受治疗。

但这也有例外的情况。过去几年，威廉斯治疗过几名不想在饮食上如此受限和感到恐惧的成年饮食失调症患者。他发现，一旦成年患者产生了想要改变的动机，味道曝光方法对他们的治疗效果跟对孩子的治疗效果一样好。曾经有一位想去亚洲做传教士的小学老师找到他进行治疗，因为她知道如果不改变自己的饮食习惯，在异国他乡肯定撑不下去。当时她只吃番茄酱三明治、奥利奥饼干和方便面。要是不改变这种习惯，她永远都无法适应远东国家的食物。她不吃的食物不只是我们能想到的酱油、葱姜和花椒等这些有刺激性味道的东西，她甚至连白米饭都不吃。通过味道曝光和一小口食物的方法，她逐渐地能吃很多种食物了，现在她是在菲律宾这个醋与蒜的国度中工作。

当医生或助产士第一次把漂亮的宝贝递到你手上的时候，透过他们朦胧的双眼，你看到的是一个美好的未来，你不可能想到他们会成为只吃番茄酱三明治、奥利奥饼干和方便面的人。父母确实有很多时候都会担心，如果自己的孩子患上厌食症会是多么恐怖的事。如果是女儿患上厌食症，那就更恐怖了。看着自己精心喂养的孩子日益消瘦，不吃你做的饭菜，拒绝你给的爱，这将会是多么悲哀的事啊。所以为了你自己好，也为了孩子好，你会愿意做任何事来避免孩子患上厌食症。

有些人曾经因为愚蠢的饮食方式挥霍掉了大把青春岁月，于是他们更坚定地努力不把饮食失调症"传染给"孩子。我们会紧张地想把孩子从饮食失调症中拯救出来。当我女儿小时候揉碎自己创作的一张艺术作品时，我送她的箴言是，"世上根本就没有完美这种东西"。我当时很担心她对艺术的这种高标准会内化为对身体不完美的厌恶。但我随后就忘了自己说过的话，会因为她"完美地"做了某些事而赞美她。这时她就会更正我说，这不可能是完美的，根本就不存在完美这种东西。我试图通过每天跟她说，"晚安，漂亮的姑娘"来提升她的自尊心，但后来我又不这样做了，因为我担心她会认为漂亮的外表就是自我价值的全部。当我警觉地发现她在吃蛋糕的问题上非常谨慎时，我赶忙对她说："吃一块没关系的，如果你饿了吃两块也没关系的。"我跟她强调说，没有任何食物是绝对健康的，也没有什么是绝对不健康的，沙拉也不例外。正常体重比皮包骨头或肥嘟嘟的更好，但有一点胖也是没关系的，在青少年时期更是如此。我说过很多类似的话。我还告诉她说，杂志上模特的漂亮形象都是 PS 修图后才呈现出来的。

现在她 12 岁了，没有患饮食失调症。可能我采取的预防措施确实有那么点作用，但绝不是单靠这些小措施就挽救了她。尽可能地让孩子理智地对待身体和食物，这对一个家庭来说是非常有益的事。但是要靠努力避免孩子患厌食症简直是异想天开，这就像认为把盐扔过肩膀就能避开恶魔一样愚蠢。其实并没有什么魔法能保证孩子绝对不患厌食症。有证据表明，厌食症这种可怕疾病的诱因更多是生物学上的，而非社会学上的。尽管不存在某种厌食症基因，但是高达 85% 的患病风险都是基因导致的。[20]

在过去 20 年里，关于厌食症的医学看法有了巨大的变化。当前，有个普遍观点认为，厌食症是一种脑部遗传性疾病，而不是因为有个专横的母亲，或看了太多瘦削的模特就会导致的问题。科学家们已经确认了一组与完美主义倾向、控制欲，以及自卑心理相关的厌食症基因群。在西蒙·巴龙-科恩的带领下，剑桥大学的科学家研究团队于 2013 年发现，患厌食症的青春期女孩在认知测试中比对照组实验对象表现出的自闭症特征更明显。[21] 这说明厌食症患者与自闭症儿童的典型脑结构很类似。很多关于厌食症的研究表明，厌食症患者的社交焦虑症会更严重，在社交方面存在的困难也更大。[22] 自闭症和厌食症都与社交快感缺失有关，患者无法享受社交带来的快乐。这并不是说厌食症和自闭症是完全一样的问题，也不是说所有厌食症患者都会不合群，而是说这两种疾病患者的神经系统有些共同特点，只是这些特点的表现方式不同。令人惊讶的是，自闭症患者的男女比例约为10∶1，而厌食症患者的这一比例刚好相反，男女比例为1∶9。巴龙·科恩指出，厌食症患者的固执心态就相当于自闭症患者的局限和重复行为，只不过"在厌食症中，这种行为主要体现在了食物或体重上"。[23]

虽然我们还不确定脑功能障碍究竟是导致饥饿的原因，还是饥饿导致的结果，但厌食症患者与正常人的大脑运行机制确实不同。神经成像揭示出厌食症患者存在各种认知障碍，他们的脑岛功能特别差。脑岛是大脑中帮助调节焦虑的部分，对于味道认知也很关键。这种大脑功能失调有些可能是对食物缺乏做出的反应。但有些厌食症患者康复后脑岛仍有缺陷，这就说明在患厌食症之前，这些患者的大脑就已经存在这种结构性缺陷了。一项研究要求16名已康复的女性厌食症患者喝甜水，并监测她们的大脑对这种好喝的甜味会做出的反应。这些女性喝甜水时的脑岛活动要比对照组少，就好像她们的大脑辨识不出快感似的。[24]

但饮食失调症与其他遗传性疾病一样，单凭一个"厌食症的大脑"还不足以致人患病。你可能会有厌食症的基因，但却不会得这种病。卡丽·阿诺德是一名厌食症康复者，也是一名生物学家。她把厌食症描述成是"功能失常的饥饿信号、焦虑、抑郁和决策困难之间的复杂的相互作用"。[25] 如果说厌食症的病因更多是生物学上的，而不是社会学上的，这对厌食症患儿的父母来说倒是个好消息，他们不用再背负着强烈的愧疚感了。阿诺德说，她父母在饮食上比较随性，从没计算过热量，也没强迫过她减肥。虽然确实有个别孩子患上饮食失调症是由于受到虐待导致的，但大多数孩子患饮食失调症都不该"责怪"他们的父母，除非是父母把厌食症基因遗传给了他们。那些有焦虑或抑郁家族病史的孩子患饮食失调症的风险明显高于其他人。但如果父母不是导致孩子患厌食症的主要原因，那么，在避免孩子患病方面，他们也就做不了什么了。

厌食症的一个可怕之处在于，有的患者年纪非常小。2011年在英国开展的一项饮食失调症调查发现，虽然厌食症的总体发病率相对平稳，但小孩的发病率却在上升。[26] 在新增饮食失调症患者中，男孩和女孩患者都有59%还没到青春期，其中有很多患儿刚满10岁或11岁，有少数患儿才8岁，7岁甚至6岁。孩子还这么小，体型就会出现异常，会担心自己发胖，这看起来简直不可思议。对我们大多数人来说，童年的部分魅力就在于我们能够享受自由，就是那种双腿就是用来跳跃的自由感。一个本该无忧无虑地坐在公园里吃冰棍的7岁小孩竟然会故意让自己挨饿，这是多么残酷的事啊！

孩子这么小就会患厌食症，这显然说明我们当下的文化出了严重的问题。厌食症和贪食症在西方国家或西化的国家中最常见。这些国家在崇尚苗条身材的同时，又在推销很难让人变瘦的食物。厌食症通常是从一段时间的节食开始的。孩子决定不再吃甜食，可能是因为学校里有人跟她说，糖是不健康的食物，也可能是因为她穿泳衣的样子一直被人嘲笑。现实生活中，只有大概5%的人拥有休闲杂志上的完美女性身材，而其余95%的女性可能都对自己的身材不满意。对男孩来说，谁又不想拥有超级英雄那般完美的身材呢？谁不想要那种树干般的肱四头肌、纤细的腰身，还有围着摩天大楼飞行的能力呢？孩子们总听见父母在谈论多么希望能减肥成功，管布丁叫"小淘气"，还把"瘦的"当成夸奖，这也难怪他们会患厌食症了。

但饮食失调症并不是到现代才出现的问题。如果是我们当下的文化导致孩子患上厌食症，那为什么早在19世纪90年代就已经有了关于厌食症的记录呢？1895年，英国儿童医院的一名医生曾经这样描述一个11岁小女孩的"神经性厌食症致死案例"："她狂暴，歇斯底里，极度焦躁不安，什么东西都不吃。"[27]这名医生试着给小女孩喝清炖牛肉汁、白兰地酒和牛奶，但小女孩却在入院15天后就发烧死掉了。

一百年后的20世纪90年代中期，一个叫VE的7岁女孩到美国马萨诸塞州综合医院接受治疗。她的体重只有26公斤。她跟医生们说，只要她减到22公斤，其他孩子就会"更喜欢她了"。所以她不再规律地吃饭，除了水之外，别的什么东西都不喝。她因为担心发胖而害怕吃东西，甚至连自己的手指甲都不敢咬。她说话时还是"奶声奶气的"，但却会说自己的大腿和肚子都太胖了，她感觉脂肪的褶皱都流到睡衣外面了，但其实她的身体瘦得已经被睡衣"吞没"了。VE在入院治疗前曾练习过竞技舞蹈、花样滑冰和体操。她母亲自己曾经想做一名舞者，还说能想象到VE在百老汇跳舞的样子。她父母之间总会有矛盾冲突。她妈妈很容易愤怒，爸爸则会退让，不去争辩，而是离开房间。

乍看起来，这个悲剧的例子有力地证明了，父母和文化是导致孩子患厌食症的原因。一个7岁女孩参加的活动不止一项，而是滑冰、跳舞和体操这三项竞技性都非常强的个人活动，而且这三项活动都要求重视保持苗条的身材。VE入院治疗前四个月，她曾说自己不想继续上舞蹈课了，但这个请求却被妈妈阻止了。

不过，芭蕾和竞技体育会"引发"厌食症的假设遭到了质疑。乍看起来，这个每天都要进行几小时运动的孩子很像是"运动型厌食症"患者。有些研究表明，重视苗条身材的运动要比重视耐力的运动或球类运动导致孩子患厌食症的概率更高。一项研究认为有超过 80% 的女性芭蕾舞者终身都患有饮食失调症。但也有研究表明，这种病的发病率其实还不到 10%。[28] 人们最近反思了运动在饮食失调中的角色。传统治疗方法不鼓励厌食症患者进行身体锻炼，以防加重病情。但在 2013 年对医学数据库进行的一次重要回顾发现，如果厌食症患者在监督指导下进行身体锻炼，不仅能加强体能和心肺适能，还能缓解抑郁症状，有助于病情恢复。[29]

VE 的医生们发现，在她还没开始进行跳舞、滑冰和体操这些运动之前，她的完美主义倾向就已经存在了。她很小的时候，父母就发现她是个比较"难相处的"人，会跟小伙伴进行激烈的竞争。她好像非常担心自己会表现出任何缺点，也会因为最近数学成绩不好而心烦意乱。在医院里，她努力表现出自己是个好病人，希望能得到医护人员的表扬。厌食症患者常常会说，他们记得自己在开始减肥之前是焦虑、恐惧、不善社交的状态，而且在很多方面都有强迫症。有大约 2/3 的厌食症患者还会遭受焦虑症带来的痛苦。虽然 VE 的父母都没有饮食失调症，但都曾患过抑郁症。她妈妈曾因产后抑郁症两次住院治疗，而且还接受过强迫症治疗。

如果没有滑冰和体操竞赛带来的压力，VE 的厌食症可能还要再经过一段时间才会表现出来。对 VE 的治疗除了重新喂养，还有把她的兴趣转移到足球和女童子军这类团队运动和集体活动，这能让她"感到与众不同"。但其实她的厌食症与体操运动或跳舞并不"相关"，很多优秀的运动员或顶尖舞者都没患过饮食失调症。VE 有抑郁症和强迫症的家族病史，所以她的生理因素就决定了即使不进行花样滑冰、舞蹈或体操运动,她也比别人更容易患饮食失调症。

那些受到遗传因素影响,承受过巨大精神压力或遭受过精神创伤的人都更容易成为厌食症患者。有时候,这种精神创伤也只不过就是青春发育期。当孩子的身体变成大人的身体时,体重自然会增加,这会导致孩子对自己的身材不满。他们会想,这些莫名其妙粗壮起来的肢体真的是我的吗?对女孩来说,厌食症可能是消除自己的性特征,回到青春期前未发育状态的一种方式,因为胸部和臀部的突起会随着体重的下降而逐渐消失,而且月经也会跟着停止。青春期时的荷尔蒙在诱发一些人的厌食症方面似乎也起到了一定作用。双胞胎研究获得的新数据表明,雌性激素(女性荷尔蒙)可能会"激活"容易诱发厌食症的基因。[30]

随着孩子进入青春期的年龄提前,他们患饮食失调症的年龄也在逐渐变小。专门协助饮食失调症患者的英国慈善机构"Beat"的首席执行官苏珊·林伍德(Susan Ringwood)表示,越来越多的小孩拨打他们的求助热线。她说,"我们不太确定这是什么原因造成的",但有一种可能是,孩子们的青春期开始得更早了。林伍德说,"在过去五十年里,孩子进入青春期的平均年龄提前了5岁。"既然已经明确了孩子进入青春期之后患厌食症的风险会增加,那么厌食症患者的年龄越来越小与青春期提前之间肯定是有一定联系的。

但要说这两者之间一定有因果关系,我们却又看到有些孩子是因为肥胖危机而患上厌食症的。我们还不太确定青春期对孩子患厌食症会有多大的影响,但通过一些涉及女孩的病例我们能明确地看到,更高的体重指数会导致月经和胸部发育提前。林伍德说:"这主要是体重导致的。""如果体重达到42公斤,你就进入青春期了。"[31]研究人员在2000年发现,英国每6名女孩中就有1名会在8岁时出现进入青春期的迹象,每14名男孩中就有1名会在8

时就开始长阴毛。他们父辈那一代人的这一比例为150∶1。林伍德说，"青春期的生理发育要比身体成长早两年左右"。因此，这就会引起多米诺效应：儿童肥胖导致性早熟，性早熟又会导致孩子在8岁患上厌食症。苏珊·林伍德说，"这对孩子来说是双重打击"。"你正在发育变成大人，但思维却还是个孩子。"儿童厌食症患者的病情似乎要比青少年患者恶化得更快，体重下降得也更快，来寻求医疗救助时，体重正常的患者比例也比较小。这些孩子还需要最佳营养让身体成长发育，增强骨密度，如果在这个时候患上厌食症的话，就更让人担心了。

年纪比较小的厌食症患者具有的唯一优势是，往往会比年纪大的患者康复率更高，病程更短。[32] 从一些方面来看，患者如果是孩子的话会更容易康复。苏珊·林伍德说："如果厌食症患儿想要康复，就需要被逼着吃东西。"因为孩子已经习惯了被别人喂食，也习惯了听大人的话，所以如果你跟他们说只能吃东西，没别的选择，他们并不会觉得奇怪。如果他们能一直这样幼稚地服从下去，就对康复很有益。

如果家里有孩子患了饮食失调症，家人一起吃饭的时候，所有人可能都会感到非常痛苦，会觉得心灵备受摧残，因为孩子会为了不吃饭撒谎，而家长会用各种甜言蜜语哄孩子吃饭，结果就是所有人都没怎么吃东西。还可能有一种情况是，大家就像在做一种"假装练习"，所有人都礼貌地假装没注意到有个孩子只吃了几块黄瓜和半份酸奶。

但家人一起吃饭也是让厌食症患儿康复起来的最大希望。通过厌食症我们能看到，一顿饭会有多么强大的治愈力量。如果能保证家里吃的饭菜都是健康的，孩子就能在得到营养和爱的同时，找到一种远离痛苦的办法。但真要做到这一点，对于患儿和他的家人来说都是不容易的事。有个女孩曾患严重厌食症 9 年。她妈妈说,曾读到过"只要父母坚持给孩子吃东西,孩子就能照做,生活就会重新变得美好起来"这样的话,[33] 这种过于乐观的看法会让她感到非常沮丧。

厌食症患者以及患有厌食症相关失调症的患者要比选择性饮食失调症患者面临的风险更大。选择性饮食失调症患者不会主动让自己挨饿,但厌食症患者会这样做。厌食症患者还要面临一个可怕的事实,那就是不能康复通常意味着死亡。2002 年,研究人员参考对 5000 多名厌食症患者的研究进行了一份系统的文献综述。综述发现,虽然有大概一半的厌食症患者治疗"效果良好"(所有的症状都消除了),约 30% 的治疗"效果一般"(病情有所改善,但仍有些残留症状),但仍有超过 20% 的患者治疗"效果不好",也就是说这些患者将长期面临饮食失调问题,对一些患者而言,这就意味着死亡。[34]

但在 20 世纪 80 年代,在伦敦南部的莫兹利医院工作的一些康复治疗师们发现,厌食症的实际治疗效果要比统计数据显示的情况更加乐观。他们采用的治疗方法是更关注饮食失调的症状,也就是饮食本身。这些治疗师们看到,病人在吃东西的时候,护士们跟他们坐在一起说着话,有时还会用手在他们的背上来回摩搓,这些行为都传达出一种"不能不吃"的坚持态度。[35] 医生们敏锐地发现,他们或许也可以教家长在家扮演护士的角色。这也就是现代"家庭疗法"运动的核心。虽然这种治疗方法是以美国斯坦福大学和芝加哥大学进行的大部分研究为基础的,但它有时也被称作"莫兹利家庭疗法"。家庭疗法的依据是厌食症患儿需要父母对其进行系统的"重新喂养",直到他们恢复到能重新对自己的饮食负责为止。丹尼尔·勒·格兰奇(Daniel Le Grange)和詹姆斯·洛克(James Lock)

是家庭疗法研究中的两位重要人物。他们提出，18岁以下，患病时间较短的厌食症患者康复概率可以达到90%。经过一年的治疗，他们的症状就能得到全面缓解，五年后病情会得到进一步缓解。如果能非常系统地按照家庭疗法进行治疗，患者就能达到90%这样的高康复率。治疗师们应该允许父母控制孩子的饮食，这一点与大部分治疗师接受过的培训刚好相反。

传统的饮食失调疗法认为，孩子患饮食失调症应归咎于他们的父母。在美国工作的德国精神分析学家希尔德·布鲁赫（Hilde Bruch）写的《金笼子》（*The Golden Cage*, 1978）一书很有影响力，书中认为那些厌食症女孩的父母们（特别是妈妈们）都是恶魔。他们提出的过高期望，还有对饮食表现出的神经质状态都让孩子们感到窒息。[36] 布鲁赫认为，患儿想康复就要与家人隔离开。独自接受治疗会激励患儿"走向独立"。在治疗中绝不可以给孩子吃家常饭菜，因为家常饭菜被认为是导致孩子患厌食症的起因。在布鲁赫的治疗模式下，家长们常被警告千万不要跟孩子坐在一起吃饭，以免他们在场会让孩子感到有压迫感。他们不该对孩子指手画脚，应该让孩子自己决定吃什么。治疗师们认为，在一些病例中，家长和孩子完全分离的这种"家人隔离法"是可取的。他们认为，既然厌食症并不是真与食物"相关的"，如果孩子的其他问题解决了，他们自然就能马上吃东西了。但孩子之所以会患上饮食失调症，问题就在于"无法"控制自己的饮食。如果按着他们自己的意愿来，孩子的贪食症或厌食症等饮食失调问题可能复发。采用传统治疗方法的厌食症治疗诊所发现，患儿在医院接受治疗时能恢复健康，因为在住院期间，无论是使用食管，还是使用真正的食物，都能保证患儿得到有效的喂养。但这些患儿出院回家后，很快又会旧病复发。因为治疗师们要求父母不能干涉孩子的饮食，所以出现这种情况也就没什么好奇怪的了。

家庭疗法改变了这一治疗动态。它的前提是不指责孩子父母的喂养行为。这并不是说家庭动态与孩子饮食失调没有关系，而是说病情严重的患儿更需要的是紧急治疗，而不是无休止地争论到底谁该对他们生病负责。愧疚感是一种对人极其有害的情感，它会让家长觉得一点希望都没有，无法帮孩子进行治疗。家庭疗法的观念是，家长要认为自己有责任让孩子重新吃东西，因此也必须停止自责。他们只有原谅了自己，才能做好准备，在治疗师的帮助下开始重新喂养孩子这个艰巨的任务。重新喂养饮食失调症患儿有点像教婴儿开始吃辅食，这些患儿的需求就像我们在学习饮食的过程中都会面对的痛苦的夸张版本。

"重新喂养"和断奶一样，也是个缓慢的过程，也需要耐力。很多厌食症患者甚至退化到了需要使用儿童餐具的程度，所以刚开始的时候，如果厌食症患儿能用勺子吃一顿南瓜泥，他们的父母都会非常高兴。但随着时间的推移，父母对他们的期望越来越高，会想让他们分阶段地增加热量摄入。厌食症患儿与选择性饮食失调症患儿一样，也需要丰富饮食种类。父母不能让孩子吃低脂食物，应该要求他们每顿饭都正常吃，而且还要鼓励他们在不想吃东西的时候再多吃一口，既不能强迫孩子吃某种食物，也不能允许他们不吃东西。詹姆斯·洛克认为，如果厌食症患儿说他们不想吃东西，父母不该尊重他们的意愿，因为这是孩子生病时说的胡话。[37]

厌食症患儿开始接受家庭疗法后，他们的父母会上一节或多节"在指导下做饭"的课程。治疗师们会在课上教父母们怎么做出保证孩子会吃的家常饭菜。厌食症患儿的父母到饮食失调诊所寻求治疗时常常会说，他们为了让孩子吃饭，"所有的方法都已经试过了"，但他们跟选择性饮食失调症患儿的家长一样，也认为没什么方法能坚持下去。詹姆斯·洛克见过很多吃饭时间不规律的家庭，他们都是临时想起吃饭随时就吃的状态。这种家庭中的患儿以及他的家人都需要重新学习如何更好地吃一日三餐，以及在正餐之间有计划性地吃些零食。虽然孩子父母接受的培训要求他们不能拿患儿和一起吃饭的其他孩子作对比，但患儿的兄弟姐妹也必须参与到治疗中来。"在指导下做饭"的课程会教家长如何不再如履薄冰般地对待孩子的饮食问题，它会教家长们坐在孩子旁边，冷静、坚定地反复告诉孩子，必须把面前的饭菜吃完，即便孩子不吃、哭闹，甚至说他们恨你，你也必须要坚持这么做。父母双方要在吃饭前达成一致，确定要求孩子吃多少，如果孩子不吃会有怎样的后果，比如一天不能玩电脑游戏等。洛克甚至说，那些父母离异的患儿应该暂时和能更合理地安排一日三餐的父母一方共同生活。

哈丽雅特·布朗（Harriet Brown）是一名家庭疗法倡导者，她的回忆录《勇敢女孩饮食》(*Brave Girl Eating*) 记述了她与患厌食症的14岁女儿姬蒂的共同生活。书中描述了重新喂养可能会出现的情况。[38] 布朗摆好一碗牛奶麦片和草莓作为姬蒂的早餐。姬蒂说她想换成吃干酪。布朗说没有干酪。姬蒂抱怨麦片都受潮了。于是，布朗给她重新做了一碗麦片，并尽量冷静地说："姬蒂，坐下来开始吃饭吧。"这种冗长的废话每天都要说好几次。姬蒂常常会哭着说，吃这些东西会让她变胖，而布朗认为，食物是姬蒂的"良药"，所以她必须吃。布朗和丈夫每顿饭后都会轮流跟女儿待上一个小时，以防她跑到浴室里用泻药把吃的东西排出去，但这种情况还是很多，所以姬蒂需要每隔几小时就吃些零食。四年后，姬蒂的父母觉得她已经康复到能去上大学，并对自己的饮食负责了。后来姬蒂的厌食症又复发了，"恶魔"重返餐桌，她的体重也下降了。但至少布朗和丈夫都觉得自己已经为让女儿的饮食正常化倾尽全力了。更重要的是，姬蒂现在有了能坚持下去的方法，再次陷入体重下降的危机时，她能扭转自己的情况。

食物就是良药。重新喂养的一个难点在于，如果厌食症患者与正常体重的人摄入相同数量的食物，那么他们吃的东西就还不够。如果厌食症患者想重新增加体重，让身体和大脑都能恢复健康，他们需要摄入比患病前多得多的能量。厌食症患者永远都不会主动"选择"喝热量为 1000 大卡的奶昔，但他们康复后常常说，当父母告诉他们不喝不行的时候，他们竟然会有种解脱感，因为这能减轻厌食症带给他们的耻辱感。患者的家人们需要成为专家，了解哪种食物既能给孩子提供最多的热量，又不至于让他们吃撑到胃疼。厌食症患儿的饮食方式与我们大多数人的正好相反，我们都是想吃最多的食物，但摄入最少的热量。

那些长大后患上厌食症，无法得到父母帮助的患者要对自己进行重新喂养就更难了。几年前，我写过一篇文章，文中提到了一些 30 多岁、40 多岁和 50 多岁的女性厌食症患者与病魔抗争的故事。[39] 其中有个名叫简的女人，她当时 53 岁，是名沉默寡言的助教。她说自己都到了能"知天命"的年纪了，却还会患上厌食症，这让她有深深的羞耻感，这种羞耻感导致厌食症给她带来的痛苦更大了。在病情最严重的时候，简在本来已经很苗条的状态下又瘦了 30 多公斤。有一次，她实在是感到太绝望了，于是拿起锤子砸烂了自己的手。她和其他六名"时髦的"年轻女孩被分到了同一个互助小组，治疗师希望她能敞开心扉，与小组成员分享自己的感受。但简却感到不解："为什么要和一群陌生人分享心灵最深处的想法呢？"阻碍她康复的另一个原因是，她家都是她做饭，这是我采访的其他大龄厌食症患者共同存在的问题。简非常擅长喂养别人，但在喂养自己方面却做得非常糟糕。她会为丈夫和两个儿子准备丰盛的饭菜，而自己只吃一个苹果或喝一杯酸奶。难得跟丈夫下馆子吃饭的时候，服务员为她端上一碗热汤都会让她激动到落泪。我认识简的时候，她正在慢慢地教自己重新进行健康饮食。当时她摄入的热量已经增加到了每天1000大卡。但这些热量还远远不够，她还是特别瘦，这些热量只能保证她不用再住院治疗了。

对一些成年厌食症患者来说，最佳治疗方案可能就是居家训练课程。家人一起吃饭能营造出一种让人觉得受到保护的氛围，不论是多大年纪的患者都能在这样的氛围中再次扮演孩子的角色。我拜访了位于诺里奇的新市场之家（Newmarket House）专业厌食症治疗中心。这里感觉不像一家诊所，反倒更像是一个宽敞的家，里面摆放着五颜六色的沙发，空气中弥漫着诱人的烹调香味。我在这里见到了贝丝。她当时30多岁，有四个孩子。贝丝跟简一样，也是个自信的家庭大厨，她会因为自己给孩子做的生日蛋糕感到自豪，但却要花很大力气才能说服自己去吃除了生菜和西红柿之外的食物。她说希望自己死了算了，因为感觉康复简直是遥不可及的事。但在新市场之家，护士比治疗师更像家人，这里提供的规律饭菜能给贝丝营造出一种被人照顾的氛围，有助于她改变饮食状态。

但对于一些饮食失调症来说，患者年纪越大、越独立，似乎对康复越有利。贪食症的发病年龄往往比厌食症的发病年龄更大。在针对5653个贪食症病例进行的一项综述中，贪食症患者的平均年龄为17岁，但很多患者到20多岁才会开始发病。[40]针对40名完全康复的女性贪食症患者进行的一项研究发现，她们往往都是主动想恢复健康，而且不认可"人们对解决自己的问题无能为力"这种看法。[41]在这些贪食症康复患者中，有80%都是因为渴望过更好的生活，厌倦疾病的症状（生病时，她们平均每周会呕吐22次），自己主动要求改变的。虽然她们大部分人能恢复确实得益于专业治疗，但其中将近一半的患者最终都是通过阅读自助书籍康复起来的。另一项研究发现，在奥地利的一群贪食症患者中，通过在指导下自己研究自助指南康复的人比通过接受认知行为疗法康复的人更多。[42]

贪食症患者学习健康饮食与重新喂养厌食症患者是非常不同的。贪食症患者要做的不是快速增加热量摄入，而是要找到一种靠谱的方法，限制每天摄入的食物热量，避免吃所有可能引起暴饮暴食的东西。贪食症患者与选择性饮食失调症患者也不一样，他们要学习的是"不要那么轻易"就什么都吃。一名45岁的贪食症康复患者说，她制定了严格的制度来管理自己的饮食，结果18个月都没再出现贪食症的症状。[43]她会买很少的食物防止自己贪食，会坚持少食多餐：每天会吃五顿有鱼、肉、水果和蔬菜的小餐。她会吃金枪鱼罐头或冷鸡肉当早餐，因为面包太容易让她暴饮暴食，会让她情不自禁地想把所有食物都吃光，而且她现在已经不吃小麦和乳制品了。厌食症患者实行这么严格的饮食规则会很危险，但贪食症患者倒是可以自由地对饮食加以限制。

不过厌食症患者和贪食症患者至少有一点是非常相似的。他们在解决吃什么的问题之前，最紧迫的是要解决怎么吃的问题。贪食症患者康复治疗的第一阶段是要重新有规律地吃一日三餐，保证自己不贪食、不挨饿。这样下去的话，日子就能慢慢地恢复到正常节奏。有过时差反应的人都知道，没什么东西比时差感更让人感到无所适从的了。贪食症之所以会成为患者的梦魇，一部分原因就在于它打破了一日三餐的节奏，其他饮食失调症也是如此。一名贪食症康复患者说，她过去常常在"食物的刺激下处于一种精神恍惚的状态"，但现在她通过规律的饮食重新获得了一种确定的感觉。[44]如果你在上午吃掉一整盒麦片，即使之后用泻药排掉了，午餐也就变得没什么意义了。如果你一直不停地吃东西，就会导致食物失去仪式感和社交意义，同时你还会莫名其妙地失去食物能带来的很多快乐。

饮食失调症患者的经历再一次与我们所有人的经历不谋而合。如果一日三餐都未能得到应有的关注，我们任何人都很难过上幸福的生活。正如《纽约客》作家亚当·戈普尼克（Adam Gopnik）说的，"餐桌第一"，也就是说我们在解决关于食物的无数困惑之前，首先应该建立起一套基本规范，每天在某些特定时刻，停下手里的事，坐下来吃东西。[45]

从很多方面来说，贪食症患者或厌食症患者的需求都与黛安娜那种成年挑食者以及焦虑地想减肥的普通人的需求没什么两样。一篇关于厌食症的学术文章写到，厌食症患者"失去了与体内感觉的联系"，无法读懂体内的饥饿信号。[46]但正如我们所看到的，大多数人同样也接收不到应该什么时候吃、吃什么和吃多少的身体信号。饮食失调症不是那么严重的人可能得到的帮助也会比较少：当你坐下来吃东西的时候，你既要当家长，又要当孩子；既要当医生，又要当病人。我们大多数人都像那些不会选1000大卡奶昔的厌食症患者一样，在有快餐的情况下，一定不会"选"一盘健康食品吃。但如果我们能经常用一种友好的、持之以恒的方式吃些身体需要的食物，我们可能最终都能恢复正常的饮食。饮食是与食物相关的事。我们所有人都需要找到一种方式进行规律的饮食，从丰富多样的食物中获得快感，并且在吃这些食物时不再产生消极的情绪。

饮食失调治疗师们说，让孩子在有爱的家人陪伴下，吃营养丰富、有益健康的家常菜是对他们身体最有益的事，其他事情都没那么重要。这让人很惊讶。在大多数家庭中，大部分人的生活状态并不是这样的。我们很庆幸那种家长站在餐桌前支配整个家庭的日子已经一去不复返了。要求孩子必须吃饭、吃饭时不能说话等严格进餐礼仪的没落使我们在某些方面获得了解放。但我们的整个社会还没建立起一种新型的健康饮食结构,我们会为了做某件更重要的事,坐在车上匆匆吃个三明治;每天围在桌旁一起吃饭已经被排到了很多其他事情之后,比如做家庭作业,发展课余爱好,与别人分享图片以及发送邮件,等等。在繁忙的生活中,让家人在一起有规律地吃饭似乎成了一件可望而不可即的事。即便家长们有时间采购,有能力做饭,也往往不愿意让家人聚在一起吃饭,更别提让家里所有人都吃同样的食物了。但饮食失调的经历表明,从一定程度上来讲,这是个优先级的问题。如果饮食成了一件生死攸关的事,在每吃一口东西都值得庆祝的时候,你就会发现,没有任何事比坐下来一起吃饭更重要了。

薯 片

我认识一家人,他家孩子会收集不同国家的薯片吃。每次有朋友出国,他们都会让人带一两包薯片回来。他们已经吃过了比利时的咖喱薯片、泰国的虾味薯片、澳大利亚的曲薯、德国加辣椒粉的袋鼠形薯片。他们了解的全球食物只有各种炸薯片。

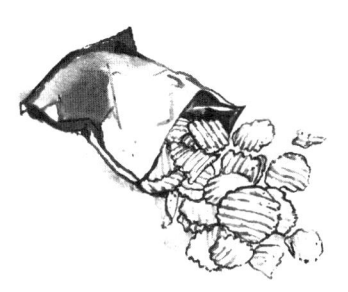

选择性饮食失调症患者经常会发现,薯片是他们最能接受的"安全"食物之一,而且这种薯片往往是普通的咸味薯片。"鲍勃·K"是一名成年挑食者支持组织的创始人。他说,薯片能满足他对食物的两个主要要求:一是它们味道清淡、口感酥脆;二是它们是让人看起来放心的米黄色。2012年,一名54岁的女性被报纸戏称为"世界上最挑食的人"。她告诉记者说,她只吃牛奶、白面包和炸马铃薯这三种食物,但薯条和薯片都可以。这些食物中,她最喜欢的是薯片,因为它们是"那么咸咸的、清新的,又那么有马铃薯的感觉"。

不过,爱吃薯片的人可不是只有选择性饮食失调症患者。从爱吃薯片的习惯来看,我们不由得觉得世界上大多数地方的人都患有饮食失调症。有些人会把薯片堆得像叠叠乐积木一样,堆到嘴巴快塞不下了才吃。还有些人会一片接一片地慢慢吃,他们会先把上面的盐舔掉之后再吃。炸土豆薄片曾经是贵族菜品,曾被用作烤猎鸟的配菜,食用量很小。但那样的日子已经一去不返了。1964年,英国人每人每年平均吃掉的薯片为250克;20年后,这一数字增加到了1.33千克;现在都已经超过3千克了,这还没算上我们吃掉的所有类似薯片的膨化咸味零食和饼干。

我们是怎么学会吃这么多薯片的呢?《肠子、脑子、厨子》(*The Omnivorous Mind*)一书的作者约翰·S.艾伦说,几乎全世界所有国家都喜欢酥脆的口感。这种口感的吸引力部分源于咀嚼酥脆的食物能激活我们的听觉、嗅觉以及味觉。制造出嘎吱嘎吱声是快感的一部分,它能避免无聊,让你吃得更多。艾伦说,我们对酥脆食物的偏好可能要追溯到灵长类祖先。对他们来说,酥脆的昆虫是一种宝贵的蛋白质来源。

但与我们过去的饮食方式一样,天生对酥脆感的喜爱已经不再具有实用性了。几乎所有的酥脆食品,包括薯片、炸鸡以及裹了面包屑的块状食物都是我们应该少吃的东西。咸味的油炸食品确实很可口。你可以把这种喜爱投向炸蔬菜,你可以学着喜欢甜菜根脆片、防风根脆片等蔬菜的酥脆感。人们把蔬菜做成油炸花椰菜、茄子天妇罗、甜玉米薄饼这些好吃的东西,炸薯片也就显得相形见绌了。但想用蔬菜模仿薯片那种嘎吱声还是挺难的。

第八章
改 变

> 孩子不一定会察觉自己学会了什么饮食习惯，只有成人才会注意到这一点。
>
> ——芬兰 Sapere 食品教育体系报告

全世界几乎所有人都羡慕日本人与食物的关系。日本料理有益身体健康，这是举世闻名的，它主要以新鲜的蔬菜，甚至更新鲜的鱼类、精致的汤品以及精巧制作的米料理为主。日本人已经形成了理想的饮食态度，那就是痴迷于有益健康的烹饪。日本人的平均寿命相较于其他国家而言比较高，一定是因为他们有正确的饮食方法。

东京的米其林餐厅密集度比巴黎、纽约和伦敦更高。在日本，食物深入到文化的方方面面。日本有专门的寿司主题公园，还有歌颂面条的歌曲："滑溜溜的咸味面条哭喊着，这是我的眼泪，还是一个梦？"[1] 但与此同时，日本这个富裕民族的肥胖症患者却非常少。现在，日本确实有更多的人，特别是男人，比二十年前更胖了，青少年吃的垃圾食品比以前更多了，患上饮食失调症的青少年也比上一代人更多了。但从 2013 年开始记录的系统数据表明，日本仅有 3.3% 的女性是肥胖的，而波兰女性的肥胖率为 20.9%，美国为 33.9%，埃及为 48.4%。[2] 帮助日本人控制体重的一个因素是 2008 年引入的一项备受争议的法律。这一法律规定，如果太多员工腰围超过规定上限，公司将被罚款。男性腰围上限为 85 厘米，女性约为 90 厘米。[3] 事实上，日本政府能成功通过这样一项法律，就可以反映出这个国家的饮食习惯已经控制得有多好了。世界上比日本平均肥胖水平低的国家恐怕也只有埃塞俄比亚和朝鲜这些存在大规模饥荒，食物本身就很稀缺的国家了。日本几乎可以算是世界上唯一一个不存在食物短缺、肥胖率又这么低的国家。

日本的情况很容易让我们觉得，在日本文化中一定存在着某种关键的东西，整个民族才能进行这么健康的饮食。日本人吃的精致饭菜看起来与折纸艺术、佛教寺庙、丝绸和服以及樱花是紧密联系的一个整体。在中国，很多女性把吃"日本料理"（米饭、蔬菜、味噌汤）作为保健美容的秘诀。有证据表明，日本人自己也认为，精美的料理是定义日本人必不可少的要素。日本农业、林业和渔业部在向民众兜售一种观念，那就是全世界人都很羡慕日本人能吃日本料理。[4]

对于我们这些不在日本生活的人，对日本料理的崇拜会让人丧气。我们会想，如果生活在东京，进行健康饮食将会是多么容易的事啊！我们早餐可能也会吃味噌汤、鱼，晚餐也会吃绿色蔬菜、米饭和豆腐。我们将会拥有多么纤细的腰身和多么健康的心脏啊。我们最快乐的童年记忆会是母亲做的荞麦面和海藻，而不是牛奶麦片和垃圾食品。我们会找到一种方式，能尽情享受食物，又不过分放纵自己。我们会觉得，因为我们不在日本，所以可能注定无法进行健康饮食，可能永远都无法拥有大阪人或东京人的那种饮食习惯。

既然不是日本人，我们又怎能像他们那样吃东西呢？

这种想法忽略了一点：日本人采用这种饮食方式其实也没多久。我们往往会对饮食习惯抱着一种听天由命的态度，否认自我改变的能力。这种态度不仅体现在个人身上，也体现在更广泛的社会和文化层面上。在个人饮食方面，我们常常认为体内有某种非常重要的东西在阻止我们改变饮食习惯。同时，我们对整个人类的饮食也会有一种宿命论，认为一旦养成"西方饮食"这种高碳水化合物的不健康饮食方式，我们就没有回头路了。我们认为饮食环境这种宏大的、涉及所有人的东西是无法改变的。即使是对食品体系做出相当温和的改革也会遭到攻击，被认为这是要闹革命。布隆伯格市长未能成功在纽约市推行限制出售大包装碳酸饮料的法律就是个例子。无论是在文化层面上，还是在个人层面上，人们对于改变饮食习惯都有一种深深的抗拒感。改变饮食习惯不一定会成功，也的确不容易，但如果你接受饮食是一种习得行为这种观点，那么至少能给改变饮食习惯一种可能性。

日本其实就是个范例，证明了人们能以一种积极的、让人意想不到的方式改变整个饮食环境。直到 20 世纪，日本料理的名声还远不及中华美食。据说，日本借鉴中国吃面条、用筷子等很多饮食习惯的时候，中国并没有向日本学习，中国直到 20 世纪晚期才开始借鉴日本的经验。[5] 日本曾经的食物种类既不丰富，也不诱人，还不够吃。17 世纪到 20 世纪，大多数日本人都处在一种饥饿状态，还享受不到美食。正餐在当时被视作一种必要的能量，而不是一种乐趣，更不用提什么饮食艺术了。日本不像邻居韩国那么喜欢吃辣椒。在中国人为食物写诗、编著菜谱、享受社交性聚餐的时候，日本人的饮食习惯还是坐在餐桌旁安静地吃饭。德川幕府统治时期（1603—1868）实行了闭关锁国政策，日本在很大程度上是与世隔绝的,所以当时日本游客来到中国时,他们对中国人吃饭时聊天的场景感到震惊。直到20世纪30年代,日本家庭聚餐的习惯都还是吃饭时不出声音,吃的东西也都是非常基本的配给米饭和腌菜。

剑桥大学著名日本史学家顾若鹏(Barak Kushner)说,直到近些年,日本人的烹饪技术也都还"不是很好"。[6]直到20世纪20年代,日本才开始使用炖、炒这些基本烹饪技巧。[7]日本的传统饮食曾经属于低蛋白饮食,这种饮食通常是非常危险的。顾若鹏说,日本人20世纪以前吃鲜鱼的量比我们能想象到的要少得多,中产阶级家庭一周才会吃一次鲜鱼。在过去几个世纪,日本典型的正餐就是一些粗粮配着切碎的红薯叶和白萝卜,加上味噌汤和腌菜。我们不能说这是一种糟糕的饮食方式,但这也并不是多么让人开心的、丰富多样的饮食方式。

我第一次见顾若鹏是在伦敦苏荷区的一家小面馆里,他在那里给人上"拉面研习班"。他告诉我说,他在20世纪90年代以一名英语教师的身份第一次到日本时,他讨厌大部分日本料理,特别是生鱼。在美国新泽西州长大的他认为,那种名叫"响叮当"的锡箔纸包装巧克力蛋糕才是极品美味。但他知道自己还要在日本待上一段时间,而且他确实很饿,所以他不断尝试着吃这些料理。现在20年过去了,他娶了个日本太太,他说自己最爱吃的就是日本料理。

在顾若鹏的研习班上,美食作家们大口地吃着刚出锅的热气腾腾的拉面。拉面里加了"咸味"的豚骨汤,用海鲜汁调味,里面有很多有弹性的、滑溜溜的面条,还有一块美味的猪肉,半个溏心鸡蛋和一些深绿色蔬菜。顾若鹏津津有味地边吃边为我们介绍如何吸溜着吃面。他说吸入空气能让每口面都凉快下来,"吸溜"不是为了吃得快,而是为了获得愉悦感。

拉面已经成了让美食家们欲罢不能的诸多日本美食之一。它与学生时代作为廉价主食的袋装方便面有很大不同。虽然拉面与寿司比起来很不起眼，价格也更便宜，但"把拉面做好很难，而且很耗时"。顾若鹏的《吸溜》（Slurp!）一书记述了他与日本拉面的精彩故事，书中写道：日本不同地区的拉面使用的高汤各不相同，但都需要用文火精心煮制；每碗拉面都要现做；拉面上的调味品也都会经过富有艺术性的精心摆放。

顾若鹏真正研究的对象并不是拉面，而是一个国家能完全改变自己的饮食和饮食态度的方法。他说："日本料理不是一直就存在的，也不是一成不变的。"研习班结束几周后，我约顾若鹏喝茶，他告诉我说，他非常不认同关于食物的"本质主义"观点。这种观点认为，日本人形成现在的饮食方式是因为日本有些固有的"日本属性"。但现在日本最受欢迎的很多菜品其实都是从中国和韩国借鉴来的。顾若鹏的研究让他明白了一点：日本当下的饮食方式其实是在旅游、工业、政治、地理、战争、城市崛起以及科学等多种因素影响下形成的。"鲜美"这个概念是1908年在日本诞生的。当时一位名叫池田的化学家发现了叫作鲜味的"第五种味道"，它不是苦味、咸味，也不是甜味或酸味，而是一种比这四种味道更美妙、更诱人的味道。鲜味是海藻、味噌和酱油里蕴含的美妙肉味。在很大程度上来说，正是这个味道使得日本料理好吃又健康。在西方国家，"鲜美"一词可能会让人想到一些含糖、脂肪和盐的食物；在日本，这是一种能在蘑菇、烤鱼和清汤中找到的味道。

但日本花了很长时间才探索出了鲜味的食物。拉面巧妙地平衡了味道和口感，颠覆了日本人对食物的大部分传统观念。过去几个世纪，人们都觉得用小麦做拉面是件奇怪的事，认为只有用大米做的饭菜才算得上是"日本的"食物。但在真正饥饿的时期，大多数人都会被迫在大米中掺入小米、大麦、橡树粉等更粗糙的谷物。面条是中世纪时期随着佛教僧人从中国传入日本的,但20世纪以前的面条往往都是用荞麦或小麦和大米的混合面粉做成的。日本人曾经还很抵触吃猪肉,因为他们觉得猪肉是中国的食物,而且有点不干净。但随着时间的推移,现在的日本人很享受大声吸溜着吃加了猪肉高汤的小麦面条。正如顾若鹏说的:"当代日本几乎是漂浮在汤面的海洋里。"

日本人饮食态度的形成不是一蹴而就的,它经历过几个阶段。日本有三个培养新口味的关键历史时期,当时国家都面临着亟需解决国民营养不良状况的问题。

日本人饮食态度的第一次重大转变始于明治维新时期(1868—1912)。当时,日本发展成了一个帝国,第一次对其他国家开放边境,终于开始将自己的饮食方式与其他国家作对比。明治政府就日本的饮食是否会导致国民比西方国家国民瘦弱的问题进行了紧急商讨。教育家们认为,要打造一个真正的帝国种族,日本人必须开始吃肉,而且要增加牛奶摄入量。[8]1872年,天皇打破了1200年来不吃红肉的禁忌,告诉民众他现在是个吃肉的人了。但在这50年后,大部分日本人才开始大幅增加猪肉和牛肉的摄入量。但明治时期提倡吃肉的宣传至少奠定了一个观念基础,那就是日本人不一定非要坚持过去的饮食方式。吃西方食物第一次成了爱国行为。明治时期的对外开放在日本国民的大脑中根植了一种思想,那就是要放弃老旧的饮食习惯,学习新习惯能获得更好的营养。1871年倡导人们吃肉的一条广告中说道:"我们日本人必须要开阔眼界,看到吃牛肉、喝牛奶的好处。"

日本饮食态度转变的第二个关键时期是20世纪20年代。那时候的日本军队陷入一种危机状态。吃味噌汤、蔬菜和谷物这种传统饮食导致很多农村新兵严重营养不良。1921年，军用食品研究委员会成立，并将最新的营养学研究成果应用到部队饮食中。在新任饮食负责人丸本昭三带领下，日本士兵的饮食得到了改善，摄入的牛肉量增加到了每年13千克。用日本人的标准来衡量，这个量已经非常大了。但丸本实行的真正重要的改革是把部队饭菜变成了脂肪、蛋白质含量比日本传统饮食更高的中式和西式饭菜。改革后的菜谱中包括猪肉排、面包鸡、咖喱酱面、炖牛肉、各种炸丸子和炒菜。丸本的这一举动是非常大胆的，部队的炊事班很少会想到这一点。部队新兵就像足球运动员一样，他们出了名地抗拒新食物。但饥饿使日本新兵们感激能吃到这些异乡菜。到了20世纪30年代，应征入伍的新兵就已经喜欢上这些食物了。与此同时，日本政府还积极推广部队新的营养饮食经验。部队的炊事兵受命发表宣传演讲和演示，并通过电台广播劝日本妈妈们通过烹饪部队式饭菜增强整个民族的力量。

但日本人是在"二战"后才真正开始吃日本料理的。"二战"期间，日本发生了严重的大饥荒。1941年到1945年间，日本174万死亡的士兵中有多达100万人死于饥饿。[9]日本人又回到了过去常吃橡树粉、粗粮和少量大米的状态。配额米由于大米数量严重不足，变成了"五色米"，它主要是由白色的大米、变味的黄米、干青豆、红色粗粮，还有棕色的虫子组成的。但日本人从20世纪50年代的饥饿中恢复后，发展到了一种空前繁荣的状态，而且对食物的乐趣表现出一种全新的开放态度。

从一定程度上来说，日本人在饮食方面形成的新冒险态度是美国战后对日本进行食品援助的结果。1947年，为了缓解日本学生的饥饿状态，占领日本的美国军队在日本的学校中引入新的学校午餐计划。[10]在此之前，日本学生们会从家里带米饭、腌菜，或许还有些鲣鱼片，但这些食物几乎都不含什么蛋白质，因此很多孩子都由于饮食不当一直流鼻涕。[11] 新的官方美式午餐会保证每个孩子都能喝到牛奶，吃到用美国小麦做的白面包圈，还有一个热菜。这个热菜通常是用日军残留的罐头食品加上咖喱粉做成的炖菜。吃这种大杂烩午餐的日本小朋友长大以后能接受不同的味道组合。20世纪50年代，日本国民收入翻了一番，人们从平房搬到了城市公寓中，所有人都希望能买"三件神圣宝贝"：电视、洗衣机和电冰箱。有了新的财富，随之而来就有了新的食物成分，国民饮食从高碳水化合物食物变成了高蛋白质食物。正如日本食品史学家石谷直到说的，日本食物消费水平回升到战前水平后，"日本人显然不是恢复了过去的饮食模式，而是在创造新的饮食习惯"[12]。

1955年，日本年人均鸡蛋消费量仅为3.4枚，肉1.1千克，而大米是110.7千克。到了1978年，大米的消耗量大幅减少至年人均消费81千克，但年人均鸡蛋消费量和人均猪肉消费量就分别增加到14.9枚和8.7千克，更不用提牛肉、鸡肉和鱼了。这不仅是从贫穷到富足的转变。

最重要的一点是，这是一种从不喜欢到喜欢的转变。曾经的日本，如果晚餐有两个以上的菜配米饭都会被认为很奢侈，但现在因为有了新的财富，晚餐吃三个甚至更多的菜，再加上米饭、汤和泡菜已经是很平常的事了。报纸上第一次有了美食专栏。日本人在安静地吃了几个世纪的饭之后，也开始在吃饭时交谈。[13] 他们欣然接受韩国烤肉、西式面包虾、中国炒菜等外国食物，并把这些菜品做得具有日本特色，以至于外国人到日本吃到这些东西时就好像是在吃"日本食物"。[14] 或许是得益于那些年的饮食封闭状态，日本厨师在接触到新的西方食物时并没有全盘接收，而是对这些食物进行了改良，使它符合日本关于食物分量和膳食结构的传统观念。比如，日本厨师可能不会像西方国家厨师那样，用炸土豆配煎蛋，而是会选传统的味噌汤、蔬菜和米饭。日本已经形成了我们所期望的饮食方式，那就是有选择性地、愉快地、健康地饮食。

日本精神打造出了这种近乎理想的饮食方式。这种精神也让我们看到，没什么饮食方式是与生俱来的或无法改变的。我们不该因为日本人的饮食方式感到气馁，应该为此觉得备受鼓舞。我们有时候会臆想，意大利人生来就爱吃通心粉，法国婴儿喜欢吃洋蓟是骨子里带来的。但日本向我们证明了，饮食方式可以发生多么大的改变。食品研究学者伊丽莎白·罗津（Elizabeth Rozin）说过，很多民族美食的"风味法则"在过去几个世纪里基本没什么变化，比如匈牙利人会吃"洋葱、猪油和红辣椒粉"，西非人会吃"花生、胡椒和西红柿"。罗津写道："中国人不大可能会用酸奶油和茴香当面条作料，而瑞典人也不大可能会用酱油和姜做鲱鱼的作料。"[15] 但日本证明了，这种不大可能的事确实会发生。风味法则会变化，饮食会变化，吃这些饭菜的人也会变化。

事实证明，无论我们来自哪里都不仅能改变自己吃什么，也能改变自己的食欲和饮食行为。我们惊讶地发现，日本这样一个"风味法则"中除了姜以外，很少吃其他香辛料的国家竟然会爱上用孜然、大蒜和辣椒做的咖喱猪排酱。过去那个安静吃饭的国度已经变成了一个会在吃饭时痴迷地谈论食物，会用大声吸溜面条来增加愉悦感的国度。所以，我们真正的问题应该是：如果日本人能够改变，为什么我们不能？

*

国家层面的饮食改变并不会使个人层面的饮食改变更容易。想象一下,在日本这样一个周围全是瘦子和美食的国度,如果成为3.3%胖子中的一员,会有怎样的感受呢? 在日本,超重的人会承受巨大的社会压力,他们可能会被人骂是metabo,也就是新陈代谢综合征患者,还可能会意外地遭遇陌生人拍肚皮。但这些都不足以让一个胖子下定决心减肥,通过这种强迫的方式改变个人饮食是行不通的。

减肥杂志的惯用手段是用"瘦身前"和"瘦身后"的对比照来表现转变,向读者证明减肥是能实现的事。但读者如果无法瘦身成功,这种对比可能会让他们感觉更糟。"瘦身前"的照片中,有个人穿着超大的松紧裤,不安地躲避着照相机镜头。"瘦身后"的照片中,还是同一个人,但比之前瘦了一半,穿着紧身的莱卡修身衣或泳装,满脸洋溢着笑容。我们本该因为"瘦身后"的照片而备受鼓舞,但两张照片中的人物形象差距实在是太大了。如果你还困在"瘦身前"的阶段,就会觉得拥有"瘦身后"的形象简直是遥不可及的事。

我17岁的时候还是个超重的孩子,曾多次尝试和几个朋友一起制订节食和锻炼计划减肥。我们一开始都是信心满满的,但往往会在前几天努力过头,被饥饿和健美操折磨得筋疲力尽,结果在第一周计划还没结束的时候就放弃了。如果你因为身材走样觉得难为情,那就很难在公共场所慢跑;如果你满脑子都是雀巢奇巧巧克力,那让你把芹菜"当零食"吃自然毫无快感。阻碍我们成功减肥的一个原因是,我们并不相信自己能达到"瘦身后"的效果。我们过去常常相互吐槽说,那些女孩好像天生就有超模的长相和蜂蜜棕色的皮肤,她们真的更喜欢慢慢地吃一小碗"牛奶什锦早餐"和酸奶,而不是像我们这样狼吞虎咽地吃掉五片抹上花生酱和果酱的吐司。这些女孩有时候吃东西只吃一半就不吃了,她们会说自己吃饱了,但我们对此深表怀疑。在我们看来,她们就像日本人一样超凡脱俗,我们永远都无法像她们那样吃东西。我们猜想着,她们进行健康饮食的能力一定是某种天生的、本质上的、学不来的东西。

直到现在我才改变了这种看法。我发现饮食其实并不是这样的,也意识到我们当年的认识是错误的。这些女孩的健康饮食方式跟头发的颜色不同,它并不是与生俱来的东西。她们的饮食习惯和口味偏好是在周围环境和家庭教育的共同影响下培养起来的。我们吃吐司让自己高兴,用糖果奖励自己,吃饱了也要把盘子里的食物吃干净等饮食行为也是这样培养起来的。我发现,我们完全可能成为那种不爱吃三明治,但爱吃沙拉的人,如果沙拉是用各种美味蔬菜,配上味道丰富的凤尾鱼、油、柠檬和水牛芝士做成的,那就更不成问题了。近些年来,家庭烹饪取得了可喜成果。在主流饮食文化下,一种新形式的"健康饮食"应运而生。这种以蔬菜为主的新型健康饮食不像20世纪70年代的健康饮食那样提倡吃简单乏味的食物,它提倡吃那些既美味又营养的食物,比如脆脆的甘蓝,加了薄荷、花生、烟熏辣椒粉、大个鹰嘴豆和大蒜的越南春卷等。美食作家黛安娜·亨利(Diana Henry)使用了"食欲的改变"来形容这种饮食方式的吸引力。[16]

改变食欲并不会改变你所有的个性,你还是会喜欢同样的音乐和电影。虽然可能永远不会像杂志健康专栏暗示的那样,变成超模的样子,拥有光滑的蜂蜜棕色皮肤,但如果你能找到一种方式主动去吃各种健康食物,你可能会感觉好些,你会拥有更多的能量去锻炼身体,不再那么容易生病,也会更享受饮食,因为你不用再怀着愧疚感吃东西了。我们大多数人每年要吃一千多顿饭,所以形成健康的饮食方式是非常必要的。

问题是:为什么有些人能做到健康饮食,而有些人却做不到呢？如果你的体重在飙升，周围的同事、家人和医生就会主动给你提出忠告，告诉你怎么才能改变现状。他们会建议你该吃什么，不该吃什么，还会对你哪儿出了问题给出"有益"的暗示。他们好像认为这样指手画脚或积极暗示就能让你调整饮食，就好像你没发现自己正在长胖似的。如果通过合理的建议就能让别人改变自己的饮食习惯，那么我们一定都会去吃扁豆，都能拥有苗条的身材。关于个人改变的一本教材中写道："人们认为，肾衰竭、失明和截肢这些十分现实的威胁能促使糖尿病人控制自己的血糖。"[17]但在很多情况下，这些可怕的威胁还不足以让他们做出改变。恐惧和忠告都不是改变的有力推手。有人试图帮你改变反而会阻止你到达那个叫作"瘦身后"的神奇之地。

迪普娜·皮尔逊（Dympna Pearson）说话时会用一种温柔的爱尔兰口音，有时候她的声音轻到你必须伸长脖子才能听到，但她讲的内容会牢牢吸引你。为了让那些正在努力减肥，正在坚持无麸质饮食，正在控制糖尿病，或正在进行艰难的其他饮食调节的人改变自己的饮食行为，皮尔逊一生都在教营养师们用这样的方式说话。自20世纪90年代晚期开始，皮尔逊已经亲自培训了数千名英国营养师。这些工作让她明白，有些人能否改变自己的饮食行为可能会取决于医务工作者跟他们说话的方式这种细小的事。

在初夏里明媚的一天，有大概十五个女人坐在社区会堂的椅子上喝咖啡。一个女人倾诉说："我不得不承认，改变一生的习惯真的太难了。"她说的并不是暴饮暴食或整天坐在沙发上看肥皂剧这种习惯。这是迪普娜·皮尔逊为医护人员开展的第二阶段培训。正在说话的这个女人也是一名营养师，她所指的是一味兜售减肥建议，不认真倾听患者说什么的治疗习惯。皮尔逊深有同感地回应说："旧习惯很难改，对吧？"

迪普娜·皮尔逊根据多年临床经验总结说，无论饮食建议的初衷有多好，大多数建议都不只是没用，而且还会起反作用。她说，治疗时最可能引起麻烦的一个事就是"劝说"。那些进行饮食治疗的专业人士往往是出于好心，非常想改变别人。严重肥胖症患者可能如果继续现在的饮食方式，就不得不接受胃束带手术了，但他们还是没办法减肥，甚至都没多少想减肥的动力，跟他们坐在同一间屋子里会让你感觉很郁闷。你会迫不及待地想解决他的问题，也就很容易会说出皮尔逊提到的"所有这些亲切的、说服性的废话"，比如："你为什么不用更小的盘子呢？""你有没有想过用吃苹果代替吃巧克力棒？""如果你能更细嚼慢咽一些可能会对你的情况有帮助。"

这些建议本身并不是坏主意，但用这种方式给别人的饮食提建议，就像把他们当成了不听话的孩子，把自己当成了什么都知道的大人。无论你怎么精心地用微笑和假谦虚粉饰它，这种说话方式本质上都是在告诉别人应该做什么。在这方面，朋友和家人跟医生、营养师还有政府会犯同样的错。我们都不喜欢他人颐指气使，对于把什么放进嘴里吃这种私事更是如此。这种提建议的方式充其量也只能是让患者被动地采纳别人的建议，却永远都无法真正掌控自己。最糟糕的情况是，这会导致病人比以前更抗拒改变，因为人们如果是被别人指挥着去做某件事，往往会选择反其道而行之。皮尔逊发现，患者对一连串建议的反应是一系列的"你说得对，但……"这类答案，比如："你说得对，但我买不起更小的盘子。""你说得对，但在我公司的食堂里不卖苹果。""你说得对，但我忙得没时间细嚼慢咽。"

"很久很久以前"，皮尔逊在都柏林接受培训后成了一名营养师。那时候传统的治疗方法是给患者读一份饮食清单，至于患者会不会遵照清单进行饮食就由他们去了。患者不遵照指导建议进行饮食，那是他们自己的错。皮尔逊获得从医资格后就开始为糖尿病人进行治疗。她满怀热情地想帮这些人过得更好，想让他们坚持一种饮食习惯，避免糖尿病导致失明或昏迷这些最糟糕的后果。但她发现，她和患者的这些谈话都没有用：现在回想起他们，她会"觉得难为情"。每当她读那些禁食清单时，房间里总有一种莫名的尴尬气氛，患者们也大多无法照着这一清单进行饮食。她发现自己越来越讨厌那些冥顽不灵、怎么都不肯改变的人。其中一个糖尿病患者结束治疗回到家后，就又开始吃含糖零食了。她进行咨询课程时才发现治疗中一直缺少的东西，那就是治疗师一直在给患者提建议，却没留太多时间倾听他们真正需要什么或想要什么。在咨询课程后，她反思了帮别人改变饮食习惯的整套方法。从那以后，她的治疗方法不再是建议或劝说，而是找一种能帮别人改变饮食行为的说话方式。

迪普娜·皮尔逊常说的一个词是"动力"，但她关于激励式谈话的想法却跟这个词的一般含义相反。这不是说些华而不实的大话，也不是吓唬患者让他们屈从。皮尔逊自己以及教其他营养师做的大多是保持沉默或平静地转述患者刚刚说过的话，也就是进行"反思式聆听"。她非常喜欢1991年出版、由威廉·米勒（William Miller）和斯蒂芬·罗尔尼克（Stephen Rollnick）合著的《动机式访谈法》（*Motivational Interviewing*）一书。但其实在第一次读这本书时，她已经制定出了大部分治疗方法。[18] 米勒和罗尔尼克在20世纪80年代发明了"动机式访谈"的方法，帮人们解决酗酒问题。米勒曾在新墨西哥大学研究并治疗酒瘾，他收集了那些康复得最好的患者数据。他惊讶地发现，"根据酗酒者的咨询师倾听他们诉说的程度"，他就能预测出其中2/3的酗酒者在接受治疗6个月后的康复程度。最有"共情能力的"咨询师治疗的患者都成功戒掉了酒瘾，而最没有"共情能力的"咨询师治疗的患者中仅有 4/1 的人有所好转。在这种情况下谈同情并不是感情用事，这是关系到患者生死的问题。

当人们想减肥而向营养师求助时，他们常常处于一种既防备又绝望的状态。他们会觉得"试过了所有的办法"之后都没用，而且他们也不认为以后会有什么办法能起作用。他们减肥的尝试即便没有几十年，也至少有几年了。有些人说，他们自己其实并不想改变：他们会说自己太喜欢吃那些"安慰食物"了，他们太忙了，没有时间锻炼。总而言之，他们想减肥都是因为医生跟他们说必须这样做。在这种情况下，建议是最派不上用场的东西。虽然皮尔逊的方法是反直觉的，但却能"从容地解决问题"。跟人争辩，告诉他们不该进行不健康的饮食只会引起更大的敌意，所以倒不如说"哦，你现在似乎很难进行健康饮食啊"，或者说"你是不是因为赶时间不能去锻炼了？"。对话中出现间歇也不要紧，因为这表明营养师在给当事人时间进行反思。

随着对话的继续，你可能会问他们认为改变有多重要。这是让皮尔逊非常激动的一点。哪怕只是听到患者表现出一点点改变意图的暗示，她都会予以转述回应。这些暗示或许只是像"可能我确实需要减肥了""我想让糖尿病得到控制""我希望孩子能吃得健康点"这样的话。但对皮尔逊来说，这些话都非常宝贵，因为它们暗示出一种想要尝试新方法的意图，无论这种意图多么微弱都很宝贵。她说："我们让这种想要改变的话飞走了，总在与它错过。"但如果咨询师能听到这些话，并进行转述回应，患者可能会发现，想寻求改变的人是他们自己，而不是医务工作者。皮尔逊说："听到他们态度缓和地说'呃……我想我可以……'的时候，我会露出一丝会心的微笑。"

我们所有人对改变都有一种矛盾的心态。面对一盘特别诱人的烤饼干时，我们可能会感觉自己有点像莫扎特歌剧《唐·璜》中的采琳娜，唱着"我想吃，又不想吃"，努力抵制诱惑却没成功。人们可能会在疯狂想减肥的同时，又热切地渴望枕头般柔软的汉堡和它的所有配菜带来的安慰。每天不吃饱却假装没有负面影响的我们是不诚实的，但"不"想吃这个汉堡或这盘饼干的我们也是真实的。皮尔逊说，当营养师第一次听到患者暗示"想要改变"时，不该急着让他接受节食或锻炼的实用性，而应该努力用一种方式捕捉这种欲望，让患者听到自己说了什么。营养师的工作不是劝说，而是加强别人想改变的欲望。患者开始时可能会说："我想要改变，但我做不到。"或者他们可能会说："我知道我应该这样做。"但这都是一种不确定的语气。如果营养师能耐心等待，患者或许能从这种自我矛盾的状态中走出来。迪普娜·皮尔逊认为，她的任务是让患者从说"我想要做"或"我应该做"到说"我愿意做"。她认为这是最强有力的表达，因为这表明了一个坚决的意图，而不只是一种含糊的倾向。

皮尔逊知道，这种方法可能听上去有点"情感化"。但在她心里，这就是好的循证医学。虽然还没有确凿的证据表明，动机式访谈法是改变饮食习惯的最佳方式，但它的治疗指标非常可喜。有四项随机控制研究发现，比起单纯靠传统饮食干预的方法，即给患者提出建议和信息，并对他们进行认知训练，动机式访谈法更容易让患者坚持实施节食减肥计划，无论是什么样的减肥计划都是如此。[19]有证据表明，动机式访谈法能帮人们坚持新的饮食行为，直到它成为一种饮食习惯。在一项调查研究中，148名肥胖女性接受了为期一年的强化饮食治疗。[20]她们所有人都参加了18个团体治疗环节，这些环节旨在传授一些技巧和信息，从而让她们做出较大的饮食改变。其中一半的女性还接受了营养师单独对她们进行的三个环节的动机式访谈。一年后，随机分到动机式访谈组的女性比其他人的体重多下降了2.6%。

2014年的一项小实验也发现，动机式访谈法能帮助肥胖儿童和超重儿童减轻体重。[21]这项实验是关于成瘾的，不是关于饮食的，但它证明了，动机式访谈法在一些诊所实施的效果比在另一些诊所的更好。米勒和罗尔尼克把这一原因归结为"临床医师使用动机式访谈法的技术差异"。[22]

现在我们非常清楚地看到，给患者提建议这种传统方法的治疗效果有多差。一篇关于动机式访谈的文章中写道："与患者对立可能会导致他们产生防御心理，融洽关系破裂，最终造成治疗效果不佳。"听迪普娜·皮尔逊模仿治疗师给患者提建议时的对话，你会明显地发现，不论这些建议的初衷有多好，这种谈话都没有任何益处。她说："核心在于你跟别人说话的方式。"我有几次看到皮尔逊进行角色扮演练习，演示我们多么容易就不知不觉地陷入关于改变的无益对话中。为了向其他咨询师说明什么方法是没有效果的，她一直在用尖尖的声音插话，给人出"有用的"点子，说的比听的多。虽然这只是角色扮演，但你也能听到其他人变得有防御性，而且开始不耐烦了。看着这一幕让人感觉很痛苦，这让我想起常常在我和我青春期的孩子之间发生的无用对话。在这些对话中，我会告诉他不要把袜子扔到地上，或者会要求他把午餐盒清洗干净。这些对话什么目的都没达到，只是导致我们俩的心情都更糟了。人越是被别人强迫，就越是会想出各种理由说为什么他们不能或不愿改变。

没有人能改变别人，这是个真理。皮尔逊说，"当别人还没准备好的时候"，"我们不该把他们硬推进泳池里"。改变我们的饮食

第八章 改　变

总是有得有失的。当你刚开始把脚趾头浸在泳池里时，水是凉的。不再吃垃圾食品是与你最珍视的童年记忆的一次分离。学习喜欢新食物的感觉可能就像抛弃了曾经的自己。从一种饮食失调中康复需要放弃长期以来的饮食习惯，逼着自己去尝试那些你觉得恶心的食物是挺讨厌的。

作为旁观者，我们能做的最有用的事就是帮患者克服矛盾心理。患者们经历了这么多错误的开始和无尽的曲折；所有节食减肥计划都以失败告终，健身视频都只看到一半就放弃了；他们承受着巨大的耻辱感和羞愧感；每次都告诉自己这次节食会有不同，但结果都一样。如果迪普娜·皮尔逊说的是对的，这些患者康复的最大困难在于需要找到重回泳池的动力，并在那里待够长的时间，直到适应泳池的水温。

大多数旨在促进人们改变饮食的公共健康宣传都有一个前提，那就是一旦我们能看到某种食物或饮食行为是不健康的，我们就会放弃它们。但事实是，饮食改变并不是这样实现的。不管是和糖尿病患者坐在同一间屋子的营养师，还是在努力解决"肥胖危机"的政府部门，采用劝说方式都没能改变别人的饮食，这是因为我们并不是通过劝说方式学习饮食的。在社会层面上，要改善饮食的关键不是强迫人们去做他们不想做的事，而是要移除改变饮食的障碍。这些障碍可能是心理上的、文化上的、经济上的，也可能是与我们生活环境相关的。我们的整个食物体系有时候看上去就是一个巨大的障碍。它每天都在告诉我们，吃大量的糖是正常的事；我们的大脑充斥着广告中健康美丽的模特吃不健康食品的形象。我们说要帮人们更好地选择食物，但在现在很多食品商店中，想要选择健康的食物，就要忽略掉货架上 90% 的东西。

人的一生中，饮食改变似乎最常以"无缝变更"的方式出现，不用刻意努力就发生了。[23] 比如某些东西降价时，我们会不经意地买得更多；制造商重新调整产品成分时，我们会无意间摄入不同成分。2003 年到 2010 年，英国的人均食盐摄入量下降了 15%。这不是通过个人选择实现的，而是因为食品公司在游说团和政府的压力下降低了它们产品中的钠含量。这属于有益的无缝变更。[24] 但大多数无缝变更都会导致我们吃得更加不健康，比如看似偶然间，牛角面包开始每天偷偷溜进你嘴里，因为你刚到的新公司会把牛角面包跟咖啡摆在一起。另外，你可能都没注意到，现在你常点的白葡萄酒酒杯比十年前的大了很多，酒精含量也高了很多。2008 年，一项针对英国 400 多人的研究发现，约 40% 的人现在吃的外卖和即食套餐比童年时吃的更多了，但大多数人都说不出来这是为什么："变化就这样发生了。"[25] 但如果有人想有意识地做出改变，进行更健康的饮食，却会面临各种障碍。

比如你下定决心要每天多吃些新鲜蔬菜和水果，但你可能永远都迈不过购买它们的计划和花销。一项研究发现，要多吃香蕉的决心常常因为碰到家里没有香蕉这第一个障碍就瞬间瓦解了。[26] 即使你买了新鲜的果蔬，还要考虑如何用它们做吃的。在芝加哥低收入家庭研究样本中，在家吃饭最少的家庭里连砧板、削皮器和搅拌器这些最基本的厨具都没有。[27] 而且无论有没有这些厨具，你可能都不知道它们怎么用。你想吃更多蔬菜的计划也可能会因为家人抱怨说他们不爱吃这些菜被弄得一团糟。在这种情况下，你会单独给自己做一份饭，还是冒着好东西被扔掉的风险，让家里所有人都吃同一份食物呢？

改变饮食的另一个障碍是文化。传统喂养观念与新食物供应的现实常常是冲突的。在英国，来自印度、孟加拉、巴基斯坦等国的南亚裔构成了当地最大的少数族群，而且统计数据显示，他们也是患心脏病和糖尿病风险最大的人群。研究表明，亚裔英国人想进行更健康的饮食会面临多重障碍。[28]他们对疾病抱有一种宿命论的态度，认为患糖尿病是命中注定的，或者是真主阿拉或讨厌的英国天气决定的，所以没有办法阻止它发生。这种态度在年纪较大的亚裔英国人身上表现得会更加明显。一些亚裔穆斯林认为，在健身房做运动是个人主义的、自私的行为。穆斯林女性进行健身运动会有问题，因为家庭对这些女性的文化期待是，她们不应该出汗，不能被人看到匆匆忙忙的样子，也不能穿运动服。关于食物，穆斯林认为吃小份的食物或食物种类不丰富有悖于热情好客的传统观念。为南亚社区进行治疗的营养师巴尔蒂什·莱伊说，"印度甜点本该是特殊场合才吃的食物"，"但在亚洲家庭中，什么都可能成为一种特殊场合"[29]。莱伊发现，对于很多南亚家庭来说，要改变家里的饮食，必须让家里做饭的人参与进来才行，这些家庭大厨通常是婆婆。如果你不是家里那个用印度酥油做饭的人，那你知道多少有关酥油热量的信息都没有用。

如果太关注改变饮食的障碍，你可能很容易认同一个普遍的观点，那就是几乎没有人能长期坚持减肥。如果考虑太多的障碍，你可能会开始觉得自己的节食减肥计划无法坚持下去。我们一般会认为，你或许能在短时间瘦下去十多斤，但这些肉终究都会连本带利地再长回来，结果你的状况会比以前更糟。按照这个逻辑，人们会觉得所有体重存在问题的人都注定了终身要与这些问题做斗争，没有任何改善的可能性。这是一种非常令人沮丧的看法，如果你很不幸地在童年时就已经是个胖子了，那就会觉得更沮丧了。

值得庆幸的是，这种看法是错的。没有人会觉得减肥并保持体重是件容易的事，但有证据表明，有大概20%的肥胖症患者确实能进行长期有计划的减肥。他们的体重比原来轻了至少10%，而且至少有 1 年时间都没反弹。[30] 对实验对象进行长期跟踪调查的减肥研究比较少，但确实已经有研究表明，很多肥胖症患者都减肥成功了，而且在这之后的 1 年里都没反弹，还有的在 3 年后，甚至 5 年后都没反弹。有一个鲜为人知的好消息是，在过去 20 年里，能够成功减肥并保持长期不反弹的人越来越多了。肯塔基大学内分泌学家詹姆斯·安德森博士发现，与 20 世纪 90 年代相比，越来越多的严重肥胖症患者能在减掉很多重量之后保持不反弹，这可能得益于他们接受了强度更大、更频繁的行为训练治疗。[31] 事实证明，那些需要减重 90 斤以上的患者以及可能需要接受减重手术的患者通过摄入代餐奶昔，谨慎控制主菜，多吃水果和蔬菜，加上定期治疗，是有可能减肥成功，并在 5 年后都不反弹的。[32]

重要的问题是，究竟是什么让这 20% 的人成功减肥，还保持体重不反弹呢？这些人在文献中被称为体重"保持者"，他们好像有些共同的习惯是体重反弹者没有的。其中一个习惯是会定期锻炼，理想情况下是每天进行至少一个小时的中等强度运动。很多研究证实了：体重反弹者往往都不坚持运动，而体重保持者会坚持运动。[33] 关于运动有助于避免体重反弹，我们不知道是因为它会消耗能量，还是运动时你不能吃东西，又或是运动时释放的多巴胺和血清素有助于避免抑郁，能让人产生幸福感。当然，这也可能是因为坚持减肥的人也是会坚持运动的人。但这种相关性不一定说明两者存在因果关系。

体重保持者还有一些其他的共同习惯。针对 4000 多名体重保持者进行的一项研究发现，他们通常每天都会吃早餐，整个一周甚至一年都会坚持适度饮食，而不会在工作日的时候抑制食欲，到了周末或节假日就暴饮暴食。他们在最开始的减肥"节食"结束后，仍然会继续监控自己的饮食，而且在体重大幅反弹之前，就会采取

第八章　改　变

措施灵活应对体重的小幅回升，不会让减肥把自己弄得精疲力竭。他们能成功的一部分原因在于情绪状态。他们很少抑郁，也很少会暴饮暴食。通过食物"缓解抑郁"以及情绪化进食都是将出现体重反弹的明显征兆。要解开饮食中错综复杂的因果关系确实很难。体重反弹者通常会比较不自信，身材也不如体重保持者，这可能正是因为他们照镜子的时候，反弹的体重让他们感觉很不好。整个饮食过程似乎也会让他们感觉更糟。

但听起来可能有点反直觉的是，体重保持者会更享受食物。体重保持者和体重反弹者的这一重要差别是1990年在加利福尼亚州进行的一项研究中发现的。[34] 首席研究员、公共卫生营养学家苏珊·凯曼（Susan Kayman）说："我们对那些减肥后体重又反弹的人了解非常少。"为了增加对这些人的了解，凯曼决定对三组中年女性为主的实验对象进行深入访谈：第一组是以前肥胖，成功减肥后体重没反弹的女性；第二组是成功减肥后体重又反弹的女性；第三组是中等体重水平，体重没什么变化的女性。通过访谈发现，体重保持者跟体重反弹者在很多方面都没什么差别。她们在婚姻状况、是否有子女等方面差别不大，尽管体重保持者更乐于接受大学教育，更愿意在外面参加工作。她们最大的区别在于饮食方式。体重保持者告诉采访者说，她们不会完全不吃自己最喜欢的食物，而且她们"在改变饮食方式的时候，会努力避免产生被剥夺感"。慢慢地，她们的食欲就变了，不再想吃特别大份的食物，很多人不再爱吃糖果和甜甜圈，因为觉得它们太甜、太油腻。她们改变了烹饪方式，不再像以前那样做特别多煎炸食物，也不再往饭菜里放那么多糖。她们会在做饭时放更多的水果和蔬菜，会做更小份的食物。但其实真正发生改变的是她们自己，因为这种饮食方式是她们现在想要的。她们就像日本人一样，刚开始的饮食并没有那么健康，但她们能改变自己的饮食习惯和饮食偏好，最终让自己吃的食物既美味又健康。

但体重反弹者却会为了减肥不让自己吃爱吃的食物。体重保持者制订的节食减肥计划会比较符合自己的生活和口味，而体重反弹者的计划往往都不符合自己的饮食偏好。体重反弹者在"节食减肥"时会禁止自己吃爱吃的东西。正如凯曼说的，他们"认为减肥食品是一种特殊食品，跟家里的食物不同，跟真正想吃的食物也不一样"。他们在吃这些减肥食品时会有一种被剥夺感，所以用不了多久就会放弃挣扎，恢复成原来的饮食模式。在凯曼采访的体重反弹者中，有77%的人说，体重反弹是因为生活中出现的一些并发性问题导致他们又回到了以前的饮食状态。[35] 从某种程度上来说，饮食改变最明显的障碍在于，无论是大人还是孩子都不想吃自己不爱吃的食物。

虽然这一点听上去是显而易见的，但是到目前为止，无论是在个人层面上，还是在社会层面上，我们制订的健康饮食方案都是与这一点矛盾的。亚当·德雷夫诺夫斯基（Adam Drewnowski）是一名公共营养学教授，他研究的是如何改善整个社会的饮食。他说："旨在提升饮食质量的营养教育和饮食干预策略强调的几乎全是食物的营养质量，并不关注食物的味道或食用者的愉悦感。"[36] 这就白白浪费了一个大好机会。因为只有人们愿意吃更健康的食物，才有可能改善营养状况。要保证一辈子都吃更健康的食物，前提是人们会一直选择它们。在其他条件相同的情况下，如果有更健康的食物可选，而且又不是太贵的话，你只有在爱吃这种食物的情况下才会选它。与其在营养和信息层面对饮食者进行干预，倒不如将他们的愉悦感作为出发点。下面的图表基本可以说明我们如何才能获得健康食品的营养优势。这里以西兰花为例。

1. 感觉。你看过、闻过、尝过西兰花之后会发现，它是绿色的，有甜甜脆脆的茎，还有毛茸茸的柔软小花。

2. 反应。你对西兰花的反应。你吃到西兰花后可能会感到开心，也可能会觉得痛苦。影响这种反应的因素包括：你是被迫吃的，还是主动吃的；烹饪技术；你是不是"对苦味敏感的人"；你吃过几次西兰花；等等。

3. 偏好。你会在对西兰花的反应基础上形成一种偏好。你可能会成为爱吃西兰花的人，也可能会成为讨厌吃西兰花的人。你对西兰花的喜爱程度还可能介于上面两者之间，既不那么爱吃它，也没那么讨厌吃它。

4. 吃。这一饮食偏好决定了你是否会选择定期吃西兰花。

5. 营养。是否吃西兰花会决定你能否获得吃西兰花带来的所有营养优势，包括其中的叶酸、纤维、维生素 C 和钙，还有一些能提高抗病性的植物化学物质。

我们只有选择正确的道路，经过前四个阶段之后才有机会获得西兰花的营养。如果我们不吃西兰花，它里面就算有再多的"营养"也没用。公共卫生宣传和节食减肥几乎都是从第四或第五阶段开始的。它们往往会告诉我们吃绿叶蔬菜有多少好处，会鼓励我们多吃这些蔬菜。如果这样做没能改变我们的饮食行为，它们就会再反复重申这一点，但却不会看我们是不是爱吃绿叶蔬菜，也不会关心我们以前吃没吃过这些菜。2010 年，杰米·奥利弗（Jamie Oliver）的系列电视节目《饮食革命》(*Food Revolution*) 发现，很多孩子都不认识土豆、菜花、西红柿、甜菜根和茄子这些生鲜蔬菜。这说明他们家里的大人一直都不爱吃这些蔬菜，也没做过这些菜。如果你都不知道它是什么东西，你肯定是不会吃它的，这就像被强行推进游泳池里一样。我们真正该做的是让人们足够喜欢健康饮食，自愿跳进泳池里。如果等我们到了第四阶段或第五阶段才这样做的话就太迟了，要真正改变饮食就要回到前面三个阶段。一旦我们喜欢上了健康食物，自然也就不用操心营养问题了。

我曾经问过，如何才能实现"享乐转变"，爱上真正的天然食品。如果说答案是经常主动地吃有益健康的食物，这并不令人意外。让人想不到的是，我们竟然能在那么短的时间里培养出更健康的口味。我们的口味是经过几十年才培养起来的，每天都会在吃饭和吃零食的过程中得到进一步强化。但实验表明，我们能在短短几周内重新学习对一些味道的反应。嗅觉系统是成人大脑中极少数拥有持续自我再生能力的部分。通过短时间的味道尝试，大脑就能灵活地改变对味道的反应。爱吃盐和爱吃糖这两种口味被认为是最难改变的，它们的改变就充分证实了这一点。

如果我们一直少吃些糖，就能改变对甜味的感觉。为了探究连续吃果糖或葡萄糖是否会影响个人感知低浓度糖的能力，马萨诸塞州克拉克大学的生物学家们于20世纪90年代后期开始了一项实验。实验发现，在几周时间里，仅仅吃5次葡萄糖就能使人对浓度非常低的糖溶液中的甜味反应更敏感。[37]但好消息是，这种影响是可逆的。实验结束后，实验对象仅仅花了几周时间就恢复了对糖的正常反应状态。这表明，如果我们能连续2周不吃糖，下次再吃到糖的时候可能就没那么喜欢它了。

盐也是一样的。实验表明，我们坚持在8周到12周的时间里减少盐分摄入，就足以减少非常咸的食物带给我们的愉悦感。[38]有趣的是，高血压（盐敏感性）的人似乎要花比其他人更长的时间才能改掉爱吃盐的习惯，但我们还不清楚原因。一项针对正常成人和盐敏感性成人的研究发现，坚持三个月的低钠饮食后，所有成年人都"发生了重要的享乐转变"。实验开始前，他们都认为咸的食物比不咸的食物好吃。但 12 周之后，这一点发生了变化。实验对象不再觉得低钠的鸡汤、薯片和饼干不如"正常的"高钠食物好吃。[39]

通过对饮食进行足够多的调整，我们就能达到享受健康饮食的状态，最想吃的食物会变成那些对身体有益的食物，我们就能像小时候那样，学习喜欢基本的健康食品。在斯波克博士 1946 年出版的畅销书《婴幼儿护理》中有句智慧之言："喂养是一门学问。"

我女儿有个朋友叫莉莉。她曾经是我们认识的最挑食的孩子之一。她不吃"混在一起的"食物，也不吃任何加了酱的食物。她爱吃的主要是肉、土豆和切好的原味黄瓜。她不吃西红柿，盘子上有一点西红柿都不行。这导致她不能吃大多数的意大利面、沙拉、咖喱菜和炖菜以及她妈妈自己做的披萨。她除了树莓之外，其他什么水果都不吃。这让莉莉和她的家人都非常苦恼，因为她的家人都是很有冒险精神的食客，他们爱吃辛辣的印度菜，比如用菠菜、土豆、姜和西红柿做的菠菜咖喱土豆等，莉莉常常只能独自吃手指鱼条和薯片。看起来似乎没什么办法能改变她饮食有限的问题。

莉莉 10 岁的时候想找个好的新年决心，于是突然决定要做些什么改变自己有限的口味。这是她自己的想法，不是父母强迫她这样做的。莉莉是个阳光健谈的女孩，她给自己设定了每个月试着吃一种新食物的任务。即便到了月末还是不喜欢这种食物，但她起码也算是尝试过了。在这个小计划中，快乐冒险的精神不知不觉地就让她能吃原来不敢吃的食物了。莉莉的这个新年决心跟大多数成年人的正好相反，成年人往往是要想试着去除什么东西，而不像她这样要增加些什么。那一年里，我们无论什么时候见到莉莉，她都会非常兴奋地聊起那个月的食物。在第一个月，她成功地让自己喜欢上了家里自制的披萨，即使披萨里有芝士和西红柿这两种她从前不吃的食物也没关系了。在之后的几个月里，她学会了吃咖喱鸡肉、苹果、意大利肉酱面，还有加酱汁的肉。到了年底，她还是不怎么爱吃香蕉、沙拉，以及除了炸鱼薯条之外的所有鱼类。

因为我们生活在英国，所以莉莉的朋友们认为，她长达一年的饮食决心非常独特，甚至可能还有点奇怪。但在芬兰，这种感官体验已经成了每个孩子教育中的必要组成部分。瑞典、丹麦、荷兰、瑞士和法国一些地方的学校也在教孩子们这些关于口味的课程。这种饮食教育是不断发展的"Sapere"运动的一部分。在拉丁语中，Sapere 是"品尝""能够""认识"的意思。Sapere 运动背后的理念是孩子们能够学会享受饮食之乐，而且这样能为孩子一生的健康饮食奠定良好的基础。

喂养是一门学问。对孩子进行口味教育的灵感源于法国，这可能并不会让人觉得惊讶，因为法国比其他所有国家都更珍视一个信念，那就是对孩子的教育包括使他们的饮食享受"文明化"。在19世纪进行的一项著名实验中，一位名叫伊塔尔（Itard）的医生把一个野小子带回来照顾，并给他取名叫维克托。之前12年，维克托一直生活在阿韦龙省的森林里，他一开始只想吃他习惯吃的丛林水果。但经过一段时间，伊塔尔就成功地"唤醒了"这个孩子的新味觉，维克托开始吃"大量以前一直很不屑于吃的饭菜"。[40] 伊塔尔医生教维克托体会法式美食的乐趣，他认为，这是文明的通行证。

一百多年后，一位名叫雅克·皮赛（Jacques Puisais）的法国科学家也有过类似的想法。皮赛（生于1927年）是一名化学家，他很爱喝葡萄酒。他认为，孩子们应该而且也能够被训练成敏锐的美食家。皮赛担心新一代的孩子长大后可能无法拥有品鉴复杂口味的能力，可能会失去欣赏美食的能力。因此，他在1974年建立了法国味觉研究所，并开始在法国小学中开设"品尝教育课"。[41] 基于皮赛的理念，标准课程的设置会先从五种感觉的培训开始，之后是讲授法国区域特色美食知识，最后会用一顿在豪华餐厅举办的盛大"节日"宴会结束课程。在这场宴会中，小学生们会学习餐桌礼仪以及教养的艺术。[42]

　　从这一点我们应该能够发现，为什么这种非常法式的饮食教育没能马上在其他国家也流行起来。在除了法国以外的国家，如果就因为一个人不知道怎么得体地坐在餐桌旁，正确地使用餐具在餐厅里吃上一顿三道菜的饭而说他们"没教养"，这可能听上去会有点……该怎么说呢？会有点势利眼。但欧洲其他国家的营养学家和教育家们以皮赛最初的设想为基础，以更平等的、更能直接改善孩子健康状况的方式对这些设想进行了拓展。瑞典学校从20世纪90年代开始设置了"食品感官课"。荷兰也在2006年设置了类似的课程。但最全面接受Sapere课程的是芬兰。[43] 从2009年到2014年，芬兰政府斥巨资在国内所有幼儿园都设置了Sapere食品教育课程。现在，芬兰有7000多名专业人士接受过Sapere方法培训。这是目前为止针对改善孩子口味而进行的最大实验。

　　21世纪初期，儿童饮食问题给芬兰敲响了一个国家级的"警钟"，促使芬兰参与到Sapere运动中来。当时芬兰的儿童肥胖水平显著高于挪威和瑞典这两个邻国：芬兰男孩中有9.2%是肥胖的，而挪威男孩中，这一比例为5.1%，瑞典为4.2%。幼儿园的老师们注意到，他们看护的很多孩子都在吃大量的甜食和饮料，但吃的水果和蔬菜却非常少（现在我们对这种情况已经司空见惯了），所以他们担心孩子未来会面临健康问题。幼儿园的老师们还注意到，孩子的饮食习惯受家庭环境的影响很大。如果将有一场变革，那就需要先从学校开始，而不是从家庭开始。

　　正处在快速发展中的芬兰沿湖城市于韦斯屈莱首先试用了Sapere方法。那里的冬季漫长而寒冷，人们很容易会待在家里吃果酱馅和奶油馅的甜豆蔻馒头。⁴⁴ 从2004年到2005年，于韦斯屈莱市给幼儿园拨款为该市所有1岁到7岁的孩子提供营养课程和"培养吃多样食物习惯"的课程，目标是让孩子们"与食物和饮食建立起一种积极自然的关系"。营养研究员给这些幼儿园提出的建议是，要实现这样的目标，就要让孩子们放弃父母教给他们的法则，比如"把盘子里的所有东西都吃干净"或"别玩食物"等，反而应该积极地鼓励孩子同食物玩耍，用他们所有的感觉去探索食物的成分：感受黑麦薄脆饼干的坚硬，吃起来的噼啪声，感受桃子的柔软绒毛以及蔓越橘的酸味。这种探索意识会延续到他们午餐吃的食物中。"教学用的"菜单包括孩子正在学习吃的食物，更强调多吃蔬菜和水果。幼儿园的老师们发现，如果允许小孩子用手吃东西，他们能吃更多的蔬菜。⁴⁵

Sapere计划在于韦斯屈莱市的试行结果很理想，因此被推广到全芬兰的幼儿园中使用。老师们说，通过把食物纳入儿童的每日课程中，孩子们的饮食态度彻底改变了。实施Sapere计划期间，孩子们比以前更"敢于尝试陌生食物了"。家长们惊讶地发现，他们的孩子学会了新刀具的使用技能，培养了更丰富的口味，形成了新的饮食态度。现在孩子们不再觉得甜菜根恶心了，反而会着迷于甜菜根是怎么把煮菜的水变成紫色的。孩子们越来越清楚自己吃了什么，对自己是饿，还是饱也更熟悉了。最让人意外的是，有证据表明，Sapere计划降低了于韦斯屈莱市的儿童肥胖症发病率。⁴⁶

这不是通过简单易懂的营养课程实现的，而是靠激发孩子天生的好奇心实现的。从很大程度上来说，这种改变是在孩子无意识的情况下发生的。阿尔贾·吕蒂凯宁（Arja Lyytikäinen）是一名营养学家，她负责监管Sapere计划在芬兰的执行情况。她说："这都是通过感官来学习，在玩中学。"孩子们有几天会去采摘浆果，有时候会做面包，有时候会切水果做沙拉，有时候会画蔬菜的图片。他们大多数时候几乎意识不到自己是在进行饮食学习。有时候他们会玩"柠檬小偷的游戏"：一个孩子扮演侦探，先离开房间，另一个孩子扮演小偷，用手搓柠檬，让柠檬留下味道。"侦探"回到房间时必须说出是谁从花园里偷走了柠檬。Sapere 的很多环节都采用了开放式的感官游戏形式，孩子们会描述自己看到、吃到和闻到的各种食物。他们会讨论更爱吃生胡萝卜还是熟胡萝卜，是爱吃加了大蒜的面包，还是加黄油的，又或者原味的面包。在于韦斯屈莱市实行的一个 Sapere 环节中，有个孩子说被白胡椒"袭击了鼻子"。另一个孩子说，蓝纹奶酪是"柔软的、白绿色相间的……就像个幽灵一样"。[47]

我们之前的几代人会认为这样评论食物是很不礼貌的。但把这一代孩子从不良的饮食习惯和不健康的身体状况中解救出来要比在礼仪上对他们吹毛求疵重要多了。Sapere 计划的目标是让孩子们了解自己真实的口味，其中一句口号是"每个人都有自己的饮食偏好"，还有一句是"口味的话题不是用来争论的，而是用来讨论的"。每个孩子都会受到鼓励设计自己的生日蛋糕，包括他们最爱的馅料和装饰。跟迪普娜·皮尔逊一样，在芬兰实行 Sapere 计划的老师们也发现，强迫别人吃不喜欢的东西并不能帮助他们改变饮食，我们要做的是帮他们发现自己喜欢什么。在实施 Sapere 计划的幼儿园中，孩子们会培养出很多种不同的口味：有的爱吃蓝莓，有的爱吃越橘；有的爱吃酸的，有的爱吃咸的。但正如第一章克拉拉·戴维斯实验中的孩子们一样，每个孩子都会建立起一套丰富的口味偏好，让他们长大后能进行健康的饮食。Sapere 计划的成功实施表明，只要有正确的激励制度，以及获得各种健康食物的机会，所有的孩子都能学会如何进行更健康的饮食。

通过这类"感官教育"实现的饮食习惯改变会产生深远的影响。它不只是教孩子学习爱吃哪种蔬菜,而是会培养出一种总体的饮食态度。拥有这种态度的人会更容易接受多样化的食物,对高糖—高盐—高脂的垃圾食品上瘾程度会比较低。参与 Sapere 计划的孩子们跟减肥后成功保持体重的人一样,对糖果和汽水那种单一甜味的反应和从前比发生了变化。他们爱上了柠檬那种"让人捉摸不定"的酸甜味道,还有黑麦饼干的泥土味。心理学家海吕·图奥里拉(Hely Tuorila)、E. P. 科斯特以及其他人进行的一系列研究已经证实了,对年龄在 8 岁到 10 岁之间的孩子进行感官教育能让他们更容易接受新奇的味道和复杂的味道。[48] 科斯特已经证实了,感官教育的一大好处就是能让孩子喜欢味道更复杂的食物。孩子们一开始都会更喜欢简单的味道,但接受感官教育之后,他们最爱的往往是复杂的味道,也就是他们说的"混合的"食物。相较于原味不加作料的土豆泥,他们现在会更爱吃加了芹菜和肉豆蔻的土豆泥。[49]

最重要的是,感官教育能让孩子们克服尝试新食物的障碍。图奥里拉曾建议芬兰政府实行 Sapere 计划,而且她已经通过实验证明,感官教育能让孩子们更容易接受所有不熟悉的食物,而不仅仅局限于他们课上尝过的那些食物。图奥里拉说,新奇恐惧症常常被认为是一种无法改变的个性。有大概 40% 的芬兰成年人说,他们不喜欢很多种蔬菜,因为他们从来都没吃过它们。但这种态度是可以转变的,而且这种转变也确实发生了,就连我的朋友莉莉那种由于性格原因会拒绝新的复杂味道的人都能改变,其他人就更没问题了。图奥里拉说,Sapere 式教育表明,通过那些能引导孩子们在无意识状态下进行健康饮食的方式会有效提升他们的饮食技能。[50]

没有人生来就注定无法进行健康的饮食。有些人进行不健康的饮食可能是被贫穷所困,也可能是因为疏忽大意,但这都不是注定的东西。不过我们很多人确实在饮食问题上陷入了困境。我们陷入到了一些貌似无法改变的饮食习惯和饮食态度中。我们认为食物就等同于爱；我们因为自己是女人，吃东西时就感到羞愧；我们因为自己是男人，就不爱吃蔬菜；我们根据大脑感受到的饥饿感来决定自己吃多少，但这种饥饿感通常比我们胃口感受到的饥饿感更强；我们迷恋快乐童年的记忆中那些不健康的食品。但最大的困境在于，我们认为饮食习惯是一种我们无力改变的东西。事实上，要改变饮食习惯，我们能做的事很多。第一步就是要把饮食看成是我们每个人都能学习的一项技能，而且无论多大年纪，我们都有能力学习这种技能。

Sapere 计划表明，个人饮食习惯是随着国家饮食文化的变化而变化的，在本章开始我们看到的日本人饮食就是这样的例子。在理想状态下，其他国家都应该效仿芬兰，认识到学习健康丰富的饮食是每个孩子教育的重要组成部分。可以说，不学这些饮食技能对孩子未来的影响可能跟孩子长大后是文盲或不会算术一样严重。正如我们所看到的，童年时期是最易于培养新口味的阶段。我问过负责监督 Sapere 计划在芬兰实施情况的营养师阿尔贾·吕蒂凯宁，什么年纪最适合接受这种类型的食品教育。她说，最好是在孩子 1 岁到 6 岁，或不超过 10 岁的时候。孩子年纪小的时候更容易接受苦味和酸味。孩子年纪越小，他们接受的食品教育帮助整个家庭改善饮食方式的可能性就越大。还有一点就是，年纪小的孩子会更乐于学习。

但什么时候开始学习饮食都不晚。阿尔贾·吕蒂凯宁说，在芬兰，Sapere 计划的成人版实施效果也非常好。心理健康诊所在进行团体心理辅导时也会采用食品感官教育的方法。这一方法也被用于帮助 I 型糖尿病青少年患者改善他们的饮食。在斯堪的纳维亚进行的小规模"老年人口味学校"实验中,那些即将走到生命尽头的老人像幼儿园的孩子一样学习如何探索新的食物。除了使用Sapere体系,在加拿大对老人实行的饮食干预措施也表明,举办口味培训班比发传单和开讲座等其他方式在传播营养知识方面更有效,能让老人感到备受照顾。[51] 养老院中有多达 1/3 的老人营养不良。蛋白质、维生素 D 以及新鲜蔬菜摄入量不足是老年人面临的一个特殊难题。

人到晚年,没有了工作分散注意力、填补空闲的时间,食物就成了更加受关注的焦点,但与此同时,健康饮食的障碍也变多了。老人们嗅觉和味觉缺陷会导致食物吃起来淡而无味;吞咽上的困难十分常见;握力低下,胳膊瘦弱都会影响烹饪;但最大的障碍仍然是我们熟悉的,从童年开始一直都没有变过的问题,那就是如何提高食欲,满足身体的营养需要。2004 年,针对英国独居老年男性的一项调查研究发现,只有 13% 的人坚持吃推荐的"每日五种"蔬果。[52] 其中一位 79 岁的老人说:"我不吃绿色蔬菜或水果,我讨厌它们,我讨厌绿色蔬菜。"这位鳏夫不喜欢走进水果店,但他的孙子们希望他能试试。他妻子在世的时候,他吃蔬菜是出于一种义务感。但现在妻子已经不在了,他就"任何"蔬菜都不买了。老年人与饮食失调症患者或存在体重问题的患者一样,他们往往需要重新学习喜欢有营养的食物。老年科护士和其他医疗保健专业人员比较容易忽略老年人营养不良的情况,会认为他们对此毫无办法,就因为这种情况实在是太普遍了。2006 年到 2007 年,一组瑞典研究人员决定实施"老年人口味学校"的实验计划,看能否提高他们吃健康食物的愉悦感。[53] 这一计划是在瑞典南部的斯科讷进行的。一位烹饪老师对 12 名平均年龄为 75 岁的老人进行了 Sapere 式教育,其中包括 8 名女性和 4 名男性,他们都是独自生活的状态。这一计划是为了"增强他们的烹饪欲望,让他们更享受吃健康的饭菜"。这些老人还在一名体能教练的指导下进行了散步。

瑞典针对老年人实施的其他营养计划往往更强调健康,而"老年人口味学校"计划不同,它是以"乐趣"为出发点的。刚开始的时候,并不是所有参与实验的老人都觉得这个计划有用。其中三位老年男性说,他们没兴趣改变自己的饮食。他们平均年龄都80岁了,谁还能责备他们呢?但三个月后,所有参与者都说,这个计划教他们学会了"很多东西",增强了他们给自己做饭的愉悦感。根据Sapere原则,每个食物训练环节的开始阶段都是感官训练。有一次,实验人员要求这些七八十岁的老人们在品尝有甜味、酸味、咸味和苦味的溶液后,才能继续准备蒜味沙拉酱配苦菊苣的沙拉,肉丸配越橘酱,搭配加盐和不加盐的蔬菜。

通过烹饪和品尝环节,实验对象喜欢上了各种调味料的香味,他们从来都没想过自己能喜欢上这些味道。他们喜欢上了茴香、甘薯这些70年来都没怎么了解过的蔬菜。这12个人是一个很小的样本,虽然实验研究取得了积极成果,但遗憾的是后来没有人再重复做过这个实验。首席研究员谢斯廷·乌兰德在完成这个实验的第二年就去世了,Sapere方法也没能在瑞典或其他国家的老年护理领域得到广泛的传播与应用。谢斯廷·乌兰德的一位同事告诉我说,Sapere方法没能在老年人中得到更广泛的应用,这让他感到非常"惊讶"。[54] 他说,这是因为老年护理领域的临床医师"知识匮乏"。这个实验项目虽然不大,但却给了我们一个暗示,那就是只要有适当的条件,饮食习惯就能变得更好,无论什么年龄都可以,甚至是垂暮之年也没关系。

我们惊讶地发现,与我们在生活中那些不大能提升幸福感的其他东西(包括节食减肥)上投入的精力相比,我们在改变饮食偏好方面所做的努力竟然那么少。从种种迹象来看，只要我们有改变的动机，那么在任何年龄都能学会改善饮食的基本方法，包括提高饮食多样性，多吃植物性食物，规律饮食，更积极地回应饥饿信号等。在前几章我们已经看到，我们以为"口味"是天生的，但其实大多数口味都是后天习得的，这些口味都是可以重新学习的。回想一下在第一章中的卡尔·邓克，他教自己在30岁时喜欢上了陌生的沙拉酱，适应了英国沙拉的味道。再回想一下在第七章中的基思·威廉斯，他通过让成人和孩子采用盘子A—盘子B的方法，解决了他们的挑食问题。

你也曾经是小孩。刚刚降生到这个世界的时候，你爱吃的东西只有牛奶，对食物的记忆只有妈妈吃过的饭菜的味道。在最开始的几周里，你都会被饭菜左右：忍受饥饿带来的刺痛感，享受吃饱后的甜蜜满足感。但你还无法区分晚餐和早餐，还不知道什么是反式脂肪或星冰乐。那时候的你是多么幸运啊！你不会担心能不能摄入足够的蛋白质，不会因为吃得太饱而感到羞愧。你没看过快餐广告，对藜麦和"马卡龙"的利弊也一无所知。你可以选择的食物范围很广。在原料成分的巨大花园中，有苦味的蔬菜，也有甜味的椰枣。但你什么都不认识，一切都是新的、陌生的、等着你去探索的东西。

虽然你可能并不这么觉得，但你确实永远都有能力改变自己的饮食方式。杂食者有个很了不起的秘密，那就是能改变自己的食欲，即使是人生快到尽头的耄耋老人也有这种能力。这种改变并不是吃第一口就能实现的，长期以来的食欲是不愿被无视的。一开始加长两顿饭之间的时间间隔，或不吃那些习惯吃的食物会让你感觉躁动不安。有时候你会觉得战胜恶心的感觉，把新食物放进嘴里是很难做到的事。但如果吃后你没觉得想吐或吃了东西之后并没有死，你就可能会再试一次。经过一段时间之后，你就不再觉得这个食物陌生了。饮食能成为很享受的事。某一天你吃到一盘加了薄荷的黄瓜时，可能不会再觉得它平淡乏味，而是会惊叹于它有一种清新的草本味道。现在，过重的甜味以及咸咸的余味这些你从前喜欢的口味会让你觉得很不舒服。新的饮食方式重复的次数多了，就可能会变得像牛奶一样熟悉而甜美。

辣　椒

如果你还是不相信口味是一种后天习得的东西，那就想想辣椒吧。第一次吃辣椒的时候感觉是很不愉快的，因为辣椒中含有辣椒素这种会激发舌头上痛觉感受器的化学物质。辣椒会让人感到灼热！但在亚洲、非洲和南美洲的很多地方，人们每天都在津津有味地吃着这些有刺激性的辣椒和辣椒调料。

那些饮食清淡的人会断然猜测，对于那些吃辣椒比较多的人来说，辣椒带来的刺痛感不会那么强烈。但保罗·罗津（Paul Rozin）和德博拉·席勒（Deborah Schiller）在 1980 年写的一篇具有开创意义的论文否定了这一猜想。[55] 罗津和席勒对墨西哥的一个村庄进行了测试，那里的人一日三餐都吃辣椒。令人惊讶的是，那里的墨西哥人并不是吃辣椒的时候感觉不到辣，他们感受到的刺痛感的强烈程度与平均每周吃一次辣椒的美国人感受到的一样。不同的是他们更喜欢吃辣椒。

这些吃辣椒的国家通常不会让年纪特别小的孩子吃辣椒。婴儿能吃到辣椒的唯一机会就是妈妈把辣椒涂在乳房上让他们断奶的时候。这个行为证明，小孩子其实是害怕辛辣味道的。所以，罗津和席勒提出了一个问题："每年几千万不爱吃辣椒的孩子是怎么变得爱吃辣椒的呢？"在他们研究的墨西哥村庄里，几乎所有五六岁以上的孩子每顿饭都会吃某种辣椒。吃不到辣椒的时候，村民们就会很想吃，而且他们说，不加辣椒的食物吃起来都没有味道。

罗津和席勒认为，人们喜欢上吃辣椒是一种"享乐转变"的表现，老鼠等其他杂食性动物并没有这种表现。小孩在5岁左右就开始给自己的食物加作料了。他们会模仿哥哥姐姐以及父母去拿桌上的辣番茄酱。他们吃到第一口辣椒的时候可能会辣到哭出来，但经过一段时间之后，他们就会开始享受辣椒带来的效果，会在墨西哥面饼、煎豆泥等其他好吃的食物中都加上辣椒，还会喜欢上以前讨厌的那些辣椒的特性，比如辣椒放进嘴里带来的温暖感和疼痛感。罗津把吃辣椒比作是与看恐怖电影或坐过山车一样的良性自虐。

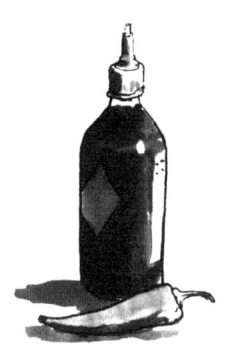

并不是所有人都需要学着喜欢吃辣椒。有些人一直都觉得辣椒对他们来说太刺激。但辣椒可以代表很多种其他味道或气味强烈的食物，包括苦味的蔬菜、酸柑橘类果实、气味刺鼻的奶酪、胡椒味的橄榄油等。既然有数百万的孩子每年都能学会喜欢辣椒，这就让我们所有人都看到了希望，那就是我们的下一口能和第一口不一样。

结　语
这不是建议

　　我写了这些徒劳和无效的建议之后，应该会有很多好的建议给你。但如果我劝你吃这种或那种食物，你并不会照着做。如果我建议你别吃自己爱吃的食物，你可能会让我别多管闲事。我非常能理解，所以我不会这么做。我不了解你的个人情况，不知道你的冰箱里有什么吃的，你是不是喜欢吃奶酪，麸质食物合不合你的胃口，你是不是会跑马拉松，不让你吃第二块派有多难，也不知道你妈妈会不会在你哭闹的时候给你糖果吃。也可能你是个幸运的人，从来没有遇到过饮食和体重上的问题。那就祝你好运！

　　基于过去四十多年的饮食经历，以及喂养包括我自己的孩子在内的很多人积累的经验，我在这本书的写作过程中又学到了一些能平静地对待饮食问题的观点。我多么希望自己能早点了解这些观点啊。我希望你们不介意我把这些观点传达给大家。

- 进行健康饮食是一门技能。我们可以选择学习它，也可以选择不学习它。这是我们在任何年纪都能努力做到的事。
- 吃糖会让人有被爱的感觉，但给糖吃并不是在给予爱。
- 没有人生来就无法进行健康饮食。环境对挑食的影响比生理的影响更大。

- 我们大多数人都会吃自己爱吃的东西。想改变吃什么，就先要改变自己爱吃什么。如果你不给自己尝试新食物的机会，就永远都不会喜欢上这些食物。你现在不爱吃某种食物，并不代表你永远都不会喜欢它。
- 如果你想进行更健康的饮食，就应该更多地关注自己的食欲，而不只是食物本身。
- 在被强迫的状态下，吃任何东西都不会觉得好吃。健康饮食的秘诀在于尽量让健康的食物成为让人享受的食物。
- 吃东西的第一要务是给自己补充营养。
- 对大部分人来说，如果大多数时候都能在家吃饭，饮食会变得更健康。但前提是，你除了会做纸杯蛋糕之外，还至少得会做几样其他的饭菜。
- 没有人会忙到连做饭的时间都没有。
- 厌恶情绪比欲望的力量更强大。我们应该让厌恶情绪为我所用。做一个对食物挑剔的人。购买健康食物的理想状态应该是你不买大多数在售的食品，并不是因为你不应该这样做，而是因为你讨厌这些食品。
- 热量和道德不一样。没有什么食物是"粗俗下流的"或是"品德高尚的"。它们都只是食物罢了。
- 想改变吃什么，就先要改变怎么吃。如果你吃饭不规律，基本上就不可能与食物建立一种健康的关系。我不会告诉你每天应该吃几顿饭。你可以吃两顿大餐，也可以吃五六顿小餐。但无论是哪种，都不要不吃饭。
- 多喝汤。
- 非吃饭时间如果你犹豫在两种"健康的"零食中买哪一种，

答案是最好都不要买。

- 如果你在吃饭时间犹豫在两道主菜中选哪一个,那就选你爱吃的那个。当你感觉吃饱了,就不要再吃了。
- 没有人喜欢浪费,不过是时候摒弃剩饭是不礼貌的行为这个想法了。不礼貌的行为是让别人因为吃饱后剩饭而感到羞愧。
- 使用比较小的盘子、比较小的午餐盒,以及比较小的酒杯确实是有用的办法,而且这意味着你在家吃饭的时候能减少浪费掉的食物。用小吃盘或碗吃饭,用茶碟吃甜点。如果在一两周时间里,你都用电子秤来称一下自己吃的东西,但不计算热量,你就会发现,我们对分量的感觉是多么不准确。
- 重新想想什么才应该算主菜。不要吃一大块披萨,用一小份沙拉当配菜;要吃一大份沙拉,配一小块披萨。这样也是能让人吃得非常舒服的一顿饭。
- 不是所有开心的时刻都需要用一个巨大的、覆盖着糖霜的蛋糕来庆祝。一块小蛋糕、一小盒樱桃,加上一支胜利的舞蹈也能给你带来同样的快感。
- 对饮食习惯做出小的改变时,尽量要避免产生被剥夺感。我最近除了每天喝的第一杯咖啡之外,其他时候都把拿铁换成了黑咖啡。我不会因为不喝那种加了泡沫牛奶的咖啡而伤心,我会问自己是更愿意来一杯水还是黑咖啡。这时候如果我再去选黑咖啡,就觉得它的味道好多了。显然,我接下来要解决的就是喝咖啡成瘾的问题。
- 我们听过很多关于"超级食品"的宣传。"超级食品"这个词是指那些增加了某种营养元素含量的食物。一般来说,这都是一种市场营销策略,目的是让你花钱买枸杞和麦草这些昂贵的新奇食物。但有多少人真的每天都在吃枸杞?真正的超级食品其实是那些你爱吃的、刚巧又对健康有益的食物，比如脆甜的苹果、用盐当蘸料的煮鸡蛋、芦笋配日式芝麻沙拉酱，或摩洛哥胡萝卜沙拉。你能吃的这种"超级食品"越多，你的饮食就会越健康。

- 定期锻炼绝对是有帮助的。它能刺激内啡肽分泌，加强能量消耗，而且在锻炼的时候你不会吃东西。但你要选一种自己非常喜欢的、主动想做的运动，而不是那种尽管燃脂效果最好，却会让你精疲力竭、急需用碳水化合物来慰藉自己的运动。

- 如果你想让自己的孩子进行更健康的饮食，不要去告诉他们该做什么，你自己首先要吃得更健康。

- 我们喂养孩子使用的大多数方法强调的都是过于短期的效果。我们在本该思考接下来五年的效果的时候，担心的却是接下来五分钟的问题。如果你逼着孩子吃一整盘蔬菜，其实是在教他们讨厌这种蔬菜、讨厌你。如果你劝他们今天吃一小口，明天吃一小口，后天再吃一小口，如此继续的话，他们就有机会能成为一生都爱吃蔬菜的人。

- 哄骗、鼓励和暗示并不能改变人们的饮食方式。这对孩子没用，对大人也没用。

- 如果食物不再是某种不能吃的东西，女孩们会吃得更健康些。

- 如果男孩的父母在他们长大后还能继续要求他们吃蔬菜，要求他们在家吃饭，男孩们会吃得更健康些。如果能让他们自己在家做饭，那就更好了。

- 我们的确能做到相较于炸薯条，更爱吃西兰花，相较于切片白面包，更爱吃酵母全麦面包。

- 不要饿了就觉得恐慌。如果在一天中没有几次轻微的饥饿感，那么我很遗憾地告诉你，这一天你恐怕是吃多了。

- 没有人是什么都吃的。你可以觉得一些食物反胃,也不一定非得爱吃芽甘蓝。但如果你不爱吃所有的蔬菜或很多种蔬菜,那就说明你的饮食出现问题了。
- 改变饮食的确很难,但这是能实现的事。看看日本的例子我们就知道了。

补充读物

参考书目中列出了我在做这个课题研究时查阅的资料来源。我想特别提一下保罗·罗津开展的多领域工作,他的研究领域包括跨越饮食心理障碍、文化以及神经学,他写的东西都很有趣。如果你想了解更多关于健康饮食的日常实用观点,我推荐你读一读下面这些书。它们的共同点是,用一种更全面的方式,探究让我们吃得更好的方法和途径而非向我们兜售饮食法则。

《食无止境:为什么我们吃得比自己以为的多》(Mindless Eating: Why We Eat More Than We Think)一书的作者布赖恩·万辛克(Brian Wansink)在书中展现了我们是如何在食物摄入量上欺骗自己的,还提供了适用于所有人的、能避免过度饮食的实用技巧。马克·比特曼(Mark Bittman)所著的《6点前素食:晚上6点前食素能减肥并恢复健康》(VB6:Eat Vegan Before 6:00 to Lose Weight and Restore Your Health)一书描述了《纽约时报》美食作家比特曼在被医生提醒已处于糖尿病前期状态后所采用的一套饮食管理方法。现在,比特曼晚上6点之前都只吃素食,而在这之后就想吃什么就吃什么了。对我来说,吃不加黄油的早餐吐司太让人郁闷了。但即便是你不想像他那样完全吃素，他的"弹性素食者"方法也能给你提供一个不用"节食"就能永久性改变饮食的实用范例。黛安娜·亨利（Diana Henry）的《改变食欲》（*A Change of Appetite*）一书是"意外的健康"食谱的精彩集锦，其中每道菜吃起来都不会让人有被剥夺感，书中还夹杂着一些关于营养的小短文。还有一本让我在不经意间实现健康饮食的烹饪书是安娜·琼斯（Anna Jones）的《一种现代烹饪方式》（*A Modern Way to Cook*）。此外还有埃琳·萨特（Ellyn Satter）的《我的孩子：用爱和理智进行喂养》（*Child of Mine: Feeding With Love and Good Sense*）。书中充满了教孩子培养健康饮食习惯、不让餐桌变战场的智慧。萨特写道：喂养的目的是让孩子掌握一些"能力"，包括爱吃东西，享受坐在餐桌旁；饿的时候也能等几分钟再吃东西；根据体内的信号确定自己的饱腹感；爱吃各种食物；愿意尝试新食物；出门在外的时候吃东西也没问题。正如萨特说的，有些成年人读她的书时可能会感到"心里不安，因为你自己都还没掌握这些能力"。但你还有时间学习。

参考书目

Albala, Ken (2002), *Eating Right in the Renaissance*, Berkeley: University of California Press.

Alberts, Hugo, Sandra Mulkens, Maud Smeets et al. (2010), 'Coping with Food Cravings. Investigating the Potential of a Mindfulnessbased Intervention', *Appetite*, 55, 160-63.

Alderman, Harold, John Hoddinott and Bill Kinsey (2006), 'Long Term Consequences of Early Childhood Malnutrition', *Oxford Economic Papers*, 58, 450-74.

Ali, E., R. Zachariah, A. Dahmane et al. (2013), 'Peanut-based Ready-to-use Therapeutic Food: Acceptability among Malnourished Children and Community Workers in Bangladesh', *Public Health Action*, 3, 128-35.

Anderson, J.W., L. Grant, L. Gotthelf et al. (2007a), 'Weight Loss and Long-Term Follow-Up of Severely Obese Individuals Treated with an Intense Behavioral Program', *International Journal of Obesity*, 31, 488-93.

Anderson, J.W., Shannon B. Conley and Amy S. Nicholas (2007b), 'One Hundred-Pound Weight Losses with an Intensive Behavioral Program: Changes in Risk Factors in 118 Patients with Long-Term Follow-Up', *American Journal of Clinical Nutrition*, 86, 301-7.

Añez, E., A. Remington, J. Wardle et al. (2012), 'The Impact of Instrumental Feeding on Children's Responses to Taste Exposure', *Journal of Human Nutrition and Dietetics*, 26, 415-20.

Anliker, J.A., L. Bartoshuk, A.M. Ferris et al. (1991), 'Children's Food Preferences and Genetic Sensitivity to the Bitter Taste of 6-n-propylthiouracil (PROP)', *American Journal of Clinical Nutrition*, 54, 316-20.

Appelhans, Bradley M., Molly E. Waring, Kristen Schneider et al. (2014), 'Food Preparation Supplies Predict Children's Family Meal and Home-Prepared Dinner Consumption in Low-income Households', *Appetite*, 76, 1-8.

Armstrong, Bridget and David M. Janicke (2012), 'Differentiating the Effects of Maternal and Peer Encouragement to Diet on Child Weight Control Attitudes and Behaviors', *Appetite*, 59, 723-9.

Arnold, Carrie (2012), *Decoding Anorexia: How Breakthroughs in Science Offer Hope for Eating Disorders*, New York and London: Routledge.

Asmaro, Devar, Fern Jaspers-Fayer and Valery Sramko (2012), 'Spatiotemporal Dynamics of the Hedonic Processing of Chocolate Images in Individuals with and without Trait Chocolate Craving', *Appetite*, 58, 790-99.

Bailer, Ursula, Martina de Zwaan, Friedrich Leisch et al. (2004). 'Guided Self-Help Versus Cognitive-Behavioral Group Therapy in the Treatment of Bulimia Nervosa', *International Journal of Eating Disorders*, 35, 522-537.

Baron-Cohen, Simon, Tony Jaffa, Sarah Davies et al. (2013), 'Do Girls with Anorexia Nervosa have Elevated Autistic Traits?', *Molecular Autism*, 4, 24.

Bartoshuk, Linda (2000), 'Comparing Sensory Experiences Among Individuals: Recent Psychophysical Advances Illuminate Genetic Variation in Taste Perception', *Chemical Senses*, 25, 443-60.

Batsell, W. Robert, Alan S. Brown and Matthew E. Ansfield (2002), '"You Will Eat All of That!": A Retrospective Analysis of Forced Consumption Episodes',

Appetite, 38, 211-19.

Bauer, Katherine W., Melissa N. Laska, Jayne A. Fulkerson et al. (2011), 'Longitudinal and Secular Trends in Parental Encouragement for Healthy Eating, Physical Activity, and Dieting Throughout the Adolescent Years', *Journal of Adolescent Health*, 49, 306-11.

Baumeister, Roy, Ellen Bratslavsky, Mark Muraven et al. (1998), 'Ego Depletion: Is the Active Self a Limited Resource?', *Journal of Personality and Psychology*, 74, 1252-65.

Beauchamp, Gary and Julie A. Mennella (2011), 'Flavor Perception in Human Infants: Development and Functional Significance', *Digestion*, 83, 1-6.

Beecher, Jonathan (1986), *Charles Fourier: The Visionary and His World*, Berkeley, London: University of California Press.

Benelam, B. (2009), 'Satiation, Satiety, and their Effects on Eating Behaviour', *British Nutrition Foundation Bulletin*, 4, 126-73.

Benjamin Murray, Stuart, Chris Thornton and Andrew Wallis (2013), 'Selective Eating in a 9-year-old Boy: Family Therapy as a First-line Treatment', *Clinical Child Psychology and Psychiatry*, 18, 270-75.

Bentley, Amy (2006), 'Booming Baby Food: Infant Food and Feeding in Post-World War II America', *Michigan Historical Review*, 32, 63-87.

Bentley, Margaret E., Heather Wasser and Hilary M. Creed-Kanashiro (2011), 'Responsive Feeding and Child Under-Nutrition in Lowand Middle-Income Countries', *Journal of Nutrition*, 141, 502-7.

Berridge, Kent C. (2009), '"Liking" and "Wanting" Food Rewards: Brain Substrates and Roles in Eating Disorders', *Physiology and Behavior*, 97, 537-50.

Birch, Leann L. (1998), 'Psychological Influences on the Childhood Diet', *Journal of Nutrition*, 128, 407S-10S.

Birch, Leann L. (1999), 'Development of Food Preferences', *Annual Review of Nutrition*, 19, 41-62.

Birch, Leann and Stephanie L. Anzman (2010), 'Learning to Eat in an Obesogenic Environment: A Developmental Systems Perspective on Child Obesity', *Child Development Perspectives*, 4, 138-43.

Birch, Leann L. and Diane-Wolfe Marlin (1982), 'I Don't Like It; I Never Tried It: Effects of Exposure on Two-year-old Children's Food Preferences', *Appetite*, 3, 353-60.

Bittman, Mark (2013), 'The Frankfurter Diaries', *New York Times*, 30 April.

Blake, Anthony (2001), 'The Language of Flavour: Learning and Memory', in Harlan Walker (ed.), *Food and the Memory: Proceedings of the Oxford Symposium on Food and Cookery*, Totnes: Prospect Books.

Blisset, Jacqueline, Caroline Meyer and Emma Haycraft (2006), 'Maternal and Paternal Controlling Feeding Practices with Male and Female Children', *Appetite*, 47, 212-19.

Block, Robert W. and Nancy F. Krebs (2005), 'Failure to Thrive as a Manifestation of Child Neglect', *Pediatrics*, 116, 1234-7.

Blumenthal, Heston (2009), *The Fat Duck Cookbook*, London: Bloomsbury.

Boorstin, Sharon (2001), 'Kids' Menus: Keep 'Em Happy', *Restaurant Hospitality*, 85, 95.

Bostic, Jeff Q., Anna C. Muriel, Sabine Hack et al. (1997), 'Anorexia Nervosa in a 7-Year-Old Girl', *Developmental and Behavioral Pediatrics*, 18, 331-3.

Botz-Bornstein, Thorsten and Noreen Abdullah-Khan (2014), *The Veil in Kuwait: Gender, Fashion, Identity*, London: Palgrave.

Bourdieu, Pierre (1986), *Distinction: A Social Critique of the Judgment of Taste*, trans. Richard Nice, London: Routledge, Kegan & Paul.

Bowen, Deborah, Carolyn Ehret, Margaret Pederson et al. (2002), 'Results of an Adjunct Dietary Intervention Program in the Women's Health Initiative', *Journal of the American Dietetic Association*, 102, 1631-37.

Breen, Fiona M., Robert Plomin and Jane Wardle (2006), 'Heritability of Food

Preferences in Young Children', *Physiology and Behavior*, 88, 443-7.

Brillat-Savarin, Jean Anthelme (2009), *The Physiology of Taste*, trans. M.F.K. Fisher with introduction by Bill Buford, London: Everyman.

Brown, Harriet (2009), *Brave Girl Eating*, New York: William Morrow.

Brožek, J. Josef (1953), 'Semistarvation and Nutritional Rehabilitation: A Qualitative Case Study with Emphasis on Behavior', *American Journal of Clinical Nutrition*, 1, 107-18.

Bruch, Hilde (1974), *Eating Disorders: Obesity, Anorexia Nervosa and the Person Within*, London: Routledge.

Bruch, Hilde (1978), *The Golden Cage: The Enigma of Anorexia Nervosa*, London: Open Books.

Bryant-Waugh, Rachel (2013), 'Avoidant Restrictive Food Intake Disorder: An Illustrative Case Example', *International Journal of Eating Disorders*, 46, 420-23.

Bryant-Waugh, Rachel, Laura Markham, Richard Kreipe et al. (2010), 'Feeding and Eating Disorders in Childhood', *International Journal of Eating Disorders*, 43, 98-111.

Burd, Carlye, Araliya Senerat, Earkle Chambers et al. (2013), 'PROP Taster Status Interacts with the Built Environment to Influence Children's Food Acceptance and Body Weight Status', *Obesity*, 21, 786-94.

Carafoli, John F. (2001), 'Amarcord: The Flavor of Buried Memories', in Harlan Walker (ed.), *Food and the Memory: Proceedings of the Oxford Symposium on Food and Cookery*, Totnes: Prospect Books.

Carlson, Anton J. (1993), 'Contributions to the Physiology of the Stomach. - II. The Relation between the Contractions of the Empty Stomach and the Sensation of Hunger', *Obesity Research*, vol. 1 no. 6, 501-9.

Carnell, S., L. Cooke, R. Cheng et al. (2011), 'Parental Feeding Behaviours and

Motivations. A Quantitative Study in Mothers of UK Pre-schoolers', *Appetite*, 57, 665-73.

Carruth, Betty Ruth, Paula J. Ziegler, Anne Gordon et al. (2004), 'Prevalence of Picky Eaters Among Infants and Toddlers and Their Caregivers' Decisions about Offering a New Food', *Journal of the American Dietetic Association*, 104, S57-S64.

Castonguay, Jessica, Dale Kunkel, Paul Wright et al. (2013), 'Healthy Characters? An Investigation of Marketing Practices in Children's Food Advertising', *Journal of Nutrition Education and Behavior*, 45, 571-7.

Castro, D.C. and K.C. Berridge (2014), 'Advances in the Neurobiological Bases for Food "Liking" versus "Wanting"', *Physiology and Behavior*, 136, 22-30.

Catanzaro, Diane, Emily C. Chesbro and Andrew J. Velkey (2013), 'Relationship between Food Preferences and PROP Taster Status of College Students', *Appetite*, 68, 124-31.

Cathro, Jo and Moira Hilliam (1994), *Children's Eating Habits in Europe*, Leatherhead, Surrey: Leatherhead Food Research CDC, Centers for Disease Control and Prevention (2010), 'State-Specific Trends in Fruit and Vegetable Consumption Among Adults - United States, 2000-2009', *Morbidity and Mortality Weekly Report*, September.

Chapman, Gwen and Heather Maclean (1993), '"Junk Food" and "Healthy Food": Meanings of Food in Adolescent Women's Culture', *Society for Nutrition Education*, 25, 108-13.

Chapman, Katarzyna and Jane Ogden (2010), 'The Prevalence of Mechanisms of Dietary Change in a Community Sample', *Appetite*, 55, 447-53.

Clark, Georgiana C. (1874), *Economical Cookery*, London: Simpkin, Marshall & Co.

Clifton, Claire and Colin Spencer (1993), *The Faber Book of Food*, London: Faber.

Coates, Anne (1996), *Your Only Child*, London: Bloomsbury.

Cole, S.Z. and J.S. Lanham (2011), 'Failure to Thrive: An Update', *American Family*

Physician, 83, 829-34.

Collingham, Lizzie (2011), *The Taste of War: World War II and the Battle for Food*, London: Penguin.

Conley, Dalton and Rebecca Glauber (2007), 'Gender, Body Mass and Socioeconomic Status: New Evidence from the PSID', *Advances in Health Economics*, 17, 253-75.

Cooke, Lucy, Susan Carnell and Jane Wardle (2006), 'Food Neophobia and Mealtime Food Consumption in 4-5 year old Children', *International Journal of Behavioral Nutrition and Physical Activity*, 3.

Cooke, L.J., L.C. Chambers, E.V. Añez et al. (2011), 'Eating for Pleasure or Profit: The Effect of Incentives on Children's Enjoyment of Vegetables', *Psychological Science*, 22, 190-96.

Cornwell, T. Bettina and Anna R. McAlister (2011), 'Alternative Thinking about Starting Points of Obesity. Development of Child Taste Preferences', *Appetite*, 56, 428-39.

Cortes, D.E., A. Millan-Ferro, K. Schneider et al. (2013), 'Food Purchasing Selection among Low-income, Spanish-speaking Latinos', *American Journal of Preventive Medicine*, 44, S267-73.

Coulthard, Helen, Gillian Harris and Anna Fogel (2014), 'Exposure to Vegetable Variety in Infants Weaned at Different Ages', *Appetite*, 78C, 89-94.

Cowart, B.J. (1981), 'Development of Taste Perception in Humans: Sensitivity and Preference throughout the Life Span', *Psychological Bulletin*, 90, 43-73.

Crowley, Ralph H. (1909), *The Hygiene of School Life*, London: Methuen.

Cruwys, Tegan, Kirsten E. Bevelander and Roel C.J. Hermans (2015), 'Social Modeling of Eating: A Review of When and Why Social Influence Affects Food Intake and Choice', *Appetite*, 86, 3-18.

Culpeper, Nicholas (1662), *Culpeper's Directory for Midwives*, London: Peter Cole.

Cutts, Diana Becker, Alan F. Meyers, Maureen Black et al. (2011), 'US Housing

Insecurity and the Health of Very Young Children', *American Journal of Public Health*, 101, 1508-14.

Cwiertka, Katarzyna J. (2006), *Modern Japanese Cuisine*, London: Reaktion.

Cwiertka, Katarzyna J. (2012), *Cuisine, Colonialism and Cold War: Food in Twentieth-century Korea*, London: Reaktion.

Dalton, P., N. Doolittle, H. Nagata et al. (2000), 'The Merging of the Senses: Integration of Subthreshold Taste and Smell', *Nature Neuroscience*, 3, 431-2.

David, Elizabeth (2000), *Is There a Nutmeg in the House?*, compiled by Jill Norman, London: Michael Joseph.

Davis, Clara M. (1928), 'Self Selection of Diet by Newly Weaned Infants', *American Journal of Diseases of Children*, 36, 651-79.

Davis, Clara M. (1939), 'Results of the Self-Selection of Diets by Young Children', *Canadian Medical Association Journal*, 41, 257-61.

De Graaf, Cees, Wendy Blom, Paul Smeets et al. (2004), 'Biomarkers of Satiation and Satiety', *American Journal of Clinical Nutrition*, 79, 946-61.

Delaney, Charlotte B., Kamryn T. Eddy and Andrea Hartmann (2014), 'Pica and Rumination Behavior among Individuals Seeking Treatment for Eating Disorders or Obesity', *International Journal of Eating Disorders*, 48, 238-48.

De Leeuw, Rebecca, Harriëtte M. Snoek, Jan F.J. van Leeuwe et al. (2007), 'Similarities and Reciprocal Influences in Eating Behavior within Sibling Pairs: A Longitudinal Study', *Eating Behaviors*, 8, 464-73.

De Sa, Joia et al. (2013), 'Identifying Priorities to Improve Maternal and Child Nutrition among the Khmu Ethnic Group, Laos: A Formative Study', *Maternal and Child Nutrition*, 9, 456-66.

Devine, Carol M. (2005), 'A Life Course Perspective: Understanding Food Choices in Time, Social Location, and History', *Journal of Nutrition Education and Behavior*, 37, 121-8.

Dinehart, M.E., J.E. Hayes, L.M. Bartoshuk et al. (2006), 'Bitter Taste Markers Explain Variability in Vegetable Sweetness, Bitterness and Intake', *Physiology and Behavior*, 87, 304-13.

Dovey, Terence M., Paul A. Staples, E. Leigh Gibson et al. (2008), 'Food Neophobia and "Picky/Fussy" Eating in Children: A Review', *Appetite*, 50, 181-93.

Drewnowski, Adam (1997), 'Taste Preferences and Food Intake', *Annual Review of Nutrition*, 17, 237-53.

Drewnowski, Adam, Julie Mennella, Susan Johnson et al. (2012), 'Sweetness and Food Preference', *Journal of Nutrition*, 142, 1142S-8S.

Druckerman, Pamela (2013), *French Children Don't Throw Food*, London: Black Swan.

Duffy, Valerie B., Andrew C. Davidson, Judith R. Kidd et al. (2004), 'Bitter Receptor Gene (TAS2R38), PROP Bitterness and Alcohol Intake', *Alcoholism Clinical and Experimental Research*, 28(11), 1629-37.

Duncker, Karl (1938), 'Experimental Modification of Children's Food Preferences Through Social Suggestion', *Journal of Abnormal and Social Psychology*, 33, 489-507.

Duncker, Karl (1939), 'The Influence of Past Experience Upon Perceptual Properties', *American Journal of Psychology*, 52, 255-65.

Duncker, Karl (1941), 'On Pleasure, Emotion and Striving', *Philosophy and Phenomenological Research*, 1, 391-430.

Dutton, Thomas (1906), *The Mother's Guide to the Feeding and Rearing of Children*, London: Henry Kimpton, 3rd edn.

Eftekhari, M.H., H. Mozaffari-Khosravi and F. Shidfar (2009), 'The Relationship between BMI and Iron Status in Iron-Deficient Adolescent Iranian Girls', *Public Health Nutrition*, 12, 2377-81.

Elfhag, K. and S. Rössner (2005), 'Who Succeeds in Maintaining Weight Loss? A

Conceptual Review of Factors Associated with Weight Loss Maintenance and Regain', *Obesity Reviews*, 6, 67-85.

Elliott, Charlene (2008), 'Marketing Fun Foods: A Profile and Analysis of Supermarket Food Messages Targeted at Children', *Canadian Public Policy*, 34, 259-73.

Ernsperger, Lori and Tania Stegen-Hanson (2004), *Just Take a Bite: Easy, Effective Answers to Food Aversions and Eating Challenges*, Arlington, Texas: Future Horizons.

Evers, Catherine, Marieke Adriaanse et al. (2013), 'Good Mood Food: Positive Emotion as a Neglected Trigger for Food Intake', *Appetite*, 68, 1-7.

Faith, Myles S., Robert I. Berkowitz et al. (2006), 'Eating in the Absence of Hunger: A Genetic Marker for Obesity in Prepubertal Boys?', *Obesity*, vol. 14, no. 1, 131-8.

Faith, M.S., A. Pietrobelli, M. Heo et al. (2012), 'A Twin Study of Self-regulatory Eating in Early Childhood: Estimates of Genetic and Environmental Influence, and Measurement Considerations', *International Journal of Obesity*, 36, 931-7.

Fallani, M., D. Young, J. Scott et al. (2010), 'Intestinal Microbiota of 6-week-old Infants across Europe: Geographic Influence beyond Delivery Mode, Breastfeeding, and Antibiotics', *Journal of Pediatric Gastroenterology*, 51, 77-84.

Fallon, April, Paul Rozin and Patricia Pliner (1984), 'The Child's Conception of Food: The Development of Food Rejections with Special Reference to Disgust and Contamination Sensitivity', *Child Development*, 55, 566-75.

Farris, Alisha, Sarah Misyak et al. (2014), 'Nutritional Comparison of Packed and School Lunches in Pre-Kindergarten and Kindergarten Children Following the Implementation of the 2012-2013 National School Lunch Program Standards', *Journal of Nutrition Education and Behavior*, 46, 621-6.

Feeney, Emma L., Sinead A. O'Brien, Amalia G.M. Scannell et al. (2014), 'Genetic and Environmental Influences on Liking and Reported Intakes of Vegetables in Irish Children', *Food Quality and Preference*, 32, 253-63.

Ficker, Victor B. and Herbert S. Graves (eds) (1971), *Deprivation in America*, Beverly Hills: Glencoe Press.

Fildes, A., C.H. van Jaarsveld, C.H. Llewellyn et al. (2014), 'Nature and Nurture in Children's Food Preferences', *American Journal of Clinical Nutrition*, 99, 911-17.

Fisher, Jennifer Orlet and Leann L. Birch (2002), 'Eating in the Absence of Hunger and Overweight in Girls from 5 to 7 Years of Age', *American Journal of Clinical Nutrition*, 76, 226-31.

Fisher, Jennifer O., Guowen Cai et al. (2007), 'Heritability of Hyperphagic Eating Behaviour and Appetite-related Hormones among Hispanic Children', *Obesity*, vol. 15, no. 6, 1484-95.

Fisher, Martin M., David S. Rosen and Rollyn M. Ornstein (2014), 'Characteristics of Avoidant/Restrictive Food Intake Disorder in Children and Adolescents: A "New Disorder" in DSM-5', *Journal of Adolescent Health*, 1-4.

Fong, Vanessa (2004), *Only Hope: Coming of Age under China's One-Child Policy*, Stanford: Stanford University Press.

French, Paul and Matthew Crabbe (2010), *Fat China: How Expanding Waistlines are Changing a Nation*, London: Anthem Press.

Fuhrer, Dagmar, Stefan Zysset and Michael Stumvoll (2008), 'Brain Activity in Hunger and Satiety: An Exploratory Visually Stimulated fMRI Study', *Obesity*, vol. 16, no. 5, 945-50.

Fulkerson, J.A., J. Strauss, D. Neumark-Sztainer et al. (2007), 'Correlates of Psychosocial Well-being among Overweight Adolescents: The Role of the Family', *Journal of Consulting and Clinical Psychology*, 75, 181-6.

Galloway, Amy T., Laura M. Fiorito, Lori A. Francis et al. (2006), '"Finish Your

Soup": Counterproductive Effects of Pressuring Children to Eat on Intake and Affect', *Appetite*, 46, 318-23.

Garcia, Olga P., Kurt Long and Jorge L. Rosado (2009), 'Impact of Micronutrient Deficiencies on Obesity', *Nutrition Reviews*, 67, 559-72.

Geier, Andrew B. and Paul Rozin (2003), 'Weighing Discomfort in College Age American Females: Incidence and Causes', *Appetite*, 51, 173-7.

Goh, Esther C.L. (2009), 'Grandparents as Childcare Providers: An In-depth Analysis of the Case of Xiamen, China', *Journal of Aging Studies*, 23, 60-68.

Gold, Rich (1993), 'Art in the Age of Ubiquitous Computing', *American Art*, 7, 2-11.

Goldberg, Joan (1990), '"Wisdom of the Body" May Determine Food Cravings: Nutrition Theory Points to Link Between Obsessive Thoughts for Certain Foods and Biological Needs', *Los Angeles Times*, 23 November.

Gonzalez, Kristina M., Catherine Peo, Tod Livdahl et al. (2008), 'Experience-Induced Changes in Sugar Taste Discrimination', *Chemical Senses*, 33, 173-9.

Gopnik, Adam (2011), *The Table Comes First: Family, France and the Meaning of Food*, London: Quercus.

Groves, Angela (2002), *Children's Food: Market Forces and Industry Responses*, Watford: IGD.

Gugusheff, J.R., M. Vithayathil, Z.Y. Ong et al. (2013), 'The Effects of Prenatal Exposure to a "Junk Food" Diet on Offspring Food Preferences and Fat Deposition can be Mitigated by Improved Nutrition during Lactation', *Journal of Developmental Origins of Health and Disease*, 4, 348-57.

Haase, Lori, Erin Green and Claire Murphy (2011), 'Males and Females Show Differential Brain Activation to Taste When Hungry', *Appetite*, 57, 421-34.

Hales, C. Nicholas and David J.P. Barker (2001), 'The Thrifty Phenotype Hypothesis', *British Medical Bulletin*, 60, 5-20.

Haller, R., C. Rummel, S. Henneberg et al. (1999), 'The Influence of Early

Experience with Vanillin on Food Preference Later in Life', *Chemical Senses*, 24, 465-7.

Hammons, Amber J. and Barbara H. Fiese (2011), 'Is Frequency of Shared Family Meals Related to the Nutritional Health of Children and Adolescents?', *Pediatrics*, 127, e1565-74.

Hardyment, Christina, (1995), *Perfect Parents: Baby-care Advice Past and Present*, Oxford: Oxford University Press.

Hare, Caspar (2010), 'Take the Sugar', *Analysis*, 70, 237-47.

Harris, Gillian (2008), 'Development of Taste and Food Preferences in Children', *Clinical Nutrition and Metabolic Care*, 11, 315-19.

Havermans, Remco C. (2011), '"You Say it's Liking, I Say it's Wanting . . .". On the Difficulty of Disentangling Food Reward in Man', *Appetite*, 57, 286-94.

Hay, Phillipa J. and Perminder Sachdev (2011), 'Brain Dysfunction in Anorexia Nervosa: Cause or Consequence of Under-nutrition?', *Current Opinion in Psychiatry*, 24, 251-6.

He, Meizi and Anita Evans (2007), 'Are Parents Aware that their Children are Overweight or Obese? Do They Care?', *Canadian Family Physician*, 53, 1493-9.

Hecht, Charles (ed.) (1912), *Our Children's Health at Home and at School Being the Report of a Conference on Diet and Hygiene in Public Secondary & Private Schools held at the Guildhall*, London, 13 May, London: National Food Reform Association.

Hecht, Charles (ed.) (1913), *Rearing an Imperial Race: Containing a Full Report of the Second Guildhall Conference on Diet, Cookery and Hygiene*, London: National Food Reform Association.

Hendy, Helen M. and Keith E. Williams (2012), 'Mothers' Feeding Practices for Children 3-10 Years of Age and Their Associations with Child Demographics', *Appetite*, 58, 710-16.

Henry, Diana, (2014), *A Change of Appetite: Where Delicious Meets Healthy*, London: Mitchell Beazley.

Hercberg, Serge, Paul Preziosi and Pilar Galan (2001), 'Iron Deficiency in Europe', *Public Health Nutrition*, 4, 537-45.

Herman, C. Peter, Nicola E. Fitzgerald and Janet Polivy (2003), 'The Influence of Social Norms on Hunger Ratings and Eating', *Appetite*, 41, 15-20.

Herrin, Marcia and Marcia Larkin (2013), *Nutrition Counseling in the Treatment of Eating Disorders*, New York: Brunner-Routledge.

Herzog, David B., David J. Dorer and Pamela Keel (1999), 'Recovery and Relapse in Anorexia and Bulimia Nervosa: A 7.5-Year Follow-up Study', *Journal of the American Academy of Child and Adolescent Psychiatry*, 38, 829-37.

Hilliam, Moira (1996), *European Market Opportunities in Children's Food and Drink, Winning Children as Customers*, FT Management Reports, London: Pearson.

Hirschmann, J.R. and L. Zaphiropoulos (1985), *Solving Your Child's Eating Problems*, New York: Fawcett Columbine.

Hoefling, Atilla, Katja Likowski, Michael Hafner et al. (2009), 'When Hunger Finds no Fault with Moldy Corn: Food Deprivation Reduces Food-related Disgust', *Emotion*, 9, 50-58.

Hoek, Hans Wijbrand and Daphne van Hoeken (2003), 'Review of the Prevalence and Incidence of Eating Disorders', *International Journal of Eating Disorders*, 34, 383-96.

Hoerr, S.L., S.O. Hughes, J.O. Fisher et al. (2009), 'Associations among Parental Feeding Styles and Children's Food Intake in Families with Limited Incomes', *International Journal of Behavioral Nutrition and Physical Activity*, 6, 55-62.

Holsten, Joanna E., Janet A. Deatrick, Shiriki Kumanyika et al. (2011), 'Children's Food Choice Process in the Home Environment. A Qualitative Descriptive Study', *Appetite*, 58, 64-73.

Holt, L. Emmet (1923), *The Care and Feeding of Children*, New York: D. Appleton, 8th edn [first edn 1894].

Hormes, Julia and Paul Rozin (2009), 'Perimenstrual Chocolate Craving: What Happens after Menopause?', *Appetite*, 53, 256-9.

Howard, Natasha J., Graeme J. Hugo, Anne Taylor et al. (2008), 'On Perception of Weight: Socioeconomic and Sociocultural Explanations', *Obesity Research and Clinical Practice*, 2, 125-31.

Huang, Shirley H., Elizabeth P. Parks, Shiriki K. Kumanyika et al. (2012), 'Child-feeding Practices among Chinese-American and Non-Hispanic White Caregivers', *Appetite*, 58, 922-7.

Hubble, Helen and Florence G. Blake (1944), 'Feeding Children in Wartime', *American Journal of Nursing*, 44, 445-8.

Hughes, Georgina, Kate M. Bennett and Marion M. Hetherington (2004), 'Old and Alone: Barriers to Healthy Eating in Older Men Living on Their Own', *Appetite*, 43, 269-73.

Humble, Nicola (2010), *Cake: A Global History*, London: Reaktion.

Ishige, Naomiche (2001), *The History and Culture of Japanese Food*, London: Kegan Paul.

Itard, Jean-Marc-Gaspard (1932), *The Wild Boy of Aveyron*, translated by George and Muriel Humphrey, New York, London: The Century Company.

Itoh, Makiko (2011), *The Just Bento Cookbook*, New York: Kodansha USA.

Jain, Anjali, Susan N. Sherman, Leigh A. Chamberlin (2001), 'Why Don't Low-Income Mothers Worry about Their Preschoolers Being Overweight?', *Pediatrics*, 107, 1138.

Jelliffe, Derrick B. (1962), 'Culture, Social Change and Infant Feeding', *American Journal of Clinical Nutrition*, 10, 19-45.

Jennings, Lisa (2009), 'Survey says Kids Menus Need Healthier Offerings', *Nation's Restaurant News*, 17 August.

Jerzsa-Latta, Margaret, Magdelena Krondl and Patricia Coleman (1990), 'Use and Perceived Attributes of Cruciferous Vegetables in Terms of Genetically-Mediated Taste Sensitivity', *Appetite*, 1990, 15, 127-34.

Jingxiong, Jiang, Urban Rosenqvist and Wang Huishan (2007), 'Influence of Grandparents on Eating Behaviors of Young Children in Chinese Three-generation Families', *Appetite*, 48, 377-83.

Johnson, S.L. (2000), 'Improving Preschooler's Self-Regulation of Energy Intake', *Pediatrics*, 106, 1429-35.

Kaminski, Linda Clancy, Susan Henderson and Adam Drewnowski (2000), 'Young Women's Food Preferences and Taste Responsiveness to 6-n-propylthiouracil (PROP)', *Physiology and Behavior*, 68, 691-7.

Karmel, Annabel (1991), *The Complete Baby and Toddler Meal Planner: Over 200 Quick, Easy and Healthy Recipes*, London: Ebury.

Katz, David (2014), 'Knowing What to Eat, Refusing to Swallow It', *Huffington Post*, posted 7 February.

Katz, David and S. Meller (2014), 'Can We Say What Diet is Best for Health?', *Annual Review of Public Health*, 35, 83-103.

Kauer, Jane, Marcia Pelchat, Paul Rozin et al. (2015), 'Adult Picky Eating. Phenomenology, Taste Sensitivity and Psychological Correlates', *Appetite*, 90, 219-28.

Kawash, Samira (2013), *Candy: A Century of Panic and Pleasure*, London: Faber & Faber.

Kayman, Susan, William Bruvold and Judith S. Stern (1990), 'Maintenance and Relapse after Weight Loss in Women: Behavioral Aspects', *American Journal of Clinical Nutrition*, 52, 800-807.

Keller, Heather H., Margaret Hedley, Teresa Hadley et al. (2005), 'Food Workshops, Nutrition Education and Older Adults', *Journal of Nutrition for the Elderly*, 24, 5-23.

Keys, A., J. Brožek, A. Henschel et al. (1950), *The Biology of Human Starvation*, Oxford, England: University of Minnesota Press, 2 vols.

Kimura, Atsushi, Yuji Wada, Akio Asakawa et al. (2012), 'Dish Influences Implicit Gender-based Food Stereotypes among Young', *Appetite*, 58, 940-45.

Kimura, Atsushi, Yuji Wada and Sho-ichi Goto (2009), 'Implicit Gender-based Food Stereotypes. Semantic Priming Experiments on Young Japanese', *Appetite*, 52, 521-8.

Kissileff, Harry R., Julie C. Carretta, Allan Geliebter et al. (2003), 'Cholecystokinin and Stomach Distension Combine to Reduce Food Intake in Humans', *American Journal of Physiology - Regulatory, Integrative and Comparative Physiology*, 285, R992-R998.

Klump, Kelly L. (2013), 'Puberty as a Critical Risk Period for Eating Disorders: A Review of Human and Animal Studies', *Hormones and Behavior*, 64, 399-410.

Koistinen, Aila and Leena Ruhanen (eds) (2009), 'To the World of Food with the Aid of the Senses: The Sapere Method as a Support for Children's Food and Nutrition Education in Daycare Centres', Jyväskylä: Sitra (available on the Finnish Sapere website, accessed August 2014).

Komatsu, Sakura (2008), 'Rice and Sushi Craving: A Preliminary Study of Food Craving among Japanese Females', *Appetite*, 50, 353-8.

Köster, E.P. (2003), 'The Psychology of Food Choices: Some Often Encountered Fallacies', *Food Quality and Preference*, 14, 359-73.

Köster, E.P. (2009), 'Diversity in the Determinants of Food Choice: A Psychological Perspective', *Food Quality and Preference*, 20, 70-82.

Köster, E.P. and J. Mojet (2007), 'Boredom and the Reason Why Some New Food Products Fail', in H. MacFie (ed.), *Consumer-Led Food Product Development*,

Cambridge: Woodhead.

Köster, E.P., C. Rummel, C. Kornelson et al. (2001), 'Stability and Change in Food Liking: Food Preferences in the Two Germanys after the Reunification', in M. Roth (ed.), *Flavour 2000: Perception, Release, Evaluation, Formation, Acceptance, Nutrition and Health*, Bergholz-Rehbrücke, Germany: Rothe.

Kotler, Lisa A., Patricia Cohen, Mark Davies et al. (2001), 'Longitudinal Relationships Between Childhood, Adolescent, and Adult Eating Disorders', *Journal of the American Academy of Child and Adolescent Psychiatry*, vol. 40, no. 12, 1434-40.

Kovacs, Eva M.R., M.S. Westerterp-Plantenga, W.H.M. Saris et al. (2002), 'Associations between Spontaneous Meal Initiations and Blood Glucose Dynamics in Overweight Men in Negative Energy Balance', *British Journal of Nutrition*, 87, 39-45.

Kristensen, S.T., L. Holm, A. Raben et al. (2002), 'Achieving "Proper" Satiety in Different Social Contexts - Qualitative Interpretations from a Cross-Disciplinary Project', *Appetite*, 39, 207-15.

Kuchler, F. and J.N. Variyam (2003), 'Mistakes Were Made: Misperception as a Barrier to Reducing Overweight', *International Journal of Obesity and Related Metabolic Disorders*, 7, 856-61.

Kuijer, Roeline G. and Jessica A. Boyce (2014), 'Chocolate Cake. Guilt or Celebration? Associations with Healthy Eating', *Appetite*, 74, 48-54.

Kushner, Barak (2012), *Slurp! A Social and Culinary History of Ramen-Japan's Favorite Noodle Soup*, Leiden, Boston: Global Oriental.

Lask, Bryan and Rachel Bryant-Waugh (eds) (2013), *Eating Disorders in Childhood and Adolescence*, London: Routledge.

Laurier, Eric and Sally Wiggins (2011), 'Finishing the Family Meal. The Interactional Organization of Satiety', *Appetite*, 56, 53-64.

Laybourn, Ann (1994), *The Only Child: Myths and Reality*, Edinburgh: HMSO.

Lehmann, Gilly (2003), *The British Housewife: Cookery Books, Cooking and Society in 18th-Century Britain*, Totnes: Prospect Books.

Leigh Gibson, Edward (2001), 'Learning in the Development of Food Craving', in Marion Hetherington (ed.), *Food Cravings and Addiction*, Leatherhead: Leatherhead Food Publishing.

Levin, Kate A. and Joanna Kirby (2012), 'Irregular Breakfast Consumption in Adolescence and the Family Environment: Underlying Causes by Family Structure', *Appetite*, 59, 63-70.

Levin Pelchat, Marcia and Fritz Blank (2001), 'A Scientific Approach to Flavours and Olfactory Memory', in Harlan Walker (ed.), *Food and the Memory: Proceedings of the Oxford Symposium on Food and Cookery*, Totnes: Prospect Books.

Levin Pelchat, Marcia, Andrea Johnson, Robin Chan et al. (2004), 'Images of Desire: Food-craving Activation during fMRI', *Neuroimage*, 23, 1486-93.

Lévy, C.M., A. MacRae and E.P. Köster (2006), 'Perceived Stimulus Complexity and Food Preference Development', *Acta Psychologica*, 123, 394-413.

Lim, Stephen S., Theo Vos, Abraham D. Flaxman et al. (2012), 'A Comparative Risk Assessment of Burden of Disease and Injury. Attributable to 67 Risk Factors and Risk Factor Clusters in 21 Regions, 1990-2010: A Systematic Analysis for the Global Burden of Disease Study 2010', *Lancet*, 380, 2224-60.

Llewellyn, Clare H., Cornelia H.M. van Jaarsveld, Laura Johnson et al. (2010), 'Nature and Nurture in Infant Appetite: Analysis of the Gemini Twin Birth Cohort', *American Journal of Clinical Nutrition*, 91, 1172-9.

Lobstein, Tim (1988), *Children's Food: The Good, the Bad and the Useless*, London: Unwin Paperbacks.

Lock, James and Daniel Le Grange (2005), *Help Your Teenager Beat an Eating*

Disorder, London: The Guilford Press.

Lucas, Anna, Esther Murray and Sanjay Kinra (2013), 'Health Beliefs of UK South Asians Related to Lifestyle Diseases: A Review of Qualitative Literature', *Journal of Obesity*, 1-13.

Lustig, Robert (2014), *Fat Chance: The Hidden Truth about Sugar, Obesity and Disease*, London: Fourth Estate.

Lustig, Robert, Laura Schmidt and Claire D. Brindis (2012), 'The Toxic Truth About Sugar', *Nature*, 482, 27-9.

McMillan, Margaret (1909), *London's Children: How to Feed Them and How Not to Feed Them*, London: Independent Labour Party.

Madise, Nyovani J., Zoe Matthews and Barrie Margetts (1999), 'Heterogeneity of Child Nutritional Status between Households: A Comparison of Six Sub-Saharan African Countries', *Population Studies*, vol. 53, no. 3, 331-43.

Maier, Andrea, Claire Chabanet, Benoist Schaal et al. (2007), 'Effects of Repeated Exposure on Acceptance of Initially Disliked Vegetables in 7-month-old Infants', *Food Quality and Preference*, 18, 1023-32.

Malnic, Bettina, Junzo Hirono, Takaaki Sato et al. (1999), 'Combinatorial Receptor Codes for Odors', *Cell*, 96, 713-23.

Marshall, C.F. (1895), 'A Fatal Case of Anorexia Nervosa', *Lancet*, 19 January.

Martens, Lydia (1997), 'Gender and the Eating Out Experience', *British Food Journal*, 99, 20-26.

Mattes, Richard (1990), 'Hunger Ratings are not a Valid Proxy Measure of Reported Food Intake in Humans', *Appetite*, 15, 103-13.

Mattes, Richard (1997), 'The Taste for Salt in Humans', *American Journal of Clinical Nutrition*, 65, 692S-7S.

Mattes, Richard (2005), 'Soup and Satiety', *Physiology and Behavior*, 83, 739-47.

Mattes, Richard (2010), 'Hunger and Thirst: Issues in Measurement and Prediction of Eating and Drinking', *Physiology and Behavior*, 100, 22-32.

Mead, Margaret (ed.) (1937), *Cooperation and Competition Among Primitive Peoples*, New York: McGraw-Hill.

Mead, Margaret (1943), 'The Factor of Food Habits', *Annals of the American Academy of Political and Social Science*, 225, 136-41.

Meiselman, Herbert L. (2006), 'The Role of Context in Food Choice, Food Acceptance and Food Consumption', in Richard Shepherd and Monique Raats (eds), *The Psychology of Food Choice*, Wallingford: CABI, 179-201.

Meiselman, Herbert L. and H.J.H. MacFie (1996), *Food Choice, Acceptance and Consumption*, London, New York, Tokyo: Blackie.

Mendelson, Charlotte (2013), 'Forty Words of Love in Hungarian', *Guardian*, 10 August.

Mennell, Stephen (1985), *All Manners of Food: Eating and Taste in England and France from the Middle Ages to the Present Time*, Oxford: Basil Blackwell.

Mennella, J.A. and G.K. Beauchamp (1991), 'Maternal Diet Alters the Sensory Qualities of Human Milk and the Nursling's Behavior', *Pediatrics*, 88, 737-44.

Mennella, J.A. and G.K. Beauchamp (1993), 'The Effects of Repeated Exposure to Garlic-flavored Milk on the Nursling's Behavior', *Pediatric Research*, 34, 805-8.

Mennella, J.A., Anthony Johnson and Gary Beauchamp (1995), 'Garlic Ingestion by Pregnant Women Alters the Odor of Amniotic Fluid', *Chemical Senses*, 20, 207-9.

Mennella, Julie, Yanina Pepino and Danielle Reed (2005), 'Genetic and Environmental Determinants of Bitter Perception and Sweet Preferences', *Pediatrics*, vol. 115, no. 2, February.

Miller, William R. and Stephen Rollnick (2013), *Motivational Interviewing: Helping People Change*, New York: Guilford Press.

Mirch, Margaret, Jennifer R. McDuffie and Susan Z. Yanovski (2006), 'Effects of Binge Eating on Satiation, Satiety, and Energy Intake of Overweight Children',

American Journal of Clinical Nutrition, 84, 732-8.

Mitrany, Edith (1992), 'Atypical Eating Disorders', *Journal of Adolescent Health*, 13, 400-402.

Mojet, J. and E.P. Köster (2005), 'Sensory Memory and Food Texture', *Food Quality and Preference*, 16, 251-66.

Mojet, J. and E.P. Köster (2006), 'Theories of Food Choice Development', in L. Frewer and H. van Trijp (eds), *Understanding Consumers of Food Products*, Cambridge: Woodhead Publishing.

Møller, Per, Jos Mojet, Egon Peter Köster (2007), 'Incidental and Intentional Flavor Memory in Young and Older Subjects', *Chemical Senses*, 32, 557-67.

Monello, Lenore F. and Jean Mayer (1967), 'Hunger and Satiety Sensations in Men, Women, Boys and Girls', *American Journal of Clinical Nutrition*, vol. 20, no. 3, 253-61.

Moore, Anna (2011), 'Life After an Eating Disorder', *Daily Telegraph,* 27 November.

Morbidity and Mortality Weekly Report 1994, 'Daily dietary fat and total food-energy intakes - third National Health Nutrition Examination Survey, Phase I, 1988-91', 'MMWR', 43, 116-23.

Moss, Michael (2014), *Salt, Sugar, Fat: How the Food Giants Hooked Us*, London: W.H. Allen.

Musaiger, A.O., Mariam Al-Mannai, Reema Tayyem et al. (2012), 'Prevalence of Overweight and Obesity among Adolescents in Seven Arab Countries: A Cross-Cultural Study', *Journal of Obesity*, 1-5.

Musaiger, A.O., Mariam Al-Mannai, Reema Tayyem et al. (2013), 'Risk of Disordered Eating Attitudes among Adolescents in Seven Arab Countries', *Appetite*, 60, 162-7.

Mustonen, Sari and Hely Tuorila (2010), 'Sensory Education Decreases Food Neophobia Score and Encourages Trying Unfamiliar Foods in 8-12-year-old Children', *Food Quality and Preference*, 21, 353-60.

Naser Al-Isa, A., J. Campbell and E. Desapriya (2013), 'Factors Associated with Overweight and Obesity among Kuwaiti Men', *Asia Pacific Journal of Public Health*, 25, 63.

Natow, Annette B. and Jo-Ann Heslin (1982), 'Nutrition Education in Later Years', *Journal of Nutrition for the Elderly*, 1, 101-20.

Nelson, M. (1996), 'Anaemia in Adolescent Girls: Effects on Cognitive Function and Activity', *Proceedings of the Nutrition Society*, 55, 359-67.

Nestle, Marion (2007), *What to Eat*, New York: North Point Press Nestle, Marion, Rena Wing, Leann Birch et al. (1998), 'Behavioural and Social Influences on Food Choices', *Nutrition Reviews*, vol. 56, no. 5, S50-S74.

Neumark-Sztainer, Dianne, Katherine W. Bauer, Sarah Friend et al. (2010), 'Family Weight Talk and Dieting: How Much Do They Matter for Body Dissatisfaction and Disordered Eating Behaviors in Adolescent Girls?', *Journal of Adolescent Health*, 47, 270-76.

Ng, L.W.C, D.P. Ng and W.P. Wong (2013), 'Is Supervised Exercise Training Safe in Patients with Anorexia Nervosa? A Meta-analysis', *Physiotherapy*, 99, 1-11.

Ng, Marie, Tom Fleming, Margaret Robinson et al. (2014), 'Global, Regional, and National Prevalence of Overweight and Obesity in Children and Adults during 1980-2013: A Systematic Analysis for the Global Burden of Disease Study 2013', *Lancet*, May.

Nicholls, Dasha, Deborah Christie, Louise Randall et al. (2001), 'Selective Eating: Symptom, Disorder or Normal Variant', *Clinical Child Psychology and Psychiatry*, 6, 260-70.

Nicholls, Dasha, Richard Lynn and Russell M. Viner (2011), 'Childhood Eating Disorders: British National Surveillance Study', *British Journal of Psychiatry*, 198, 295-301.

Nicholls, Dasha and Russell M. Viner (2009), 'Childhood Risk Factors for Lifetime Anorexia Nervosa by Age 30 Years in a National Birth Cohort', *Journal of the*

American Academy of Child and Adolescent Psychiatry, 48, 791-9.

Niklaus, Sophie, Vincent Boggio, Claire Chabanet et al. (2004), 'A Prospective Study of Food Preferences', *Food Quality and Preference*, 15, 805-18.

Nordin-Bates, Sanna M., Imogen Walker and Emma Redding (2011), 'Correlates of Disordered Eating Attitudes Among Male and Female Young Talented Dancers: Findings From the UK Centres for Advanced Training', *Eating Disorders: The Journal of Treatment & Prevention*, 19:3, 211-33.

Northstone, K., P. Emmett and the ALSPAC Study Team (2005), 'Multivariate Analysis of Diet in Children at Four and Seven Years of Age and Associations with Socio-demographic Characteristics', *European Journal of Clinical Nutrition*, 59, 751-60.

Onishi, Norimitsu (2008), 'Japan, Seeking Trim Waists, Measures Millions', *New York Times*, 13 June.

Osman, Jamie L. and Jeffery Sobal (2006), 'Chocolate Cravings in American and Spanish Individuals: Biological and Cultural Influences', *Appetite*, 47, 290-301.

Paltrow, Gwyneth (2013), *It's All Good: Delicious, Easy Recipes that will Make You Look and Feel Great*, London: Sphere.

Pande, Rohini (2003), 'Selective Gender Differences in Childhood Nutrition and Immunization in Rural India: The Role of Siblings', *Demography*, 40, 395-418.

Park, Min-Hae, Catherine Falconer, Helen Croker et al. (2014), 'Predictors of Health-related Behaviour Change in Parents of Overweight Children in England', *Preventive Medicine*, 62, 20-24.

Patterson, Daniel (2013), *Coi: Stories and Recipes*, London: Phaidon Press.

Paul, Candace, Keith E. Williams, Katherine Riegel et al. (2007), 'Combining Repeated Taste Exposure and Escape Prevention: An Intervention for the Treatment of Extreme Food Selectivity', *Appetite*, 49, 708-11.

Peebles, Rebecka, Jenny L. Wilson and James D. Lock (2006), 'How do Children with Eating Disorders differ from Adolescents with Eating Disorders at Initial Evaluation?', *Journal of Adolescent Health*, 39, 800-805.

Pember Reeves, Maud (1994), *Round About a Pound a Week*, London: Virago, facsimile of edn of 1913.

Pitkeathley, Jill and David Emerson (1994), *Only Child: How to Survive Being One*, London: Souvenir Press.

Pizzo, Bianca, Keith E. Williams, Candace Paul et al. (2009), 'Jump Start Exit Criterion: Exploring a New Model of Service Delivery for the Treatment of Childhood Feeding Problems', *Behavioral Intentions*, 24, 195-203.

Planck, Nina (2007), *Real Food: What to Eat and Why*, London: Bloomsbury.

Pliner, Patricia and Marcia Pelchat (1986), 'Similarities in Food Preferences between Children and Their Siblings and Parents', *Appetite*, 7, 333-42.

Pollan, Michael (2008), *In Defence of Food: The Myth of Nutrition and the Pleasures of Eating*, London: Allen Lane.

Poncelet, Johan, Fanny Rinck and Fanny Bourgeat (2010), 'The Effect of Early Experience on Odor Perception in Humans: Psychological and Physiological Correlates', *Behavioural Brain Research*, 208, 458-65.

Pooley, Siân (2009), 'Parenthood and Child-Rearing in England c. 1860-1910', Ph.D., University of Cambridge.

Pooley, Siân (2010), 'All We Want is that Our Children's Health and Lives Should be Regarded: Child Health and Parental Concerns in England, c. 1860-1910', *Social History of Medicine*, 23, 528-48.

Popkin, Barry (2006), 'Global Nutrition Dynamics: The World is Shifting Rapidly Toward a Diet Linked with Noncommunicable Diseases', *American Journal of Clinical Nutrition*, 84, 289-98.

Popkin, Barry and Kiyah J. Duffey (2010), 'Does Hunger and Satiety Drive Eating Any More? Increasing Eating Occasions and Decreasing Time between Eating

Occasions in the United States', *American Journal of Clinical Nutrition*, 91, 1342-7.

Prentice, Andrew M. (2001), 'Fires of Life: The Struggles of an Ancient Metabolism in a Modern World', *Nutrition Bulletin*, 26, 13-27.

Prescott, John (2012), *Taste Matters: Why We Like the Foods We Do*, London: Reaktion Books.

Pritchard, Eric (1909), *The Physiological Feeding of Infants: A Practical Handbook of Infant Feeding*, London: Henry Kimpton.

Puisais, J. and C. Pierre (1987), *Le Goût et l'Enfant*, Paris: Flammarion.

Rapley, Gill (2008), *Baby-led Weaning: Helping your Baby to Love Good Food*, London: Vermilion.

Remington, A., E. Añez, H. Croker et al. (2012), 'Increasing Food Acceptance in the Home Setting: A Randomized Controlled Trial of Parent-administered Taste Exposure with Incentives', *American Journal of Clinical Nutrition*, 95, 72-7.

Resnicow, K. and S. Rollnick (2006), 'Motivational Interviewing for Pediatric Obesity: Conceptual Issues and Evidence Review', *Journal of the American Dietetic Association*, 106, 2024-33.

Reverdy, C., F. Chesnel, P. Schlich et al. (2008), 'Effect of Sensory Education on Willingness to Taste Novel Food in Children', *Appetite*, 51, 156-65.

Reverdy, C., P. Schlich, E.P. Köster et al. (2010), 'Effect of Sensory Education on Food Preferences in Children', *Food Quality and Preference*, 21, 794-804.

Rhee, Kyung E., Julie C. Lumeng et al. (2006), 'Parenting Styles and Overweight Status in First Grade', *Pediatrics*, 117, 2047-55.

Rice, Andrew (2010), 'The Peanut Solution', *New York Times*, 10 September.

Roden, Claudia (1968), *A Book of Middle Eastern Food*, London: Penguin.

Rodin, J., L.R. Silberstein and R. Striegel-Moore (1985), 'Women and Weight: A Normative Discontent', in T.B. Sonderegger (ed.), *Nebraska Symposium on*

Motivation: Vol. 32. Psychology and Gender, 267-307, Lincoln: University of Nebraska Press.

Rolls, Barbara (1986), 'Sensory-specific Satiety', *Nutrition Reviews*, 44, 93-101.

Rolls, Barbara J., Elizabeth A. Bell and Bethany A. Waugh (2000a), 'Increasing the Volume of a Food by Incorporating Air Affects Satiety in Men', *American Journal of Clinical Nutrition*, 72, 361-8.

Rolls, Barbara, Dianne Engell and Leann Birch (2000b), 'Serving Portion Size Influences 5 year old but not 3 year old Children's Food Intakes', *Journal of the American Dietetic Association*, 100, 232-4.

Rolls, Barbara, Sion Kim-Harris and Marian W. Fischman (1994), 'Satiety after Preloads with Different Amounts of Fat and Carbohydrate: Implications for Obesity', *American Journal of Clinical Nutrition*, 60, 476-87.

Rommel, Nathalie, Anne-Marie de Meyer, Louw Feenstra et al. (2003), 'The Complexity of Feeding Problems in 700 Infants and Young Children Presenting to a Tertiary Care Institution', *Journal of Pediatric Gastroenterology and Nutrition*, 37, 75-84.

Rorty, Marcia, Joel Yager and Elizabeth Rossotto (2006), 'Why and How do Women Recover from Bulimia Nervosa? The Subjective Appraisals of Forty Women Recovered for a Year or More', *International Journal of Eating Disorders*, 14, 249-60.

Roth, Michael P., Keith E. Williams and Candace M. Paul (2010), 'Treating Food and Liquid Refusal in an Adolescent with Asperger's Disorder', *Clinical Case Studies*, 9, 260-72.

Rowan, Hannah and Cristen Harris (2012), 'Baby-led Weaning and the Family Diet. A Pilot Study', *Appetite*, 58, 1046-9.

Rozin, Elizabeth (1994), *The Primal Cheeseburger*, New York: Penguin Books.

Rozin, Paul (1969), 'Adaptive Food Sampling Patterns in Vitamin Deficient Rats', *Journal of Comparative and Physiological Psychology*, 69, 126-32.

Rozin, Paul (1990), 'Acquisition of Stable Food Preferences', *Nutrition Reviews*, 48, 106-13.

Rozin, Paul (1998a), *Towards a Psychology of Food Choice*, Brussels: Institut Danone.

Rozin, Paul (2006), 'The Integration of Biological, Social, Cultural and Psychological Influences on Food Choices', in Richard Shepherd and Monique Raats, *The Psychology of Food Choice*, Wallingford: CABI.

Rozin, P., R. Bauer and D. Catanese (2003), 'Attitudes to Food and Eating in American College Students in Six Different Regions of the United States', *Journal of Personality and Social Psychology*, 85, 132-41.

Rozin, Paul, Sara Dow, Morris Moscovitch et al. (1998b), 'What Causes Humans to Begin and End a Meal? A Role for Memory for What has Been Eaten', *Psychological Science*, 9, 392-6.

Rozin, P. and Deborah Schiller (1980), 'The Nature and Acquisition of a Chili Pepper Preference by Humans', *Motivation and Emotion*, 4, 77-101.

Rozin, P. and T.A. Vollmecke (1986), 'Food Likes and Dislikes', *Annual Review of Nutrition*, 6, 433-56.

Rundell, Maria (1827), *Domestic Economy and Cookery for Rich and Poor*, London: Longman, Rees, Orme, Brown and Green.

Russell, Catherine Georgina and Anthony Worsley (2013), 'Why Don't They Like That? And Can I Do Anything about It? The Nature and Correlates of Parents' Attributions and Self-efficacy Beliefs about Preschool Children's Food Preferences', *Appetite*, 66, 34-43.

Russell, Sharman Apt (2005), *Hunger: An Unnatural History*, New York: Basic Books.

Salen, Arlene (1940), 'Hints on Infant Feeding', *The American Journal of Nursing*, 40, 649.

Sandler, Lauren (2013), *One and Only: The Freedom of Having an Only Child and the Joy of Being One*, New York: Simon & Schuster.

Savage, Jennifer S., Jennifer O. Fisher, Michele Marini et al. (2012), 'Serving Smaller Age-appropriate Entrée Portions to Children aged 3-5 yr Increases Fruit and Vegetable Intake and Reduces Energy Density and Energy Intake at Lunch', *American Journal of Clinical Nutrition*, 95, 335-41.

Schaal, Benoist, Luc Marlier and Robert Soussignan (2000), 'Human Foetuses Learn Odours From Their Pregnant Mother's Diet', *Chemical Senses*, 25, issue 6, 729-37.

Scheindlin, Benjamin (2005), '"Take One More Bite for Me": Clara Davis and the Feeding of Young Children', *Gastronomica*, 5, 65-9.

Schnall, Simone (2007), 'Life as the Problem: Karl Duncker's Context', in Jaan Valsiner (ed.), *Thinking in Psychological Science: Ideas and Their Makers*, New Brunswick, New Jersey: Transaction Publishers.

Schreck, Kimberly A., Keith Williams and Angela F. Smith (2004), 'A Comparison of Eating Behaviours between Children with and without Autism', *Journal of Autism and Developmental Disorders*, 34, 433-8.

Seiverling, Laura, Amy Kokitus and Keith Williams (2012), 'A Clinical Demonstration of a Treatment Package for Food Selectivity', *Behavior Analyst Today*, 13, 1-6.

Sela, Lee and Noam Sobel (2010), 'Human Olfaction: A Constant State of Change-blindness', *Experimental Brain Research*, 205, 13-29.

Shephard, Sue (2001), 'A Slice of the Moon', in Harlan Walker (ed.), *Food and the Memory: Proceedings of the Oxford Symposium on Food and Cookery*, Totnes: Prospect Books.

Shepherd, Gordon (2012), *Neurogastronomy: How the Brain Creates Flavor and Why It Matters*, New York: Columbia University Press.

Shepherd, Richard and Monique Raats (2006), *The Psychology of Food Choice*,

Wallingford: CABI.

Singhal, Atul, I. Farooqi et al. (2002), 'Early Nutrition and Leptin Concentrations in Later Life', *American Journal of Clinical Nutrition*, 75, 993-9.

Singhal, Atul, Kathy Kennedy et al. (2010), 'Nutrition in Infancy and Long-term Risk of Obesity: Evidence from 2 Randomized Control Trials', *American Journal of Clinical Nutrition*, 92, 1133-44.

Sirikulchayanonta, C., P. Pavadhgul et al. (2010), 'Participatory Action Project in Reducing Childhood Obesity in Thai Primary Schools', *Asia Pacific Journal of Public Health*, 23, 917.

Skinner, Jean D., Betty Carruth et al. (2002), 'Children's Food Preferences: A Longitudinal Analysis', *Journal of the American Dietetic Association*, 102, 11.

Slater, Nigel (2004), *Toast: The Story of a Boy's Hunger*, London: Fourth Estate.

Small, Dana M., Johannes C. Gerber, Erika Mak et al. (2005), 'Differential Neural Responses Evoked by Orthonasal versus Retronasal Odorant Perception in Humans', *Neuron*, 47, 593-605.

Smink, Frédérique R.E., Daphne van Hoeken and Hans W. Hoek (2012), 'Epidemiology of Eating Disorders: Incidence, Prevalence', *Current Psychiatry Reports*, 14, 406-14.

Smith, Lindsey, Katharine Conroy, Hongmai Wen et al. (2013), 'Portion Size Variably Affects Food Intake of 6-year old and 4-year old Children in Kunming, China', *Appetite*, 69, 31-8.

Smith, Michelle I., Tanya Yatsunenko et al. (2013), 'Gut Microbiomes of Malawian Twin Pairs Discordant for Kwashiorkor', *Science*, 339, 548-54.

Spahn, Joanne M., Rebecca S. Reeves and Kathryn S. Keim (2010), 'State of the Evidence Regarding Behavior Change Theories and Strategies in Nutrition Counseling to Facilitate Health and Food Behavior Change', *Journal of the American Dietetic Association*, 110, 879-91.

Spieler, Marlena (2014), 'When a Food Writer Can't Taste', *New York Times*, 11

January.

Spock, Benjamin (1946), *The Common Sense Book of Baby and Child Care*, New York: Duell, Sloan and Pearce.

Steiner, Hans and James Lock (1998), 'Anorexia Nervosa and Bulimia Nervosa in Children and Adolescents: A Review of the Past 10 Years', *Journal of the American Academy of Child and Adolescent Psychiatry*, 37, 352-9.

Steiner, J.E. (1979), 'Human Facial Expressions in Response to Taste and Smell Stimulation', *Advances in Child Development and Behavior*, 13, 257-95.

Steinhausen, H.C. (2002), 'The Outcome of Anorexia Nervosa in the 20th Century', *American Journal of Psychiatry*, 159, 1284-93.

Steinhausen, H.C. (2009), 'The Outcome of Bulimia Nervosa: Findings from One Quarter-century of Research', *American Journal of Psychiatry*, 166, 1331-41.

Steinhausen, H.-Ch., C.R. Rauss-Mason and R. Seidel (1991), 'Followup Studies of Anorexia Nervosa: A Review of Four Decades of Outcome Research', *Psychological Medicine*, 21, 447-54.

Stephen, Alison M. and Wald, Nicholas J. (1990), 'Trends in Individual Consumption of Dietary Fat in the United States, 1920-1984', *American Journal of Clinical Nutrition*, 52, 457-69.

Stevens Bryant, Louise (1913), *School Feeding: Its History and Practice at Home and Abroad*, Philadelphia and London: J.B. Lippincott.

Strauss, Stephen (2006), 'Clara M. Davis and the Wisdom of Letting Children Choose Their Own Diets', *Canadian Medical Association Journal*, 175, 1199-1201.

Sullivan, S.A. and L.L. Birch (1990), 'Pass the Sugar, Pass the Salt: Experience Dictates Preference', *Developmental Psychology*, 26, 546-51.

Sutton, David (2001), *Remembrance of Repasts: An Anthropology of Food and Memory*, Oxford: Berg.

Sweetman, C., L. McGowan, H. Croker et al. (2011), 'Characteristics of Family

Mealtimes Affecting Children's Vegetable Consumption and Liking', *Journal of the American Dietetic Association*, 111, 269-73.

Tang, M.J.A. and A.J.A. Verboom (2014), 'Is Motivational Interviewing Effective as Treatment for Childhood Obesity?', *Appetite*, 76, 209.

Tapper, Katy, Christine Shaw, Joanne Ilsley et al. (2009), 'Exploratory Randomised Control Trial of a Mindfulness-based Weight Loss Intervention for Women', *Appetite*, 52, 396-404.

Tate, Deborah F., Robert W. Jeffery, Nancy E. Sherwood et al. (2007), 'Long-term Weight Losses Associated with Prescription of Higher Physical Activity Goals. Are Higher Levels of Physical Activity Protective against Weight Regain?', *American Journal of Clinical Nutrition*, 85, 954-9.

Teicholz, Nina (2014), *The Big Fat Surprise: Why Butter, Meat and Cheese Belong in a Healthy Diet*, London and New York: Simon & Schuster.

Tepper, Beverly J. (2008), 'Nutritional Implications of Genetic Taste Variation: The Role of PROP Sensitivity and Other Taste Phenotypes', *Annual Review of Nutrition*, 28, 367-88.

That Sugar Film (2014), directed by Damon Gameau [film], USA: Madman Production Company.

Thompson, Claire, Steven Cummins et al. (2014), 'What Does it Mean to be a "Picky Eater"? A Qualitative Study of Food-related Identities and Practices', *Appetite*, 84, 235-9.

Thompson, Jan (2001), 'Prisoners of the Rising Sun: Food Memories of American POWs in the Far East During World War II', in Harlan Walker (ed.), *Food and the Memory: Proceedings of the Oxford Symposium on Food and Cookery*, Totnes: Prospect Books.

Topham, Glade L., Laura Hubbs-Tait, Julie M. Rutledge et al. (2011), 'Parenting Styles, Parental Response to Child Emotion, and Family Emotional

Responsiveness are Related to Child Emotional Eating', *Appetite*, 56, 261-4.

Tovar, A., E. Hennessy, A. Pirie et al. (2012), 'Feeding Styles and Child Weight Status among Recent Immigrant Mother-child Dyads', *International Journal of Behavioral Nutrition and Physical Activity*, 9, 62-81.

Ueland, Ø. (2007), 'Gender Differences in Food Choice', in Lynn Frewer and Hans van Trijp (eds), *Understanding Consumers of Food Products*, Abington: Woodhead Publishing.

Ulander, Kerstin (2008), 'Healthier Eating Habits and Increased Food Joy in the Elderly, Evaluation of the Development Effort, Diet, Sensory, 70+', *Clinical Research*, 20, Kristianstad University, 1-32.

Unusan, N. (2006), 'University Students' Food Preference and Practice Now and during Childhood', *Food Quality and Preference*, 17, 362-8.

Urbick, Bryan (2000), *About Kids: Foods and Beverages*, Leatherhead, Surrey: Leatherhead Food Research.

Urbick, Bryan (2011), 'Working with Children and Adolescents for Food Product Development', in David Kilcast and Fiona Angus (eds), *Developing Children's Food Products*, Cambridge: Woodhead.

Valdes, J., F. Rodríguez-Artalejo, L. Aguilar et al. (2012), 'Frequency of Family Meals and Childhood Overweight: A Systematic Review', *Pediatric Obesity*, 8, E1-E13.

Visser, Margaret (1991), *The Rituals of Dinner: The Origins, Evolution, Eccentricities and Meaning of Table Manners*, London: Viking.

Vollmer, Rachel L. and Amy R. Mobley (2013), 'Parenting Styles, Feeding Styles, and their Influence on Child Obesogenic Behaviors and Body Weight. A Review', *Appetite*, 71, 232-41.

Walsh, Bryan (2013), 'Don't Blame Fat', *TIME*, 23 June, 29-35.

Wansink, Brian (2004), 'Environmental Factors that Increase the Food Intake and Consumption Volume of Unknowing Consumers', *Annual Review of Nutrition*, 24, 455-79.

Wansink, Brian (2011), *Mindless Eating: Why We Eat More Than We Think We Do*, London: Hay House.

Wansink, Brian, Matthew M. Cheney and Nina Chan (2003), 'Exploring Comfort Food Preferences across Age and Gender', *Physiology and Behavior*, 79, 739-47.

Wansink, Brian, J.E. Painter and J. North (2005), 'Bottomless Bowls: Why Visual Cues of Portion Size may Influence Intake', *Obesity Research*, 13, 93-100.

Wardle, J., L.J. Cooke, E.L. Gibson et al. (2003a), 'Increasing Children's Acceptance of Vegetables; A Randomized Trial of Parent-led Exposure', *Appetite*, 40, 155-62.

Wardle, J. and L. Cooke (2008), 'Genetic and Environmental Determinants of Children's Food Preferences', *British Journal of Nutrition*, 99, S15-S21.

Wardle, Jane and Lucy J. Cooke (2010), 'One Man's Meat is Another Man's Poison', *European Molecular Biology Association*, EMBO reports, 1-6.

Wardle, J., M.L. Herrera, L.J. Cooke et al. (2003b), 'Modifying Children's Food Preferences: The Effects of Exposure and Reward on Acceptance of an Unfamiliar Vegetable', *European Journal of Clinical Nutrition*, 57, 341-8.

Washington, Booker T. (2008), *Up from Slavery: An Autobiography*, Oxford: Oxford University Press.

Webb, Thomas L., Paschal Sheenan and Christopher Armitage (2006), 'Implementation Intentions: Strategic Automization of Food Choice', in Richard Shepherd and Monique Raats (eds), *The Psychology of Food Choice*, Wallingford: CABI.

Weber, Eugen (1981), 'Fairies and Hard Facts: The Reality of Folktales', *Journal of the History of Ideas*, vol. 42, no. 1, 93-113.

Weston, Janet A. and Mark Colloton (1993), 'A Legacy of Violence in Nonorganic

Failure to Thrive', *Child Abuse and Neglect*, 17, 709-14.

Wildes, Jennifer E., Nancy L. Zucker and Marsha D. Marcus (2012), 'Picky Eating in Adults: Results of a Web-Based Survey', *International Journal of Eating Disorders*, 45, 575-82.

Wilkinson, Michelle Lynn, Austin Lane Brown, Walker Seward Poston et al. (2014), 'Physician Weight Recommendations for Overweight and Obese Firefighters, United States, 2011-2012', *Preventing Chronic Disease*, 11, 140091.

Williams, Keith (2011), 'Increasing Children's Food Choices: Strategies Based upon Research and Practice', in David Kilcast and Fiona Angus (eds), *Developing Children's Food Products*, Cambridge: Woodhead.

Williams, Keith, Candace Paul, Bianca Pizzo et al. (2008), 'Practice Does Make Perfect. A Longitudinal Look at Taste Exposure', *Appetite*, 51, 739-42.

Wilson, Bee (2002), 'Dairylea Lunchables', *New Statesman*, 2 December.

Wilson, Bee (2005), 'The Weight of the World', *Sunday Telegraph*, 4 December.

Wilson, Bee (2009), *Swindled: The Dark History of Food Fraud*, Princeton: Princeton University Press.

Wilson, Bee (2012), *Consider the Fork: A History of How We Cook and Eat*, New York: Basic Books.

Wing, Rena R. and Suzanne Phelan (2005), 'Long-Term Weight Loss Maintenance', *American Journal of Clinical Nutrition*, 82, 222S-5S.

Wise, Roy A. (2001), 'The Neurobiology of Food Craving', in Marion Hetherington (ed.), *Food Cravings and Addiction*, Leatherhead: Leatherhead Food Publishing.

Wise, Roy A. (2006), 'Role of Brain Dopamine in Food Reward and Reinforcement', *Philosophical Transactions of the Royal Society*, 361, 1149-58.

Wright, C.M., K. Cameron, M. Tsiaka et al. (2011), 'Is Baby-Led Weaning Feasible? When do Babies First Reach out for and Eat Finger Foods?', *Maternal and Child Nutrition*, 7, 27-33.

Xia, Wei, Xin Zhang, and Jiajia Wang (2012), 'Survey of Anaemia and Helicobacter

Pylori Infection in Adolescent Girls in Suihua, China and Enhancement of Iron Intervention Effects by H. Pylori Eradication', *British Journal of Nutrition*, 108, 357-62.

Yeomans, Martin and Lucy Chambers (2011), 'Satiety-relevant Sensory Qualities Enhance the Satiating Effects of Mixed Carbohydrate- Protein Preloads', *American Journal of Clinical Nutrition*, 94, 1410-17.

Zajonc, Robert B. (1968), 'Attitudinal Effects of Mere Exposure', *Journal of Personality and Social Psychology*, 9, 1-27.

Zajonc, Robert B. (1980), 'Feeling and Thinking: Preferences Need no Inferences', *American Psychologist,* 35, 151-75.

Zajonc, Robert B. and Hazel Markus (1982), 'Affective and Cognitive Factors in Preferences', *Journal of Consumer Research*, 9, 123-31.

Zeinstra, Gertrude, M.A. Koelen, F.J. Kok et al. (2009), 'Children's Hard-wired Aversion to Pure Vegetable Tastes. A "failed" Flavour-Nutrient Learning Study', *Appetite*, 52, 528-30.

Zhang, Gen-Hua, Meng-Ling Chen, Si-Si Liu et al. (2011), 'Effects of Mother's Dietary Exposure to Acesulfame-K in Pregnancy or Lactation on the Adult Offspring's Sweet Preference', *Chemical Senses*, 36, 763-70.

Zocca, Jaclyn M., Lauren B. Shomaker et al. (2011), 'Links between Mothers' and Children's Disinhibited Eating and Children's Adiposity', *Appetite*, 56, 324-31.

Zucker, Nancy L., Kevin S. LaBar et al. (2007), 'Anorexia Nervosa and Autism Spectrum Disorders: Guided Investigation of Social Cognitive Endophenotypes', *Psychological Bulletin*, 133, 976-1006.

注　释

导言

1　Jelliffe (1962).
2　De Sa et al. (2013).
3　Cornwell and McAlister (2010).
4　Lim et al. (2012).
5　Moss (2014).
6　Hoek and Hoeken (2003).
7　Rozin, Bauer and Catanese (2003).
8　Lustig et al. (2012), Lustig (2014), Pollan (2008), Walsh (2013).
9　Teicholz (2014).
10　Nestle et al. (1998), p. S51, Morbidity and Mortality Weekly Report (1994) and Stephen and Wald (1990).
11　Katz and Meller (2014).
12　Katz (2014).
13　Walsh (2014).
14　Köster and Mojet (2007).
15　Pollan (2008).
16　Garcia et al. (2009).
17　Wilkinson et al. (2014).
18　Hare (2010).
19　Wise (2006).
20　Drewnowksi et al. (2012).
21　Lustig et al. (2012).
22　Leigh Gibson (2001).
23　Leigh Gibson (2001), Wise (2006).
24　Wise (2006).
25　Leigh Gibson (2001).
26　Cornwell and McAlister (2011).
27　Unusan (2006).
28　http://www.hopkinsmedicine.org/healthlibrary/conditions/digestive_disorders/ constipation_85,P00363/,

accessed November 2014.
29 Rozin and Schiller (1980).
30 Baumeister et al. (1998).
31 Köster, Rummel et al. (2001).
32 Köster (2009).
33 Gameau (2014).
34 Meiselman (2006), pp. 183–4.

第一章　食物好恶

1 Rozin and Vollmecke (1986), p. 435.
2 See Havermans (2011), Berridge (2009) and Castro and Berridge (2014).
3 Berridge (2009).
4 See, for example, Havermans (2011), Wise (2006).
5 Berridge (2009).
6 Wise (2006).
7 Catanzaro et al. (2013), Kaminski et al. (2000), Tepper (2008).
8 Llewellyn et al. (2010).
9 Hales and Barker (2001).
10 Strauss (2006).
11 Davis (1939).
12 Davis (1939).
13 Davis (1939).
14 Davis (1928).
15 Strauss (2006).
16 Scheindlin (2005); Stephen Strauss conducted an interview with Donald's widow in 2001 that confirmed that he was always a 'good eater' (email from Strauss to the author, July 2014).
17 See, for example, Goldberg (1990), Planck (2007), Spock (1946); see Birch (1999) for a refutation of the conclusion that Davis's work supports the 'wisdom of the body'.
18 Davis (1939).
19 Scheindlin (2005); see also Bentley (2006), pp. 72–4.
20 Spock (1946).
21 Hirschmann and Zaphiropoulos (1985).
22 http://www.babyledweaning.com/features/random-stuff/a-modern-take-on-the-clara-m-davis-paper/, accessed November 2014.
23 Leigh Gibson (2001).
24 Rozin (1969).
25 Leigh Gibson (2001), p. 203.
26 Faith et al. (2006) and Faith et al. (2012).
27 Prescott (2012), pp. 175–6.

28 Fildes et al. (2014).
29 Breen, Plomin and Wardle (2006).
30 Fallon, Rozin and Pliner (1984).
31 Wardle and Cooke, (2010).
32 Sullivan and Birch (1990).
33 Rozin and Vollmecke (1986), p. 437.
34 Rozin (2006).
35 'Sweet Sensations', Guardian, Friday, 17 January 2014.
36 Tepper (2008).
37 Bartoshuk (2000), Dinehart et al. (2006), Duffy et al. (2004).
38 Dinehart et al. (2006).
39 See for example Anliker et al. (1991).
40 http://www.jancisrobinson.com/articles/the-prop-testand-reactions-to-it, accessed December 2014.
41 Discussed in Tepper (2008).
42 Feeney et al. (2014).
43 Catanzaro et al. (2013).
44 Catanzaro et al. (2013).
45 Burd et al. (2013).
46 Conversation with the author, October 2013.
47 Zajonc (1968).
48 Zajonc (1980); see also Zajonc and Markus (1982) for a discussion of how 'mere exposure' plays out in food preferences.
49 Birch and Marlin (1982).
50 Skinner et al. (2002).
51 Prescott (2012).
52 Prescott (2012).
53 Russell and Worsley (2013).
54 Añez et al. (2012), Carnell et al. (2011), Cooke et al. (2011), Wardle et al. (2003a and 2003b), Wardle and Cooke (2008) and (2010).
55 Harris (2008).
56 Maier, Chabanet et al. (2007).
57 Coulthard, Harris et al. (2014).
58 http://www.unicef.org.uk/BabyFriendly/About-Baby-Friendly/Breastfeeding-in-the-UK/UK-Breastfeeding-rates/, accessed March 2015.
59 http://www.cdc.gov/breast feeding/pdf/2014breastfeeding reportcard.pdf, accessed March 2015.
60 Karmel (1991).
61 http://www.weightconcern.org.uk/tinytastes, accessed November 2014.
62 Ernsperger and Stegen-Hanson

(2004).
63 Schreck et al. (2004), Ernsperger and Stegen-Hanson (2004).
64 Paul et al. (2007).
65 Duncker (1941).
66 Duncker (1938).
67 Cruwys et al. (2015).
68 Schnall (2007).
69 Duncker (1938).
70 Duncker (1938).
71 Schnall (2007).
72 Zeinstra et al. (2009).
73 Mojet and Köster (2006), Lévy, MacRae and Köster (2006).

第二章 记忆

1 Spieler (2014).
2 Small et al. (2005).
3 http://www.anosmia foundation.com/suffer.shtml, accessed March 2015.
4 Conversation with the author, January 2014.
5 http://www.bbc.co.uk/ programmes/b01r95hj, accessed November 2014.
6 Rozin et al. (1998b).
7 Rozin et al. (1998b).
8 Leigh Gibson (2001).
9 Wise (2006).
10 Unusan (2006).
11 Steiner (1979).
12 Schaal et al. (2000).
13 Mennella, Johnson and Beauchamp (1995).
14 Zhang et al. (2011).
15 Gugusheff et al. (2013).
16 Mennella and Beauchamp (1991), (1993), Mennella et al. (1995) and (2005).
17 'Bad Eating Habits Start in the Womb', New York Times, 1 December 2013.
18 Talk given by Dr. Lucy Cooke at NH Live conference, 2013 'Understanding Young Children's Food Preferences'.
19 Beauchamp and Mennella (2011).
20 Salen (1940).
21 Baby Centre, 'Vanilla Natural Flavoring in babies bottles', http://community.babycentre. co.uk/post/a23870045/vanilla_natural_flavoring_in_babies_bottles, accessed June 2015.
22 Shen et al. (2014).
23 http://abcnews.go.com/Health/

Diabetes/mead-johnsondrops-chocolate-flavoredemfagrow-parent-uproar/story?id=10876301, accessed November 2014.
24 Haller et al. (1999).
25 Lobstein (1988).
26 Sela and Sobel (2010).
27 Levin Pelchat and Blank (2001).
28 Malnic et al. (1999).
29 Shepherd (2012).
30 Shepherd (2012).
31 Shephard (2001).
32 Thompson (2001).
33 Prescott (2012).
34 Sutton (2001).
35 Sutton (2001).
36 Carafoli (2001).
37 Mendelson (2013).
38 Blumenthal (2009).
39 Blake (2001), Dalton et al. (2000).
40 Patterson (2013).
41 Patterson, conversation with the author, February 2014.
42 Sutton (2001).
43 Bittman (2013).
44 Dutton (1906).
45 Global Ice Cream, October 2014, Market Line Industry Profile.

第三章　儿童食物

1 Quoted in Elliott (2008).
2 Quoted in Clifton and Spencer (1993).
3 Hecht (1912) and Hecht (1913).
4 McMillan (1909).
5 Stevens Bryant (1913).
6 Hecht (1912).
7 Hecht (1912), p. 89.
8 McMillan (1909).
9 Crowley (1909).
10 Hecht (1913).
11 Financial Times, 6 December 2013.
12 Evening News, 14 May 1912.
13 Culpeper (1662).
14 Visser (1991), p. 46.
15 Washington (2008).
16 Crowley (1909).
17 Stevens Bryant (1913).
18 Stevens Bryant (1913).
19 Pember Reeves (1994).
20 Pember Reeves (1994).
21 Pember Reeves (1994).
22 Hecht (1913), p. 310.
23 Pooley (2009) and (2010).
24 Albala (2002).
25 Dutton (1906), p. 15.

26 Dutton (1906), p. 17.
27 Dutton (1906), p. 23.
28 Clark (1874).
29 Holt (1923).
30 Holt (1923).
31 Rundell (1827).
32 Pooley (2009) and (2010).
33 Pritchard (1909).
34 Hecht (1912), pp. 304–5.
35 David (2000).
36 Clifton and Spencer (1993).
37 Quoted in Hardyment (1995), p. 264.
38 Boorstin (2001).
39 Boorstin (2001).
40 Groves (2002).
41 Kawash (2013).
42 Cathro and Hilliam (1994).
43 Castonguay et al. (2013).
44 Groves (2002), p. 119.
45 Elliott (2008).
46 Hilliam (1996).
47 Urbick (2000), p. 65.
48 Wilson (2002).
49 Urbick (2011), p. 219.
50 Urbick (2011), p. 219.
51 Urbick (2000), p. 11.
52 Lobstein (1988), p. 40.
53 Lobstein (1988), p. 48.
54 Williams (2011), p. 135.
55 Jennings (2009).
56 The Associated Press, 28 August 2013, 'Some schools drop out of new healthy federal lunch program, citing small portions and foods kids won't eat' http://www.nydailynews.com/life-style/health/schoolsdrop-new-healthy-federallunch- program-article-1.143 9576, accessed June 2015.
57 http://www.theguardian.com/lifeandstyle/2009/jan/30/family1, accessed March 2015.
58 See Wansink (2002).
59 Mead (1943).
60 David (2000).
61 Popkin (2006).
62 Skinner (2002).
63 Humble (2010).

第四章 喂养

1 Cole and Lanham (2011).
2 Block and Krebs (2005).
3 Weston and Colloton (1993).
4 Goh (2009).
5 Jiang Jingxiong et al. (2007).

6 Jiang Jingxiong et al. (2007).
7 Hecht (1912), pp. 33–4.
8 Prentice (2001).
9 Prentice (2001).
10 Jiang Jingxiong et al. (2007).
11 Baldeesh Rai, 'Asian Diets and Cardiovascular Disease', paper given to 2013 Nutrition and Health Live conference, London.
12 Ng et al. (2014).
13 French and Crabbe (2010).
14 Pollan (2008).
15 Jiang Jingxiong et al. (2007).
16 Beecher (1986).
17 Beecher (1986).
18 Bentley, Wasser and Creed-Kanashiro (2011).
19 Birch (1998), Birch (1999), Birch and Anzman (2010).
20 Batsell et al. (2002).
21 Holt (1923).
22 Hubble and Blake (1944), p. 447.
23 Clifton and Spencer (1993).
24 Batsell et al. (2002).
25 Carnell, Cooke et al. (2011).
26 Galloway et al. (2006).
27 Galloway et al. (2006).
28 Discussed in Vollmer and Mobley (2013).
29 Vollmer and Mobley (2013).
30 Tovar et al. (2012).
31 Vollmer and Mobley (2013).
32 Rhee et al. (2006).
33 Vollmer and Mobley (2013).
34 Hoerr et al. (2009).
35 Huang, Parks et al. (2012).
36 Carnell, Cooke et al. (2011).
37 Fisher and Birch (2002).
38 Vollmer and Mobley (2013).
39 Topham et al. (2011).
40 www.ellynsatterinstitute.org, accessed December 2014.
41 Rapley and Murkett (2008) and www.rapleyweaning.com, accessed December 2014.
42 Rapley and Murkett (2008).
43 http://www.rapleyweaning.com/assets/blw_guidelines.pdf, accessed March 2015.
44 Rowan and Harris (2012).
45 Wright et al. (2011).
46 Gold (1993).
47 http://www.schoolfoodplan.com/wp-content/uploads/2013/07/School_Food_Plan_2013.pdf, accessed March 2015.

48 Farris et al. (2014).
49 http://www.childrensfood trust.org.uk/news-and-events/ news/school-meals-help-fussychildren- try-new-foods, accessed December 2014.
50 Itoh (2011).

第五章　兄弟姐妹

1 Levin and Kirby (2012).
2 Pliner and Pelchat (1986).
3 De Leeuw et al. (2007).
4 Smith, Yatsunenko et al. (2013); see also 'Debugging the Problem', Economist, 2 February 2013.
5 http://timesofindia.indiatimes.com/india/India-deadliestplace-in-world-for-girl-child/articleshow/11707102.cms, accessed December 2014.
6 Pande (2003).
7 Pande (2003).
8 Pande (2003).
9 Pande (2003).
10 Weber (1981).
11 Weber (1981).
12 Fong (2004).
13 Sandler (2013).
14 Laybourn (1994).
15 Sandler (2013).
16 Mentioned in Coates (1996).
17 Quoted in Pitkeathley and Emerson (1994).
18 Bourdieu (1986).
19 Brillat-Savarin (2009).
20 Bourdieu (1986).
21 Cathro and Hilliam (1994).
22 Conley and Glauber (2007).
23 Blisset et al. (2006); but see also Hendy and Williams (2012) for a paper suggesting that parents do not always feed children of different sexes differently.
24 Bauer et al. (2011).
25 Hammons and Fiese (2011), Valdes et al. (2012).
26 Armstrong and Janicke (2012).
27 Neumark-Sztainer et al. (2010).
28 Bauer et al. (2011).
29 Slater (2004).
30 'Holding Back Half the Nation', Economist, 29 March 2014.
31 http://www.nhs.uk/chq/Pages/how-many-calories-doteenagers-need.aspx?CategoryID=51&SubCategoryID=165, accessed September 2014.

32 Köster (2003).
33 Urbick (2011).
34 Discussed in Ueland (2007).
35 Wansink et al. (2003).
36 See Kimura et al. (2009) and (2012) for gender stereotypes of food in Japan.
37 Komatsu (2008).
38 Martens (1997).
39 Eftekhari et al. (2009).
40 Hercberg et al. (2001).
41 Xia et al. (2012).
42 http://healthyeating.sfgate.com/should-eat-liver-ironintake- 3367.html, accessed September 2014.
43 Nelson (1996), p. 362.
44 Eftekhari et al. (2009).
45 Eftekhari et al. (2009).
46 Dr. Laura Stewart, 'An Update on Obesity in the U.K. Young' Nutrition and Health Live, London, http://www.nutrition andhealth.co.uk/.
47 Jain et al. (2001).
48 Kuchler and Variyam (2003).
49 Howard et al. (2008).
50 Rozin et al. (2003).
51 Geier and Rozin (2008).
52 Rodin et al. (1985).
53 Ueland (2007).
54 Cited in Groves (2002).
55 Sirikulchayanonta et al. (2010).
56 Musaiger et al. (2012).
57 http://www.arabtimesonline.com/Default.aspx?TabId=96&smid=414&ArticleID=162 009&reftab=36&t=Kuwaitlifestyle- could-lead-to-obesity, accessed March 2015.
58 Roden (1968).
59 Musaiger at al. (2013).
60 Botz-Bornstein and Abdullah- Khan (2014).
61 Musaiger et al. (2013).
62 Urbick (2011).
63 Hormes and Rozin (2009).
64 Osman and Sobal (2006).
65 Kuijer and Boyce (2014).

第六章　饥饿

1 https://www.nokidhungry.org/solution/ending-childhoodhunger, accessed December 2014.
2 http://www.feedingamerica.org/hunger-in-america/impact-ofhunger/hunger-and-poverty/, accessed December 2014.

3 Ficker and Graves (1971), p. 44.
4 http://www.wfp.org/hunger/ stats, accessed December 2014.
5 Cutts et al. (2011).
6 Stevens Bryant (1913), p. 219.
7 Carlson (1993), p. 6.
8 Mattes (1990) and (2010).
9 Mattes (2010).
10 Mattes (2010).
11 De Graaf et al. (2004).
12 De Graaf et al. (2004).
13 Kovacs et al. (2002).
14 Kissileff et al. (2003).
15 De Graaf et al. (2004).
16 Benelam (2009).
17 Benelam (2009).
18 De Graaf et al. (2004).
19 Carlson (1993).
20 Keys, Brožek et al. (1950).
21 Brožek (1953).
22 Hoefling et al. (2009).
23 Rice (2010).
24 http://futurefood2050.com/ peanut-butter-that-saves-lives/, accessed December 2014.
25 http://www.unicef.org/ bangladesh/ Child_and_Mother _Nutrition_ Survey.pdf, accessed April 2015.
26 Conversation with the author, March 2014.
27 Ali et al. (2013).
28 Benelam (2009).
29 Cathro and Hilliam (1994).
30 Paltrow (2013).
31 See, for example, Yeomans and Chambers (2011).
32 Benelam (2009).
33 Rolls et al. (2000a).
34 Rolls et al. (2000a).
35 Mattes (2005).
36 Prescott (2012).
37 Mattes (2005).
38 Popkin and Duffy (2010).
39 Lehmann (2003).
40 Evers et al. (2013).
41 Rolls et al. (2000b).
42 Savage, Fisher et al. (2012).
43 Smith, Conroy et al. (2013).
44 Smith, Conroy et al. (2013).
45 Wansink et al. (2005).
46 Nestle (2007).
47 Wansink (2011).
48 Wansink (2011).
49 Discussed in Benelam (2009).
50 Rolls (1986).
51 Johnson (2000).

52　Johnson (2000).
53　Johnson (2000).
54　Tapper (2009).
55　Alberts et al. (2010).

第七章　饮食失调

1　Thompson et al. (2014).
2　Correspondence between Claire Thompson and the author, November 2014.
3　Thompson et al. (2014).
4　Rozin et al. (2003).
5　Zucker et al. (2007).
6　Herzog et al. (1999).
7　Delaney et al. (2014).
8　Bryant-Waugh et al. (2010).
9　Rommel et al. (2003).
10　Kauer et al. (2015).
11　Conversation with the author, May 2014.
12　Nicholls et al. (2001).
13　Conversation with the author, May 2014.
14　Bryant-Waugh (2013).
15　Murray et al. (2013).
16　Seiverling et al. (2012).
17　Seiverling et al. (2012).
18　Seiverling et al. (2012).
19　Roth et al. (2010).
20　Arnold (2012).
21　Baron-Cohen et al. (2013).
22　Zucker et al. (2007).
23　Baron-Cohen et al. (2013).
24　Discussed in Hay and Sachdev (2011).
25　Arnold (2012).
26　Nicholls et al. (2011).
27　Marshall (1895).
28　Nordin-Bates et al. (2011).
29　Ng et al. (2013).
30　Klump (2013).
31　Conversation with the author, May 2014.
32　Steinhausen (1991).
33　Quoted in Bryant-Waugh and Lask (2013).
34　Steinhausen (2002).
35　Lock and Le Grange (2004).
36　Bruch (1978).
37　Lock and Le Grange (2004).
38　Brown (2009).
39　Wilson (2005).
40　Steinhausen (2009).
41　Rorty et al. (2006).
42　Bailer et al. (2004).
43　Moore (2011).

44 Moore (2011).
45 Gopnik (2011).
46 Zucker et al. (2007).

第八章　改变

1 Kushner (2012).
2 Ng et al. (2014).
3 Onishi (2008).
4 Kushner (2012).
5 Kushner (2012).
6 'Slurp! Revealing the History of Ramen', Talk by Barak Kushner to the Guild of Food Writers, London, 18 July 2013.
7 Collingham (2011).
8 Kushner (2012).
9 Collingham (2011).
10 Cwiertka (2006).
11 Collingham (2011).
12 Ishige (2001).
13 Kushner (2012).
14 Ishige (2001).
15 Rozin (1994).
16 Henry (2014).
17 Miller and Rollnick (2013).
18 Miller and Rollnick (2013).
19 Spahn et al. (2010); see also Resnicow and Rollnick (2006).
20 Bowen et al. (2002).
21 Tang and Verboom (2014).
22 Miller and Rollnick (2013).
23 Chapman and Ogden (2010).
24 http://www.thetimes.co.uk/tto/health/news/article4425583.ece, accessed April 2015.
25 Chapman and Ogden (2010).
26 Mentioned in Webb et al. (2006).
27 Appelhans et al. (2014).
28 Lucas et al. (2013).
29 Comments made by Baldeesh Rai after her presentation 'Asian Diets and Cardiovascular Disease' at NHLive, London, November 2013.
30 Wing and Phelan (2005), Elfhag and Rössner (2005).
31 Anderson et al. (2007b).
32 Anderson et al. (2007a).
33 Elfhag and Rössner (2005).
34 Kayman et al. (1990).
35 Kayman (1990).
36 Drewnowski (1997).
37 Shepherd (2012), Gonzalez et al. (2008).
38 Mattes (1997).
39 Mattes (1997).
40 Itard (1932).

41 Puisais and Pierre (1987).
42 Reverdy et al. (2010).
43 Koistinen and Ruhanen (2009).
44 http://www.peda.net/veraja/projekti/saperemenetelma, accessed December 2014.
45 Koistinen and Ruhanen (2009).
46 Email from Arja Lyytikäinen to the author, April 2014.
47 Koistinen and Ruhanen (2009).
48 Reverdy et al. (2008) and (2010), Mustonen and Tuorila (2010).
49 Reverdy et al. (2010).
50 Mustonen and Tuorila (2010).
51 Keller et al. (2005).
52 Hughes et al. (2004).
53 Ulander (2008).
54 Email to the author from Albert Westergren, February 2015.
55 Rozin and Schiller (1980)

致　谢

在写这本书的过程中，很多人的知识和智慧让我受益匪浅。

感谢曾经就如何形成饮食习惯问题与我分享经验或学问的那些人。感谢匿名受访者们，感谢公开与我交谈过以及给我发过邮件的人。我还要感谢乔斯·路易斯·勒瓦雷斯·莫兰以及"反饥饿行动"组织的所有人，邓肯·博克以及"第五感"组织的所有人，保罗·布雷斯林、露西·库克、海伦·克劳利、路易斯·吉廖蒂、亚斯明·胡斯尼、戴维·朱克斯、E. P. 科斯特、顾若鹏、阿尔贾·吕蒂凯宁、A.O. 穆赛义格、丹尼尔·帕特森、迪普娜·皮尔逊、道恩和阿比·米勒德、玛琳娜·史佩乐、卡梅尔·麦康奈以及"魔法早餐"组织的所有人，苏珊·林伍德、斯蒂芬·斯特劳斯、克莱尔·汤普森、阿尔伯特·威斯格林、基思·威廉斯等。

我的饮食观念形成有赖于牛津食品厨艺研讨会的朋友们。我曾将《第一口》早期版本中的观点发给过烹饪技工学校，感谢艾莉森·斯万·帕伦特邀请我去做演讲。我还要感谢英国美食作家公会，特别感谢公会举办了精彩的顾若鹏拉面培训班。

非常感谢剑桥大学图书馆的馆员们，我在那里做了大量研究工作；感谢 Hot Numbers 咖啡店的员工们，我在那里完成了大部分写作。

与很多人的谈话也给了我很大帮助。我发现，所有人对饮食这个话题都有自己的看法。首先，我要感谢戴维、塔莎、利奥和汤姆·朗西曼，感谢汤姆的坦诚，也要感谢引发我的想法和给我帮助的其他人（排名不分先后），他们是阿比·斯科特、莉莉·斯科特·特纳、马克·特纳、梅利莎·莫尔和卡斯帕·黑尔、兰吉塔·洛汉和他的家人、萨拉和奥利娃·雷、丹·琼斯和索菲·汉娜、海伦·孔福德、黛安娜·亨利、简·克雷默、卡罗琳·布瓦洛、凯瑟琳·布莱思、德博拉·弗里德尔、安·马尔科姆、伊莫金·罗思、弗雷亚和普绪喀·布拉克特、埃米·布赖恩特、埃德·卡芬、希拉里·库珀、西比尔·卡普尔、埃米莉·高尔斯、米歇尔·休姆斯、苏珊·弗里德兰、加雷思·斯特德曼·琼斯、罗斯·希尔德、安娜·洪特、奥蒂洛·鲍乔、卡拉·伊萨克、莉齐·科林厄姆、沙伦·奈茨、简·拉德洛、安西娅·莫里森、塔姆辛·康奈尔、沙恩·普利、吕特和加里·朗西曼、凯西·朗西曼、贡萨洛·吉尔、莉萨·朗西曼和雷吉·李、路丝·斯库、凯瑟琳·卡尔、伊尼戈·托马斯、安德鲁·威尔逊和凯瑟琳·邓肯琼斯。特别要感谢埃米莉·威尔逊、卡罗琳·布瓦洛和米兰达·兰德格拉夫阅读初稿并给了我很多有见解的评价。感谢西尔瓦纳·托马塞利告诉我，最初的想法是行不通的；事实证明，你说的是对的。

我曾经为 Stella 杂志写美食专栏，感谢专栏的编辑们，特别是埃尔弗蕾达·波纳尔在过去这么多年在饮食观点上给予我的指导。

非常感谢我的代理人佐薇·帕格门塔和萨拉·巴拉德，我也要感谢佐薇·罗斯对我本人和我这个写作项目的鼎力支持。

这本书是我第二次与插画师安娜贝尔·李开心共事。她画出了我童年梦想得到的生日蛋糕。非常感谢设计师乔·沃克设计的绝妙封面。

我很荣幸能与 Basic Books 出版社的拉腊·海默特再次合作，与 Fourth Estate 出版社的路易丝·海恩斯首次合作。这两位优秀的编辑让我充满了勇气。他们分别在很多方面对本书进行了完善。我要感谢美国的凯西·施特雷克富斯和英国的莫拉格·莱尔这两位杰出的文字编辑。我还要感谢 Basic Books 出版社的所有人，包括米歇尔·韦尔什·霍斯特、利娅·斯特克、梅利莎·雷蒙德、凯西·纳尔逊，感谢 Fourth Estate 出版社的所有人，包括乔治亚·梅森、乔·沃克和帕特里克·哈加登。

书中若有不当或错误，均由本人负责，敬请批评指正！

新知文库

01 《证据：历史上最具争议的法医学案例》［美］科林·埃文斯 著　毕小青 译
02 《香料传奇：一部由诱惑衍生的历史》［澳］杰克·特纳 著　周子平 译
03 《查理曼大帝的桌布：一部开胃的宴会史》［英］尼科拉·弗莱彻 著　李响 译
04 《改变西方世界的26个字母》［英］约翰·曼 著　江正文 译
05 《破解古埃及：一场激烈的智力竞争》［英］莱斯利·罗伊·亚京斯 著　黄中宪 译
06 《狗智慧：它们在想什么》［加］斯坦利·科伦 著　江天帆、马云霏 译
07 《狗故事：人类历史上狗的爪印》［加］斯坦利·科伦 著　江天帆 译
08 《血液的故事》［美］比尔·海斯 著　郎可华 译　张铁梅 校
09 《君主制的历史》［美］布伦达·拉尔夫·刘易斯 著　荣予、方力维 译
10 《人类基因的历史地图》［美］史蒂夫·奥尔森 著　霍达文 译
11 《隐疾：名人与人格障碍》［德］博尔温·班德洛 著　麦湛雄 译
12 《逼近的瘟疫》［美］劳里·加勒特 著　杨岐鸣、杨宁 译
13 《颜色的故事》［英］维多利亚·芬利 著　姚芸竹 译
14 《我不是杀人犯》［法］弗雷德里克·肖索依 著　孟晖 译
15 《说谎：揭穿商业、政治与婚姻中的骗局》［美］保罗·埃克曼 著　邓伯宸 译　徐国强 校
16 《蛛丝马迹：犯罪现场专家讲述的故事》［美］康妮·弗莱彻 著　毕小青 译
17 《战争的果实：军事冲突如何加速科技创新》［美］迈克尔·怀特 著　卢欣渝 译
18 《最早发现北美洲的中国移民》［加］保罗·夏亚松 著　暴永宁 译
19 《私密的神话：梦之解析》［英］安东尼·史蒂文斯 著　薛绚 译
20 《生物武器：从国家赞助的研制计划到当代生物恐怖活动》［美］珍妮·吉耶曼 著　周子平 译
21 《疯狂实验史》［瑞士］雷托·U. 施奈德 著　许阳 译
22 《智商测试：一段闪光的历史，一个失色的点子》［美］斯蒂芬·默多克 著　卢欣渝 译
23 《第三帝国的艺术博物馆：希特勒与"林茨特别任务"》［德］哈恩斯-克里斯蒂安·罗尔 著　孙书柱、刘英兰 译

24	《茶：嗜好、开拓与帝国》[英]罗伊·莫克塞姆 著	毕小青 译
25	《路西法效应：好人是如何变成恶魔的》[美]菲利普·津巴多 著	孙佩妏、陈雅馨 译
26	《阿司匹林传奇》[英]迪尔米德·杰弗里斯 著	暴永宁、王惠 译
27	《美味欺诈：食品造假与打假的历史》[英]比·威尔逊 著	周继岚 译
28	《英国人的言行潜规则》[英]凯特·福克斯 著	姚芸竹 译
29	《战争的文化》[以]马丁·范克勒韦尔德 著	李阳 译
30	《大背叛：科学中的欺诈》[美]霍勒斯·弗里兰·贾德森 著	张铁梅、徐国强 译
31	《多重宇宙：一个世界太少了？》[德]托比阿斯·胡阿特、马克斯·劳讷 著	车云 译
32	《现代医学的偶然发现》[美]默顿·迈耶斯 著	周子平 译
33	《咖啡机中的间谍：个人隐私的终结》[英]吉隆·奥哈拉、奈杰尔·沙德博尔特 著 毕小青 译	
34	《洞穴奇案》[美]彼得·萨伯 著	陈福勇、张世泰 译
35	《权力的餐桌：从古希腊宴会到爱丽舍宫》[法]让－马克·阿尔贝 著	刘可有、刘惠杰 译
36	《致命元素：毒药的历史》[英]约翰·埃姆斯利 著	毕小青 译
37	《神祇、陵墓与学者：考古学传奇》[德]C. W. 策拉姆 著	张芸、孟薇 译
38	《谋杀手段：用刑侦科学破解致命罪案》[德]马克·贝内克 著	李响 译
39	《为什么不杀光？种族大屠杀的反思》[美]丹尼尔·希罗、克拉克·麦考利 著	薛绚 译
40	《伊索尔德的魔汤：春药的文化史》[德]克劳迪娅·米勒－埃贝林、克里斯蒂安·拉奇 著 王泰智、沈惠珠 译	
41	《错引耶稣：〈圣经〉传抄、更改的内幕》[美]巴特·埃尔曼 著	黄恩邻 译
42	《百变小红帽：一则童话中的性、道德及演变》[美]凯瑟琳·奥兰丝汀 著	杨淑智 译
43	《穆斯林发现欧洲：天下大国的视野转换》[英]伯纳德·刘易斯 著	李中文 译
44	《烟火撩人：香烟的历史》[法]迪迪埃·努里松 著	陈睿、李欣 译
45	《菜单中的秘密：爱丽舍宫的飨宴》[日]西川惠 著	尤可欣 译
46	《气候创造历史》[瑞士]许靖华 著	甘锡安 译
47	《特权：哈佛与统治阶层的教育》[美]罗斯·格雷戈里·多塞特 著	珍栎 译
48	《死亡晚餐派对：真实医学探案故事集》[美]乔纳森·埃德罗 著	江孟蓉 译
49	《重返人类演化现场》[美]奇普·沃尔特 著	蔡承志 译

50 《破窗效应：失序世界的关键影响力》[美]乔治·凯林、凯瑟琳·科尔斯 著 陈智文 译

51 《违童之愿：冷战时期美国儿童医学实验秘史》[美]艾伦·M.霍恩布鲁姆、朱迪斯·L.纽曼、格雷戈里·J.多贝尔 著 丁立松 译

52 《活着有多久：关于死亡的科学和哲学》[加]理查德·贝利沃、丹尼斯·金格拉斯 著 白紫阳 译

53 《疯狂实验史Ⅱ》[瑞士]雷托·U.施奈德 著 郭鑫、姚敏多 译

54 《猿形毕露：从猩猩看人类的权力、暴力、爱与性》[美]弗朗斯·德瓦尔 著 陈信宏 译

55 《正常的另一面：美貌、信任与养育的生物学》[美]乔丹·斯莫勒 著 郑嬿 译

56 《奇妙的尘埃》[美]汉娜·霍姆斯 著 陈芝仪 译

57 《卡路里与束身衣：跨越两千年的节食史》[英]路易丝·福克斯克罗夫特 著 王以勤 译

58 《哈希的故事：世界上最具暴利的毒品业内幕》[英]温斯利·克拉克森 著 珍栎 译

59 《黑色盛宴：嗜血动物的奇异生活》[美]比尔·舒特 著 帕特里曼·J.温 绘图 赵越 译

60 《城市的故事》[美]约翰·里德 著 郝笑丛 译

61 《树荫的温柔：亘古人类激情之源》[法]阿兰·科尔班 著 苜蓿 译

62 《水果猎人：关于自然、冒险、商业与痴迷的故事》[加]亚当·李斯·格尔纳 著 于是 译

63 《囚徒、情人与间谍：古今隐形墨水的故事》[美]克里斯蒂·马克拉奇斯 著 张哲、师小涵 译

64 《欧洲王室另类史》[美]迈克尔·法夸尔 著 康怡 译

65 《致命药瘾：让人沉迷的食品和药物》[美]辛西娅·库恩等 著 林慧珍、关莹 译

66 《拉丁文帝国》[法]弗朗索瓦·瓦克 著 陈绮文 译

67 《欲望之石：权力、谎言与爱情交织的钻石梦》[美]汤姆·佐尔纳 著 麦慧芬 译

68 《女人的起源》[英]伊莲·摩根 著 刘筠 译

69 《蒙娜丽莎传奇：新发现破解终极谜团》[美]让-皮埃尔·伊斯鲍茨、克里斯托弗·希斯·布朗 著 陈薇薇 译

70 《无人读过的书：哥白尼〈天体运行论〉追寻记》[美]欧文·金格里奇 著 王今、徐国强 译

71 《人类时代：被我们改变的世界》[美]黛安娜·阿克曼 著 伍秋玉、澄影、王丹 译

72 《大气：万物的起源》[英]加布里埃尔·沃克 著 蔡承志 译

73 《碳时代：文明与毁灭》[美]埃里克·罗斯顿 著 吴妍仪 译

74 《一念之差：关于风险的故事与数字》[英]迈克尔·布拉斯兰德、戴维·施皮格哈尔特 著 威治 译

75 《脂肪：文化与物质性》[美]克里斯托弗·E.福思、艾莉森·利奇 编著 李黎、丁立松 译

76 《笑的科学：解开笑与幽默感背后的大脑谜团》[美]斯科特·威姆斯 著 刘书维 译

77 《黑丝路：从里海到伦敦的石油溯源之旅》[英]詹姆斯·马里奥特、米卡·米尼奥–帕卢埃洛 著 黄煜文 译

78 《通向世界尽头：跨西伯利亚大铁路的故事》[英]克里斯蒂安·沃尔玛 著 李阳 译

79 《生命的关键决定：从医生做主到患者赋权》[美]彼得·于贝尔 著 张琼懿 译

80 《艺术侦探：找寻失踪艺术瑰宝的故事》[英]菲利普·莫尔德 著 李欣 译

81 《共病时代：动物疾病与人类健康的惊人联系》[美]芭芭拉·纳特森–霍洛威茨、凯瑟琳·鲍尔斯 著 陈筱婉 译

82 《巴黎浪漫吗？——关于法国人的传闻与真相》[英]皮乌·玛丽·伊特韦尔 著 李阳 译

83 《时尚与恋物主义：紧身褡、束腰术及其他体形塑造法》[美]戴维·孔兹 著 珍栎 译

84 《上穹碧落：热气球的故事》[英]理查德·霍姆斯 著 暴永宁 译

85 《贵族：历史与传承》[法]埃里克·芒雄–里高 著 彭禄娴 译

86 《纸影寻踪：旷世发明的传奇之旅》[英]亚历山大·门罗 著 史先涛 译

87 《吃的大冒险：烹饪猎人笔记》[美]罗布·沃乐什 著 薛绚 译

88 《南极洲：一片神秘的大陆》[英]加布里埃尔·沃克 著 蒋功艳、岳玉庆 译

89 《民间传说与日本人的心灵》[日]河合隼雄 著 范作申 译

90 《象牙维京人：刘易斯棋中的北欧历史与神话》[美]南希·玛丽·布朗 著 赵越 译

91 《食物的心机：过敏的历史》[英]马修·史密斯 著 伊玉岩 译

92 《当世界又老又穷：全球老龄化大冲击》[美]泰德·菲什曼 著 黄煜文 译

93 《神话与日本人的心灵》[日]河合隼雄 著 王华 译

94 《度量世界：探索绝对度量衡体系的历史》[美]罗伯特·P.克里斯 著 卢欣渝 译

95 《绿色宝藏：英国皇家植物园史话》[英]凯茜·威利斯、卡罗琳·弗里 著 珍栎 译

96 《牛顿与伪币制造者：科学巨匠鲜为人知的侦探生涯》[美]托马斯·利文森 著 周子平 译

97 《音乐如何可能？》[法]弗朗西斯·沃尔夫 著 白紫阳 译

98 《改变世界的七种花》[英]詹妮弗·波特 著 赵丽洁、刘佳 译

99 《伦敦的崛起：五个人重塑一座城》[英] 利奥·霍利斯 著　宋美莹 译

100 《来自中国的礼物：大熊猫与人类相遇的一百年》[英] 亨利·尼科尔斯 著　黄建强 译

101 《筷子：饮食与文化》[美] 王晴佳 著　汪精玲 译

102 《天生恶魔？：纽伦堡审判与罗夏墨迹测验》[美] 乔尔·迪姆斯代尔 著　史先涛 译

103 《告别伊甸园：多偶制怎样改变了我们的生活》[美] 戴维·巴拉什 著　吴宝沛 译

104 《第一口：饮食习惯的真相》[英] 比·威尔逊 著　唐海娇 译